neuroscience de l'être humain

© Éditions Les Belles Lettres, 2012
collection « encre marine »
ISBN : 978-2-35088-053-2

jean-marie delassus

neuroscience de l'être humain

de la structure à l'existence

encre marine

Sommaire

« Si tu cries, le monde se tait :
il s'éloigne avec ton propre monde. »

René Char (1971)
Le Nu perdu, Paris, Gallimard, p. 55.

Avant-propos

IL FAUDRAIT POUVOIR DIRE à un jeune enfant : « Voilà ta vie ». Et à chacun la montrer, l'expliquer. Ce que l'on ne fait jamais. On s'en garde bien. On croit préserver l'innocence et de toute façon les enfants sont trop jeunes pour comprendre. Ils auront tout le temps de savoir, plus tard. Mais ils apprendront seuls. Pas tout à fait, parce que l'on se préoccupe de leur éducation, on les prévient, on les met en garde pour les choses de la vie courante. Ils iront à l'école, mais elle n'enseigne pas comment vivre, seulement à savoir ce qu'il faut quand on grandit. Pour le reste, à eux de jouer, ou plutôt de travailler. En tout cas, on ne leur parle jamais de la vie humaine.

On ne fait pas autrement avec les adultes. La vie humaine s'impose telle quelle et dans l'état où on la trouve. On est dans l'obligation de vivre une vie dont le sens nous précède et que l'on serait bien en peine de préciser. C'est ainsi et aucune insubordination n'est tolérée. L'existence humaine commence dans la soumission à une loi non écrite qui est une injonction : tu vivras la vie telle que tu y as été introduit, la vie des hommes.

D'ailleurs, si on se mettait à parler, aux enfants, aux autres, on ne saurait pas quoi dire ; à ce niveau de la question de l'existence, on ne voit pas clairement de quoi il s'agit. On l'interprète en termes de désirs et de besoins, mais surtout de soucis, de contrariétés, de difficultés ; par contre on sait se plaindre et on n'y manque pas. Quel que soit l'âge, on ne sait faire qu'une chose : échanger les douleurs et les dépits, mais sans s'expliquer sur la vie. Personne n'y connaît rien et il n'y a pas de plus grand mystère que l'homme. On fait bien la différence avec l'animal qui, lui, ne parle pas, mais on s'en tient là. De plus, quand l'homme parle ce n'est pas de ce qu'il est, sauf au niveau de ses conditions matérielles. Ce que l'on est fait partie de ces évidences courantes. Pas question d'en déborder, et si l'enfant nous interroge on lui dit de se taire : « On ne cause pas de ça ; ce ne sont pas des choses pour les enfants. » Ainsi les enfants grandissent sans qu'on leur ait parlé de l'essentiel et on brime toute parole qui irait dans ce sens.

À l'inverse, on leur enseigne ce qu'ils n'ont pas le droit de faire. Au droit de savoir, on oppose des obligations concrètes, qu'elles soient morales ou pratiques. Ainsi, bien qu'identique chez tous, la vie des hommes a la particularité de dépendre de sa gestion sociale et politique. L'homme, c'est ce qu'on en fait et non pas la réalité qui le constituerait.

Finalement, c'est l'usage qui décide. Il ne le fait pas directement. Quand on déclare les « Droits de l'homme et du citoyen » on a rapproché les deux termes et ce qui caractérise le citoyen en vient à dessiner les contours de l'homme : c'est l'homme civil. Ainsi, la question de l'homme est résolue. Il n'est même plus besoin de mentionner le citoyen, il suffit de se référer aux « Droits de l'homme ». Formulation insidieuse qui déduit l'homme de la citoyenneté. Il faut souligner ce glissement de sens : *la nature de l'homme est supposée connue*, il ne reste qu'à la gérer de l'extérieur et selon le droit.

On opère de manière similaire en ce qui concerne l'espèce humaine. Apogée de l'évolution du vivant, c'est un état de nature supérieur. Mais on n'en sait pas plus de cette façon. Quand on se rallie à cette notion, c'est sans la préciser. La singularité de l'homme se réduit à une programmation génétique particulière que l'on essaie d'élucider à l'aveugle et selon les règles sociales qui paraissent aller de soi.

On aboutit ainsi à la gestion traditionnelle d'une certaine idée de l'homme qui reste formelle. On ne va pas plus loin car l'objectif – sous prétexte des droits attribués aux citoyens et de l'appartenance à l'espèce – n'est pas d'assurer les conditions requises par le sens de notre existence. Ainsi les « Droits de l'homme » se retournent aussi bien contre lui et servent d'alibis à toutes sortes de manipulations qui n'excluent pas les actions criminelles justifiées par les besoins de la cause.

Ceci démontre notre ignorance et les impostures qu'elle entraîne. La caractérisation de l'homme et sa prise en compte, devraient venir en premier et permettre de comprendre à la fois ce qu'est un être *humain* et la conduite qui convient à son égard. Or, c'est le contraire qui se produit : l'idée de l'homme est définie par des *a priori* idéologiques et le contexte constitutionnel qu'on en déduit.

Il faut inverser cet ordre, c'est-à-dire partir de la réalité de l'être humain au lieu de procéder d'une manière qui évacue ses fondements réels et le sens originaire de son existence. Le citoyen ne fait pas l'homme pas plus que la vague référence à l'espèce. Il faut une autre porte d'entrée.

Nous verrons qu'il s'agit d'une existence prénatale particulière qui configure notre structure vitale. C'est là le début de la constitution humaine et les conditions effectives de notre existence. La question de l'être humain n'est pas philosophique d'emblée, elle le devient ; mais ce doit être sur des bases rigoureuses et non des allégations métaphysiques. C'est dire qu'il faut interroger les neurosciences : ce qui ne signifie pas accumuler les données, multiplier les explorations et affiner les détails. La tâche primordiale est de réfléchir à notre construction neuronale telle qu'elle aboutit à la formation de l'être humain. Il ne s'agit pas d'un puzzle à déchiffrer mais d'une *structure* globale qui doit être élucidée.

Telle est la raison de la démarche que nous allons entreprendre. Elle s'appuie sur l'analyse clinique de la situation natale et la recherche effectuée en maternologie depuis plus de vingt-cinq ans. Si l'on arrive à mieux discerner ce que nous sommes, on pourra répondre en conscience à la question de l'enfant qui, d'emblée, est aussi la nôtre.

Introduction

L'homme et l'être

*I*L NOUS FAUT une nouvelle idée de l'homme. Celle qui est en usage depuis si longtemps est épuisée, sans compter qu'elle nous épuise, nous fait attendre indéfiniment ce que nous n'arrivons pas à être et que pourtant, secrètement, nous désirons devenir. Trois millénaires de philosophie à propos de l'homme n'ont pas vraiment abouti. On ne peut encore en tirer aucune conséquence, aucune règle de pratique. Les mots et les concepts se renvoient l'un à l'autre et cette pensée circulaire n'aboutit qu'à des systèmes obscurs où l'être veut tout dire. Or, il faut préciser cet être, surtout quand on l'applique à l'être *humain*, car cette désignation est faite de deux termes, l'homme et l'être, qui présentent, chacun, des difficultés.

L'IDÉOLOGIE DE L'HOMME

L'homme comme pseudonyme. La solution apparemment la plus commode serait sans doute d'évacuer la question de l'être de l'homme, de vivre d'expédients au jour le jour, de s'étourdir dans l'activité incessante, d'enchaîner les actes les uns aux autres ; en somme, d'avoir toujours quelque chose à faire. Il suffirait de se considérer en dehors de tout dogme établi. Au moins, on serait quelque chose. Pour cela, il faut abandonner la prétention de nous connaître : la partie d'une machine ne peut se retourner sur l'ensemble, la roue qui tourne ne fait pas la route. D'ailleurs, l'homme a pris en horreur de penser, de se penser ; il ne veut plus qu'agir aveuglément ou s'abandonner aux satisfactions d'appoint. Ne pas se savoir est maintenant l'idéal de l'homme qui s'en est remis aux automatismes sociaux et informationnels. On vit dans un engrenage, on s'active sans cesse pour l'améliorer, mais c'est en restant au sein de ce système et en se croyant protégé par le fait qu'il existe. Cela est devenu le principe de la sécurité : on a changé l'homme pour une mécanique qui le représente.

Mais cette déportation de l'homme ne se dit pas, elle se pratique ; d'autant que le mot *homme*, détaché de toute référence à une nature supposée, n'est pas plus qu'un pseudonyme pour supporter une idéologie courante. Son écho, le bruit du mot provoquent une image confuse qui n'est efficace qu'en restant vague tout en constituant une référence obsolète. On a ainsi dépassé le stade de l'énigme pour s'éclairer à la lumière d'un horizon dégagé qui permet d'être pratiquement et librement sans plus rien savoir de nos fondements. On vit comme cela vient et la nature de l'homme se trouve définie par le fait même de la vivre. Sartre déclarait que l'essence ne précède pas l'existence mais que l'existence fait l'essence. C'est ainsi, en étant, que l'homme prétend être. Ce qui ne veut rien dire, si ce n'est que l'homme s'est fait chose.

L'homme unilatéral. D'ailleurs, le mot « homme » est-il approprié à son emploi ? Il semble que le langage lui-même nous égare. Dès que nous voulons parler de l'homme, on bute sur une difficulté singulière car on rassemble sous la même appellation l'homme et la femme, laquelle disparaît dans le mot homme et s'y trouve incluse en étant passée sous silence. De même, dans les accords grammaticaux de nombreuses langues, dont la nôtre, le féminin est soumis au masculin ; il suffit d'un terme de ce genre pour l'emporter sur les qualifications féminines. Il n'y a pas de vocable qui rendrait intelligible l'existence conjointe de l'homme et de la femme. La femme ne serait qu'un sous-genre de l'homme. Si on s'en tient à cet usage, toute recherche sur la nature de l'homme est faussée par avance car, là encore, on bute sur la suprématie de l'homme qui fait écran à une réalité plus complexe.

On invoquera cependant l'étymologie : *homo* vient d'*humus*, la terre : l'homme est fait de terre que le Créateur aurait transformée en homme. Ce qui devrait aussi s'appliquer pour la femme, mais on ne semble pas en tenir compte dans la mesure où il est dit qu'elle a été constituée à partir d'une côte de l'homme[1]. Le mythe empêche de se référer à une étymologie commune et la femme n'a pas d'autre origine que dans l'homme ; le tout étant le travail du Créateur, qui est un être masculin ! Ainsi, de quelque manière que l'on s'y prenne, il faut bien en conclure que la femme n'est qu'implicite dans le nom d'homme[2].

Par conséquent, il vaudrait mieux s'en tenir à la notion d'*être humain* qui semble plus adéquate dans la mesure où elle permet une distinction des genres sans nécessairement engager dans la prédominance de l'un sur l'autre. Ce n'est pas un bien grand progrès dans la compréhension et l'acception des termes, mais c'est comme une porte entrouverte, une possible singularité introduite. Non pour opposer des différences, mais en les considérant à partir d'un même fondement car, dans les deux cas, il s'agirait du même être.

---

1. De même, Aristote dit que « la femme naît de l'homme ». *Métaphysique*, Z, 9, 1034b.
2. Faut-il aussi souligner que ni l'un ni l'autre n'ont d'enfance ?

Nous voilà engagés dans une question encore plus complexe, celle de la polysémie de l'être, de ses multiples usages, mais aussi de l'impossibilité de sa définition qui reste tautologique et ne permet pas de concevoir le sens humain de notre être.

La polysémie de l'être. Ce concept s'emploie dans tous les sens et s'applique à tout. Il est trop général pour être vrai et, en retour, il ne semble vrai que parce qu'il paraît universel. Il rend compte de toute existence, des choses et de soi-même, des liaisons entre les choses et leur qualité, des situations vraies ou fausses, des chimères et des réalités. Cette extension est telle qu'on a pu concevoir une forme de l'être à l'origine de tout et qui est Dieu. Voilà des siècles et des siècles que nous vivons sur ces bases, sur cette notion d'être qui est le plus grand dénominateur de toutes choses, celui de tout ce qui est. Néanmoins, comme une clé qui tourne à vide dans la serrure, le mot reste indéchiffrable en soi.

Un concept opératoire. Cette clé est un passe-partout, mais elle ne donne pas le sens, elle n'en a d'ailleurs pas que l'on pourrait expliciter. Le terme d'être est non seulement confus, mais il paraît incompréhensible[1]. En fait, en se référant à l'être introduit dans tous nos discours, on opère comme par magie en se donnant la possibilité d'agir en parlant. Le bruit du langage est notre vérité qui ne repose sur aucune autre que celle de l'être que nous ne faisons qu'énoncer sans savoir ce qu'il est. L'être nous apporte ainsi la sécurité d'être en étant partout enveloppé et soutenu par ce concept. L'être est la valeur d'usage la plus répandue, d'autant

---

1. G. Berkeley : « L'idée générale d'être me paraît être la plus abstraite et la plus incompréhensive de toutes. » *Traité sur les principes de la connaissance humaine* (1710) ; tr. fr., in *Œuvres choisies*, tome 1, Aubier, 1944, p. 209.

qu'il sert aussi à bien à affirmer qu'à nier. Avec l'être, on s'en tire à coup sûr. C'est le remède universel. Enlevez la notion d'être et tout s'effondre. Elle est incontournable car sans cela nous serions dispersés dans un chaos où plus rien ne serait connaissable ou utilisable. Même les langues qui n'emploient pas ce mot, qui ne se réfèrent pas ostensiblement à cette notion, l'utilisent de manière sous-entendue : hiéroglyphes et pictogrammes rapprochent leurs graphismes dont le voisinage est un classement qui a pour effet de ne pas avoir à nommer l'être tout en lui donnant sa place. Ce qui est peut-être une solution sage car si nous recourons à l'être, cette clé universelle, nous ignorons ce qu'il en est.

Quel est néanmoins l'être de l'être ? La réponse semble impossible puisque, comme le note Pascal, « il n'y a rien de plus général, et qu'il faudrait pour l'expliquer, se servir d'abord de ce mot-là même en disant : C'est, etc. »[1]. La remarque peut s'étendre au néant, car en disant qu'il *n'est pas* on pose une forme paradoxale de l'être. L'être apparaît ainsi, malgré notre *méconnaissance* à son sujet, comme une protection efficace, y compris contre le néant à quoi nous serions réduits si nous n'avions pas l'être comme moyen général d'action.

La tautologie de l'être. Cependant, pourquoi dans le cadre d'une ontologie générale, attribuer le même nom à tous les « êtres » y compris à l'être de l'homme ? On pourrait penser, sous toutes réserves, que le mot « étant » (*to on*) est antérieur à être (*einaï*). L'homme qui voit ce qui est, l'étant, s'exclame et emploie le mot être traduisant l'étonnement que cela soit ; puis, dans un second temps, il crée le verbe être. C'est la question de Descartes. Je peux douter de tout ce qui est, de tous les êtres, y compris de moi-même, avec cette différence que c'est moi qui le pense. Si je le pense, si je pense, donc je suis. L'être qui n'est pas son être arrive

1. B. Pascal, *Entretien avec M. de Saci*, in *Œuvres*, Gallimard, La Pléiade, p. 566-567. Le même propos est repris par l'auteur dans *De l'esprit géométrique*, section 1.

à la certitude de son être par le fait de le penser, mais en fait il ne vérifie que l'existence de son *ego*.

Soit ; mais pourquoi le terme « être » ? Quelle est sa signification là où s'épuise toute signification possible ? Justement, il fallait un mot qui ne dépende d'aucune qualification. À Dieu, on fait dire : « Je suis celui qui est. » La tautologie est ici le moyen de signifier la totalité. On ne peut aller plus loin. Le mot être correspond au dessin d'un cercle, il est en boucle. Par là, on a généralisé l'être de tout étant, notamment quand il agit ou est agi.

L'être est un terme trompeur ; l'homme s'en sert et c'est au péril de sa vie. Il est douteux qu'il lui faille nécessairement en passer par là ; il est plus certain qu'il devrait trouver ailleurs et autrement son socle de signification. Il faudrait rayer de la carte cet être de composition. Mais quelle autre dénomination proposer ? Il n'y en a pas et l'être de raison a déjà tout accaparé.

La question cruciale de l'être humain

Il ne reste qu'à revenir à l'origine du concept, remettre en question la manière dont on s'y est pris pour l'établir, ce qui permet toutes les illusions et entraîne une inadéquation qui paraît la cause des pires errements. Il faut traduire l'être à un autre tribunal que celui de la raison, lequel lui donnera toujours raison. L'être, s'il a un sens humain, est tout autre que celui dont on croit pouvoir obscurément convenir. Il est nécessaire qu'il devienne le sens probable, si ce n'est véritable, de ce que nous pourrons alors appeler « *l'être humain* ».

Au lieu de prendre l'être à la lettre, tel que l'homme l'institue comme le sens de tout être et l'utilise comme outil d'existence, il faudrait commencer par déterminer le point de départ de cette orientation. Elle serait imputable à une notion d'être que l'homme a imposée et qui l'a détourné de la possibilité de vivre son être réel. Or, *l'être que nous proclamons a nécessairement son origine dans l'être que nous sommes* : c'est celui-là que nous ne connaissons pas, même si c'est à partir de lui que nous avons transformé notre ignorance de nous-mêmes en savoir pratique.

D'où vient l'idée de l'être ? De quelle disposition ou indisposition à être ? Aucun être, à part l'homme, n'a idée de son être. L'idée de l'être est spécifique de son être et s'applique à lui. Il en a le sentiment parce que le néant de son être se conjugue avec son existence et que, dans l'entre-deux, est perçu l'être de l'homme. L'être n'est donc pas ici une existence, mais le ressenti d'une *tension* entre être et ne pas être. Cette tension s'appelle l'être et produit de l'être, sa force et sa dynamique. L'être est ainsi une notion énergétique et non statique. Seul, parmi ce qui est appelé les êtres, Dieu pourrait relever de ce caractère de l'être, mais on voit qu'il est alors à l'image (extrapolée) de l'homme, et non l'inverse comme on a cru pouvoir le dire. Il faut faire l'hypothèse que l'homme, seul, porte le fond caché de son être qui est alors l'être *humain*, distinct de l'existence qui en résulte.

Le rapport de l'homme entre l'être qu'il serait vraiment en lui-même et celui qui existe au-dehors est un *hiatus* que l'homme ressent comme son véritable être en tant qu'aspiration ou pulsion à être. Par contre, l'être ordinairement actualisé de l'homme est un néant qu'il s'efforce de remplir en empilant tous les êtres et toutes les actions possibles. C'est donc l'étant qui barre, même dans l'homme, l'accès à l'être qui ne peut faire l'objet d'aucune approche valide, sauf en changeant de méthode et en substituant à l'enchaînement philosophique des concepts une prise en compte de données d'un autre ordre sans qu'elles puissent être pour cela des hypothèses idéalistes. En somme, la question de l'être *humain* se joue entre deux êtres : son être comme *étant* devenu un instrument de pensée et son être comme *origine* que l'on ne peut connaître que par la déduction clinique.

Alors, quel est notre être réel, celui dont on pourrait dire que nous en avons une « ignorante conscience » ? Il faudra le prendre en compte sans en faire une question métaphysique. Cela conduit à considérer la question de l'être selon un autre point de vue. Il faudra se replacer à *l'origine* même de l'homme et déterminer sa constitution spécifique, ce qui renvoie à une investigation qui relève de la neuroscience.

L'être d'une autre existence

Ainsi, malgré le défaut d'appellation adéquate, il faut s'obstiner et donner son sens effectif à l'être humain jusqu'à pouvoir caractériser la véritable réalité de son existence. Cette démarche se fera en plusieurs étapes.

1/ On commencera par évoquer le surgissement de l'être et l'évolution aveugle de sa conceptualisation dont l'ensemble forme comme un magma. Mais on distinguera l'être comme système et comme réalité. On verra que l'être humain n'y a pas sa place ni sa dénomination réelle, quoique, dans certaines circonstances, il soit sensible à l'apparaître de l'être.

2/ Qu'en est-il alors du concept de l'existence ? Les théories se succèdent inlassablement sans pour cela s'accorder, aboutissant d'ailleurs à des résultats souvent contradictoires. Même si la tendance aura été de reconnaître l'équivalence de l'existence et de la liberté, ceci ne conduit qu'à généraliser une idée de l'être qui s'apparente d'autant plus à un mirage qu'elle escamote la réalité de la Différence natale.

3/ Pour rompre avec les idéologies, il conviendrait de renverser la perspective et de se situer au point de départ, celui de la vie prénatale. Chez l'homme et pendant la période fœtale s'élaborerait une structure spécifique que les abords philosophiques ne sauraient envisager par eux-mêmes. Ils doivent d'abord se baser sur l'évolution d'un substrat neurologique qui s'organise en relation avec l'homogénéité du milieu utérin et aboutit à une autre modalité de l'être : l'être *humain*.

4/ Mais aucune adaptation natale n'est programmée à ce niveau. La venue au monde introduit une Différence majeure et durable qui constitue un risque létal. La présence et l'action maternelles peuvent y pallier en fournissant le cadre d'une homogénéité d'appoint qui permet l'élaboration des formations indispensables pour faire face au changement de monde et l'intégrer. Il n'empêche que cette période de la petite enfance ne peut durer. Vient le moment d'une nécessaire prise d'autonomie par rapport à la mère, ce qui entraîne un retour de la Différence en raison du double défaut fondamental de notre être : il n'a pas de structure adaptative au monde et il n'est pas de lui-même cause de soi. Autrement dit, il n'a pas de par-soi. La mère n'en était qu'un substitut provisoire.

5/Le choc sera rude et le rétablissement incertain : on essaie d'être un sujet et on s'en remet au moi. À lui de maîtriser la Différence qui prend les formes de l'absurde peu à peu absorbé par la *normatisation*, qu'il ne faut pas confondre avec une normalisation. Ce qui est un effort continu et épuisant : tout est toujours à refaire. On en vient à vouloir en finir avec la question de l'être, lequel disparaît par le biais de la mécanisation de l'existence. Mais la Différence n'est jamais suffisamment réduite par une homogénéisation factice qui aboutit à la vie morte. Il manque l'établissement institutionnel du *principe d'homogénéité* nécessaire à la vie de l'être humain et constitutif d'une *éthique fondamentale*.

Considéré de cette manière et selon les modalités qui déterminent sa genèse et son existence, l'être de l'homme n'est pas impensable : la philosophie serait alors une *néontologie*. Si elle trouve son fondement dans les données des neurosciences appliquées à l'origine, elle aboutit à un savoir qui explicite le sens de *l'être humain*.

Première partie

L'être
comme système et comme réalité

Chapitre 1 – L'invention de l'être

Chapitre 1

L'invention de l'être

*U*N MATIN, l'homme a inventé le mot être. Il venait de se lever, il a poussé les deux battants de sa porte et l'a ouverte toute grande. Avec le pied, il a coincé une grosse pierre sous un vantail pour le caler contre le mur. Et l'homme s'avança. Il fit quelques pas sur la terre où poussait une herbe rase, brûlée par la chaleur des longs jours précédents. Il surplombait le paysage, son abri étant près d'un mamelon d'où l'on voyait au loin. Tout autour de lui s'étendait un amas de couleurs et de formes entremêlées. Il s'agissait de choses auxquelles l'homme avait déjà donné des noms, distinguant les arbres des prairies, les états stables ou en mouvement, les bêtes qui broutaient et les oiseaux qui volaient. Par-dessus était le ciel, avec ses nuages et ses espaces bleus. Aussi loin que le regard pouvait porter, il y avait des choses et elles étaient innombrables. Un entassement de choses. L'homme savait s'y aventurer et se repérer, mais il se sentait aussi assailli.

Alors, l'homme dit : « Cela est. » Ce qui voulait dire : tout est *être*. Il venait de prononcer un mot incompréhensible, qui n'avait pas de sens, mais il lui conférait ce sens indéfini par quoi tout, y compris lui-même, passait de l'évidence à la vérité. L'énoncé du mot « être » venait d'advenir comme caractère de toute existence, y compris la sienne. Ce jour-là, l'homme redisposa le monde, ce fut sa création et il devint sa possession.

GÉNÉRALITÉ DE L'ÊTRE

L'être se dit de tout étant, quel qu'il soit. Il constitue un monde, celui de l'être, qui est au-dessus de tout et englobe tout, même ce qui n'est pas. Mais cet « être » est une idée. Qui a cette idée ? L'homme, bien sûr. Ni l'arbre, ni aucun animal n'ont idée de l'être ou de leur être : ils ne le pensent pas, ils le vivent et l'agissent. Par contre, et c'est là le point sensible si ce n'est le défaut dans la pensée, *l'être est une idée de l'homme qui s'applique à lui comme à tout étant*, avec cette seule différence que c'est lui, l'homme, qui en a l'idée. Pour autant, l'homme n'y trouve pas le moyen de se reconnaître en tant qu'être particulier sauf qu'il s'attribue une capacité de raison qui, justement, se démontre dans cette trouvaille qu'est l'invention de l'être.

Nous voilà mal embarqués car l'animal n'est pas irrationnel, il a ses raisons dans ses modes d'être et il y a ainsi une raison et une rationalité animales. Ce qui nous différencie plus exactement de l'animal est que nous avons des idées alors que l'animal s'en passe en ayant seulement des réactions. Mais là, le raisonnement tourne en boucle. Car, d'où proviennent nos idées ? Justement, on dira qu'elles ont leur origine dans l'exercice de notre raison. C'est la raison et ses combinaisons qui sont à l'origine des idées ; à quoi l'on ajoutera, si l'on est platonicien, que ces idées ont leur modèle au royaume transcendantal des Idées. Mais le débat n'est pas là.

Il ne s'agit pas de savoir si nous appliquons des données idéelles ou si nous sommes capables d'avoir des idées en fonction de notre capacité rationnelle : le fait est que nous raisonnons, alors que l'animal réagit. Et, quand nous raisonnons, nous introduisons immanquablement la notion de l'être. Il n'y a pas de raisonnement qui puisse s'en passer. Chez l'animal, les raisons proviennent du fait d'être naturellement en tant qu'organisme. L'homme fonctionne aussi de cette manière, mais il doit la moduler car ses actes nécessaires ne sont pas toujours programmés. Ainsi, quand il réfléchit, il recourt à la notion d'être qu'il emploie pour tout, pour tout autre être que lui comme pour lui-même. Alors cette généralité de l'être se retourne en question qui individualise l'homme par rapport au monde et le conduit tôt ou tard à se poser la question de *son* être.

L'INSTRUMENT LOGIQUE

C'est peu et c'est déjà beaucoup. Car cette petite *raison*, discrète mais efficace, entraîne une démultiplication de la puissance d'action de l'homme. À partir de la notion d'être, il devint capable de décider de tout et de se prononcer sur la réalité des existences, de les affirmer ou de les nier.

Ce fut comme un coup de tonnerre qui, aux yeux de l'homme, changea le cours du monde. Le terme être ne servait pas seulement à préciser une identité commune à tout ce qui est, mais à dire le oui ou le non, l'existence ou la non-existence. On était en train de constituer un monde relevant de l'attention qu'on lui portait et de ses usages possibles. Non seulement la raison conforme l'être, mais elle a son mot à dire : elle peut faire ou défaire, trier, sélectionner, organiser. Le chaos de la prolifération des êtres devint un univers et nous disposions du levier pour le soulever, du moyen pour le posséder et le régenter. Nous voilà maîtres du monde.

Ce qui est être dépendait de notre jugement. Il ne s'agissait pas seulement d'actes individuels, ni de l'acquisition d'un outil dont l'application paraissait universelle, mais de la révélation d'un pouvoir inouï, celui d'introduire la vérité qui mettait de l'ordre dans l'amoncellement et le chaos. Moyennant l'utilisation du mot être, l'homme se découvrait comme un *être de raison*. La logique binaire était née, l'instrument de pensée se construisait. Articulant non plus seulement des mots mais des propositions, le langage devenait un organisme vital qui se surajoutait à celui des corps. Du coup, il y eut deux mondes, celui de la nature et celui du concept. L'être de l'homme n'avait plus à être questionné : il avait un territoire d'expression qui déterminait une réalité partagée avec les autres hommes.

Il ne semblait pas nécessaire d'en savoir davantage sur ce qu'est notre être puisqu'il était ainsi appréhendé comme puissance et comme acte : conférant l'existence et décidant de sa configuration logique selon l'être de langage qu'il était devenu.

LE POINT AVEUGLE DE L'ÊTRE

Mais d'autres horizons se dessinent. L'être est devenu la « monnaie unique » de notre pensée. Est-ce que pour autant nous arrivons à le penser lui-même ? Chacun le comprend sans pouvoir le définir. Et s'il définit l'être ou un être, il est contraint d'utiliser là aussi le terme d'être. Il dira que cela, l'être qu'il envisage alors, *est...* Les conquêtes de la raison pratique paraissent suffire pour nous définir.

Est-ce toujours du même être qu'il s'agit ? Certainement non, il revêt trop d'aspects divers et, surtout, il fragmente notre identité. C'est alors que l'homme en est venu à imaginer une sorte d'entité globale d'où provient la généralité de l'être. Il s'agissait d'une sorte de référence universelle qui donne de l'être à l'être. L'homme soumet alors toute existence, y compris la sienne, à un être relevant de l'intuition, à un être présupposé et qui a acquis une expansion telle qu'on va le retrouver sous-jacent à l'existence de tout être particulier. Cela représente un tour de force organisateur du monde, mais qui ne repose sur rien d'autre que l'idée vide que l'on en a, car elle ne correspond plus à aucun être. C'est une idée fixe, mais c'est le point aveugle de l'être.

Cette fois, l'homme est vraiment lancé dans son aventure. Elle n'allait pas manquer de devenir périlleuse. Car l'homme était inévitablement tenté de trouver son être non seulement dans sa capacité de raison, mais dans une autre, absolue, par quoi son être serait lui-même la raison de tout. Ayant inventé le mot être et l'argumentant par la raison, il se mit à pervertir celle-ci en voulant *avoir raison*. Chaque homme faisant de même, il en résulta nécessairement la discorde, la concurrence et la lutte. Immanquablement, l'homme devenait l'ennemi de l'homme.

Finalement, le mot être apparaissait comme une trouvaille maléfique : il donnait de la puissance et l'homme ne pouvait résister à ses attraits. Pour cette raison et par cette raison, il fallait se lancer dans l'investigation de l'être afin de s'en attribuer le pouvoir.

Chapitre 2 – La hiérarchie de l'être

Chapitre 2

La hiérarchie de l'être

CE FUT UN LONG décryptement, d'interminables palabres entre les hommes, jusqu'à ce que s'établisse, progressivement et dans certaines cultures, un accord sur les niveaux de l'être. L'être pensé, réfléchi, rêvé va devenir une sorte d'échelle de Jacob pour monter jusqu'au ciel, c'est-à-dire parvenir au sommet de la puissance. L'escalade se fait par degrés.

LA CARACTÉRISATION ONTIQUE

D'abord, on vient de le voir, le mot être aurait signifié une qualité de base que l'on reconnaissait à tout ce qui existait : il prenait tous les étants de la même manière et en extrayait un caractère général, celui de leur existence. C'est une valeur encore neutre, mais qui se diversifie, suivant les cas, en devenant positive ou négative. C'était surtout une valeur d'usage selon les besoins de l'homme. Il y avait ainsi l'arbre qui portait des fruits et donnait de l'ombre, mais aussi la mer déchaînée où il était dangereux de s'aventurer. Les caractéristiques d'un être vont servir à le juger, à l'apprécier mais avant cela, à un niveau immédiat, *être veut dire existence*, c'est la *constatation* de tout ce qui existe. Tout était être autour de nous, y compris en nous. L'homme était dans la communauté de l'être.

C'est alors que s'insinue une distinction. Il y a l'être que l'on peut manipuler, utiliser et posséder ou qu'il faut craindre et l'être qui utilise : en somme les êtres passifs ou les êtres actifs. Le minéral et le végétal sont plutôt du premier genre, l'animal et l'homme relèvent du second. Ils se déplacent, ils s'alimentent d'eux-mêmes et il y a les prédateurs aussi bien que les familiers. L'homme prend peu à peu position et constate ses capacités de tout entreprendre. Il les perfectionne et devient récolteur ou chasseur. Il va aussi jusqu'à se battre avec autrui, il devient guerrier. L'homme découvre et exerce sa volonté selon ses besoins ou ses ambitions. Parmi les êtres, au premier sens du terme, c'est l'être supérieur.

Cette supériorité n'est pas seulement naturelle, c'est aussi une faculté personnelle. Chacun s'enrichit des êtres qu'il capture et il trace son enclos en les y enfermant. Plus un être possédait un grand nombre d'êtres et plus il en était agrandi et prenait de l'importance. Avoir à soi des êtres, de quelque nature qu'ils soient, plantes, animaux ou esclaves, permettait de se faire valoir et accroissait le sentiment d'être en étant davantage considéré par autrui. Le sens initial du mot être, qui avait trait à l'existence, était peu à peu recouvert par celui de la valeur. L'être de la valeur devenait un nouvel état de l'être, ce qui précisait sa fonction de « monnaie unique » de l'existence. Dans ce nouvel ordre des choses, l'homme ne savait toujours rien de la spécificité de son être, il ne se découvrait que par un biais : celui d'être soi-même une personne et une identité. L'homme ignorait la nature de son être, mais il la pratiquait en s'identifiant au moi qu'il s'attribuait, les armes à la main s'il le fallait. Cet homme souverain devenait le seigneur.

À partir de là se produisit une inflexion majeure. La supériorité de l'homme ne se jouait plus seulement au niveau des autres êtres mais par rapport à ses semblables qu'il dominait. Le clivage entre les êtres et l'homme s'étendit à une séparation entre les hommes qui non seulement les distingue mais finit par les opposer. L'être n'est plus seulement constaté, il devient une *notion*, celle de la puissance d'être et par rapport à l'être. Elle se voit aux hautes murailles des cités et des châteaux, mais du coup on la reconnaît aussi à la nature : celle-ci n'est pas seulement l'ensemble des êtres comme existence mais, avant tout, la force qui les génère, qui pousse les vents et les marées, qui donne naissance aux êtres vivants ; d'où son nom de *nature* qui veut dire donner naissance.

Mais l'être qui devient ainsi une *notion abstraite* change de genre. On se met à penser que tous les êtres relèvent de cet être dont la généralité conduit à concevoir qu'il est à l'origine de l'être. Un pas est franchi. L'idée générale et extensive que nous avions de l'être se double de l'idée que, malgré la diversité des apparences, il y aurait un substrat originaire qui est la *substance* infinie. En raison de ce pas franchi, le mot « être » acquiert une tout autre dimension. Il aura suffi d'un tout petit changement dans la manière d'énoncer pour la rendre intelligible ; il convient alors d'ajouter un article devant le mot être et de dire : *l'être*. Être et *l'être* ne signifient plus la même chose, l'article les différencie nettement et conduit à envisager un être qui acquiert une essence ontologique.

C'est cela que l'homme ressent en lui, comme son besoin et son avenir. Dire « l'être » revenait à s'affilier à un ordre qui échappait aux limites de l'existence, qui devenait la signification de l'existence. C'était *quelque chose qui dépassait l'homme mais qu'il s'appropriait par le seul fait de le concevoir*. Le résultat fit que l'homme n'était plus seulement celui qui prononce le mot être mais qui est habité par *la notion de l'être comme substance de vie*. L'être devient le repère et la boussole : il est ce vers quoi l'homme s'oriente et, en fait, se construit à neuf. L'homme est l'être qui a la pensée de l'être. Non pas qu'il soit ici philosophe, mais un homme pratique qui se lance dans la conquête. C'est un aventurier onto-logique.

Mais il ne faut pas croire qu'il perd pied et qu'il s'égare dans les nuages. C'est un homme réaliste, et pour lequel la réa-lité n'est pas nécessairement la matière. Il n'est pas davantage spirituel : c'est un sujet qui juge de manière matérialiste ce que valent les choses dont il a étendu la valeur au-delà de toute chose concrète. Cette valeur est sans doute imaginaire, mais il faut comprendre par là qu'elle est ce qu'il y a de plus réel. L'imagi-naire n'avait pas encore le sens que nous lui donnons à présent, c'était un autre lieu et un autre temps par rapport à la réalité ; en fait c'était le lieu des valeurs les plus vraies, celles que l'on avait conçues à partir du moment où l'article apposé à être en avait fait la représentation vitale. C'était le Bien. On comprend mieux l'origine des Idées platoniciennes. Le Bien, le Bon, le Vrai, la Justice étaient entre autres les noms que l'on donnait à l'imaginaire le plus réel, celui de l'être. C'était un temple qui se peuplait. De là, étaient lancées les échelles de corde pour y monter ou tenter de s'en approcher.

Mais on en vint à comprendre, et c'est un autre temps de l'escalade, que ces échelles étaient trop flottantes, trop soumises aux vents et aux intempéries de l'existence, que l'être restait hors de portée, que l'on n'arrivait pas à s'y identifier suffisamment pour l'être soi-même. L'être de l'homme restait inconnu et n'exis-tait que par emprunt. Ce fut une rude secousse. Il fallait revoir tous les plans car les Idées ne suffisaient plus ; on imaginait même que l'on entendait de loin des bruits de combat dans le temple, que l'unité de l'être n'y régnait pas. Ces Idées, dont on faisait des dieux, devaient rivaliser entre elles et se livrer bataille. On devinait qu'elles étaient comme l'éclatement du Bien unique et absolu et que, là-haut, la paix n'était pas encore faite. Ce n'était pas le bon ciel. Il fallait changer le mode d'escalade ou plutôt celui de l'approche.

L'EXTRAPOLATION MÉTAPHYSIQUE

Un autre jour, et ce devait être le soir, l'Homme inventa Dieu. Non plus des divinités, mais Dieu lui-même, Seul et Unique. On le comprit soudain à la lueur des étoiles. La terre était retombée dans l'ombre et l'ordonnance du monde apparaissait dans l'immutabilité des rapports des astres autour des mouvements réguliers et circulaires de la lune. Ce n'était plus la lumière du jour qui brillait, mais le pur éclat. Tout continuait à exister alors que la Terre était éteinte et comme disparue. Les choses devaient donc se passer ailleurs, dans un autre monde au-delà de la nuit ; et là-haut régnait l'ordre. L'Unité n'était pas de ce monde et de quelque manière que l'on en viendrait à l'organiser, on n'arriverait jamais à la trouver selon nos modes et nos excès. Alors, l'homme sut qu'il y avait un Dieu, le régulateur de l'ordonnance du monde et de tout être. Ce n'était plus une notion, mais *l'idée absolue*. Il fallut ajouter une autre correction orthographique et l'on mit une majuscule à l'être pour le signifier dans sa réalité métaphysique : ainsi l'Homme conçut *l'Être*.

Il était évident que Lui seul pouvait être à l'origine des êtres, dont nous-mêmes. Cette intuition animera les théories religieuses qui vont se succéder et se diversifier dans les différentes croyances monothéistes. On la retrouvera plus succinctement confirmée de manière rationnelle quand plus tard (1718) Leibniz exposera le *Principe de raison suffisante* : il démontre que remontant de cause en cause, on ne peut continuer à l'infini ; un moment vient où il faut arrêter cette rétrogradation et faire le saut jusqu'au Principe qui soutient cet enchaînement, lequel ne sera plus la cause matérielle cherchée mais une Personne trouvée, c'est-à-dire Dieu[1]. Ainsi l'échelle que l'on pouvait imaginer, que Jacob vit en rêve, changea de sens et surtout relevait désormais d'une autre fonction. L'homme n'avait plus à se risquer jusqu'à trouver cet être, l'Être, puisqu'il en était issu. La filiation divine rendit obsolètes toutes les tentatives antérieures de devenir soi-même l'être. Nous l'étions de fait et la preuve en était que nous partagions avec cet Être suprême l'ordre de la raison. L'Être devint la raison d'être de l'homme et cette raison provenant de Lui nous renvoyait, nous réunissait à Lui.

Au lieu de seulement manipuler les êtres, on va donc s'adresser à *l'Être absolu* : une Personne extraordinaire, unique et d'un tout autre ordre que l'être au sens commun du terme. Une telle puissance, celle du Créateur universel, est alors qualifiée par un adjectif qui lui est propre : il est « divin » par essence puisqu'il est *l'Origine*, la somme et le sens de tous les êtres.

En tout cas, l'homme pensait avoir ainsi trouvé la nature de l'être garantie par l'Être divin et, du coup, une essence de l'homme qui tenait à la raison qu'il avait en partage avec cet Être. Il était homme de provenir de l'existence de l'Être et non seulement d'être au monde. À son tour, et par cette filiation, l'homme devenait une personne.

LA PLACE DE L'ÊTRE *HUMAIN*

Mais ce n'est là qu'une hypothèse. En fait, *la hiérarchie de l'être ne définit aucune place assurée à l'être humain*. Il semble au

---

1. Leibniz, *Principes de la nature et de la grâce fondés en raison* : « Ainsi il faut que la RAISON SUFFISANTE, qui n'ait plus besoin d'une autre Raison, soit hors de cette suite des choses contingentes, et se trouve dans une substance, qui en soit la cause, ou qui soit un Être nécessaire, portant la Raison de son existence avec soi. Autrement on n'aurait pas encore une raison suffisante, où l'on puisse finir. Et cette dernière raison des choses est appelée Dieu » (§ 38, tr. A. Robinet, Paris, PUF, 1954, p. 47).

contraire être absent de cette nomenclature. On a pallié cette lacune en le situant au plus haut niveau de l'évolution des espèces : homo *sapiens sapiens*. Mais ce point de vue ne répond pas à celui de l'être. La question reste de savoir à quel type d'être se rattache l'être *humain* ?

Évidemment, il fait partie des êtres ontiques du fait qu'il partage leur existence générale d'étant. Mais cela ne nous avance guère, du moins pour le moment, car il s'agit d'une réduction à une généralité qui ne nous spécifie pas. À l'autre extrême, nous avons vu que l'assimilation à l'être métaphysique reste pour le moins sujette à caution. Sans doute, nous avons là une réponse dans la mesure où l'être humain procéderait de Dieu, par filiation. Tout serait résolu par cette ascendance métaphysique. Mais, outre que nous devrions vivre à l'imitation de Dieu fait homme, outre que nous ne sommes appelés à ne nous réaliser pleinement qu'après la mort, nous n'avons aucune indication susceptible de donner à l'homme le sens propre de son être. Il est dépendant d'un autre type d'être vers lequel nous tendons à être, mais qui n'est pas notre être.

La précaution méthodologique est de tenir à l'écart, au moins provisoirement, ces deux niveaux de l'être. Il ne reste qu'à envisager une possibilité de nous situer dans le cadre de l'être ontologique. Mais, là encore, cela ne nous confère qu'une variété d'être bien vague qui ne nous donne pas les moyens de le réaliser, à moins que ce soit là que s'articule la capacité de raison. Nous serions un être de raison et raisonnable. Ce que nous pouvons être théoriquement. Or, dans la réalité nous justifions bien mal les qualités propres à la raison. Nous sommes aussi un être fou, du moins exposé à la folie, y compris la folie meurtrière. Il faudrait alors convenir que ce qui nous caractérise serait la double et antinomique capacité à être selon la raison *et* la folie. Ce qui n'est pas approprié pour expliciter la nature profonde de notre être.

Nous ne voyons donc aucune place, dans la hiérarchie des êtres, pour la *réalité* de l'être humain[1]. Il y est *manquant*, il n'est pas nommé pas plus qu'il n'est nommable qu'en faisant référence à un soi-disant caractère « humain ». Ou alors, il faudrait l'installer *en dérivation* de l'être ontologique ; ce qui n'est qu'une supposition.

Nous aboutissons ainsi à une hiérarchie de l'être selon un schéma assez simple.

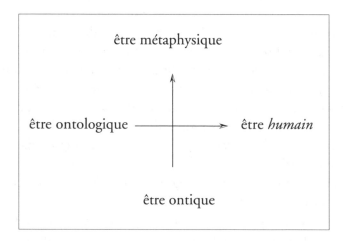

En quel sens faudrait-il comprendre l'être que nous serions ? Pour cela, il faut nous interroger, examiner notre existence et développer une véritable investigation phénoménologique qui devra évoluer, comme on le verra, vers l'analyse neurontologique. N'oublions pas que c'est l'être humain qui a créé la notion d'être.

1. D'où le débat sur la thèse de « l'exception humaine ». Voir à ce sujet : J.-M. Schaeffer, *La Fin de l'exception humaine*, Paris, Gallimard, coll. « Essais », 2007. L'auteur démontre les limites de « l'analyse conceptuelle d'ordre philosophique » et la nécessité de recourir à « des enquêtes scientifiques » – ce qui est précisément notre propos ici.

Il devait en savoir quelque chose, même s'il restait ignorant de la nature de son être propre. Il voyait l'être face à lui et au-dessus de lui, mais par rapport à lui-même il n'en était que la sensibilité ontologique que recouvrait son existence ontique et s'échappait vers la conception de l'être métaphysique.

Chapitre 3 – L'être manquant

Chapitre 3

L'être manquant

ON PEUT DIRE QUE l'être humain s'est caché derrière lui-même ; il a projeté au-dehors ce qui était son être propre. Cela s'explique au moins par deux raisons. Comment s'attribuer un être spécifique en le cherchant partout ailleurs et en le reportant toujours ? D'autre part, et du fait de cette méprise, comment introduire son être dans la hiérarchie de l'être ? L'homme se trouve à la fois être à la manière de tous les êtres, et il est aussi celui qui, par la raison, est capable de concevoir l'être jusqu'au point où sa raison est débordée par la pensée de l'Être suprême. Par conséquent, l'être humain est un être manquant. Distinct de l'être au sens commun du terme, il n'est que par délégation de l'Être qu'il place à l'origine. Donc l'homme ne se caractérise autrement des autres êtres que par le fait d'avoir la *raison* qui le met en relation, si ce n'est en sujétion, par rapport à un Être premier et totalement différent de lui – lequel est le Dieu ou un état divin que l'homme ne possède pas en propre. Heidegger note que « tout au long de la métaphysique, l'Être se voit sauvegardé sans discussion en tant que l'*a priori* par rapport auquel l'homme se comporte en tant que nature raisonnable »[1].

L'homme n'est donc pas défini par un être manquant : on dit seulement qu'il est l'être qui conçoit l'être et qu'il a l'intuition de l'Être, c'est-à-dire qu'il est un être de raison. À partir de là, on glose indéfiniment. On ne cherche pas vraiment pourquoi nous sommes ainsi. L'Être suprême est bien utile pour fournir une interprétation : il y aurait comme une filiation entre cette entité et nous. Nous tenons notre raison du fait que cet Être l'aurait postée en nous. Admettons. Mais cela n'empêche pas que la notion de l'être serait un effet d'une faculté rationnelle, c'est-à-dire une conception que l'on se fait sans que l'on sache pourquoi ni comment et, surtout, à quelle réalité elle pourrait correspondre ! Tout se passe comme si le Créateur nous avait mis dans la tête un petit moteur ontologique.

La chute ontologique

La conception de l'être n'a pas bien fonctionné. Elle est à l'image d'un pont qui vise à réunir des rives trop écartées et qui se fend par le milieu. On serait bien resté aux champs terrestres, conduits sous la houlette du pasteur divin, mais cela s'avère utopique. Comme un vent de sable qui griffe et obscurcit les visages, la jalousie s'est levée entre les hommes. La filiation divine n'empêchait pas de se disputer l'héritage, de comparer les terres et les troupeaux, de voler et de massacrer. La cassure de l'être s'est installée entre ses représentations matérielles et les aspirations à l'absolu. On voulait l'absolu au quotidien, mais dans la possession des biens terrestres.

Pourtant tout était en place. La notion d'être avait clarifié l'existence et introduit la raison, l'être comme valeur avait conquis ses degrés de dignité jusqu'à rejoindre l'Être divin qui représentait

---

1. M. Heidegger, *Nietzsche*, tome 2, tr. fr. P. Klossowski, Paris, Gallimard, p. 201.

à l'homme son origine et son avenir, qui était même son compagnon de vie. Mais ce que l'on nous donnait d'une main, on le reprenait de l'autre. Les hommes mentaient dans leurs adorations et trahissaient leurs serments. On avait sans doute confiance dans le Créateur, mais pas dans les créatures faites à son image. À ce niveau, l'idée de l'homme se vidait de son contenu. On concluait des alliances et on les dénonçait. La Terre devenait un champ de bataille bien plus dangereux que les territoires animaux, dont aucun n'était le lieu d'une violence aussi étendue et généralisée. L'ennemi était partout. On ne pouvait plus concevoir l'être de l'homme ; on ne voyait que le mal. Même si Dieu intervenait directement, il semblait avoir le mauvais esprit de menacer et l'intransigeance de châtier.

Ainsi la notion d'être semblait un recours qui n'était pas à la hauteur de la situation : il se heurtait à autre chose, un autre état de l'être humain que l'on n'avait pas pris en compte. Le système était idéaliste. C'était une apologie du Bien généralisée : l'être était la valeur suprême jusqu'à faire concevoir un Être qui rétrocédait à l'homme l'essence de ses qualités. Mais l'être de l'homme devait se soumettre à cette hiérarchie et ne se révélait pas autrement. L'être – on n'avait que ce mot à la bouche, mais qui restait une bouche avide. L'être idéaliste ne nourrit pas, il ne fait que provoquer la chute.

L'APORIE DU MAL

On entrevoyait cependant deux portes de sortie. La première consistait à reconnaître que le mal venait de nous, était inhérent à notre nature, que nous étions des ennemis de l'être. Ce qui, à rebours, renforçait l'idéalisation de l'être auquel nous n'avions plus part.

La question du mal est épineuse et apparemment insoluble. Car si l'être de l'homme a été créé par Dieu, par définition ce n'est pas Lui qui peut avoir introduit en nous la propension au mal. On n'imagine pas cela de Lui. Par conséquent, la faute nous incombe : une faute originelle que nous amenons avec nous à la naissance. Mais comment imaginer que, sortant des mains du Créateur, nous soyons ainsi mal conformés, conformés par le Mal ? L'idée est vite trouvée. L'homme aurait été jaloux de Dieu et de ses prérogatives illimitées. Nous voulions rejoindre l'Être absolu, ce qui voulait dire pouvoir l'être nous-mêmes. C'est sans doute une insolence sans bornes, mais le problème n'est pas seulement moral, il est d'ordre logique. Comment, si l'homme s'identifiait à Dieu, pourrait-il alors y avoir autant de dieux ? Dieu devait rester unique pour être justement l'Être suprême envisagé. La faute est d'avoir péché contre l'Unique, d'avoir voulu nous attribuer Sa nature : ce qui n'est ni raisonnable ni possible.

Dès lors, la foudre s'abat sur l'homme et il est renvoyé à l'ingratitude de sa condition terrestre. D'où il résulte que son être ne peut plus être pensé que selon une condition première qu'il lui faudrait retrouver. Son être n'est ni total ni divin, en même temps qu'il ne peut pas être confondu avec la nature des autres êtres. Mais l'homme ne se reconnaît pas dans ces transpositions : il lui a été enlevé une part de soi où l'être du mal sert de pièce de rechange.

LE RÉALISME MATÉRIALISTE

L'autre issue est pragmatique. On se replie sur le travail d'organisation du monde et la mise en œuvre de la logique de l'être matériel. S'engageant dans cette voie et reculant toujours plus les échéances, l'homme espérait bâtir un monde à sa mesure et selon ses besoins.

On faisait le pari de trouver l'être dans les choses, dans les combinaisons rationnelles, dans le progrès, dans la démesure de nos constructions qui devaient être l'équivalent de ce que nous projetions de trouver dans l'absolu. L'absolu devint la règle de l'homme lui-même. Mais il correspond cette fois à l'extrapolation de la réalité de l'être ontique. De cette manière, qui est totalitaire, nous devenons un *être matérialiste*.

On ne va pas tarder à se rendre compte qu'il est aussi dangereux que les autres et qu'il donne des arguments renouvelés à la lutte entre les hommes. Mais il a l'avantage de promettre le ciel sur terre. Il suffit de s'enrichir, d'avoir et de prendre toujours plus, à quoi s'ajoute une jouissance : celle d'être au détriment de l'être d'autrui. On aura ainsi légalisé le mal comme acte d'être au monde. Là où la conception de l'être s'est montrée défaillante, on recolle les morceaux pour faire être une modalité de l'être sans équivalent dans aucune autre espèce. Au pluriel, – malice des mots – voilà les *espèces* qui nous sauvent : on paye en « espèces ». Ce que l'on appelle l'argent devient le sang circulant de l'homme et entre les hommes. C'est la nouvelle raison d'être. Sans doute, on ira encore dans les lieux de culte, on invoquera le nom du Seigneur – il faut bien se protéger de ce côté-là, on ne sait jamais ! Mais cette fois, pratiquement, mondialement, la réalité de l'être a changé, elle est monétaire et c'est l'essence de l'être à portée de main.

En somme, on s'était trompé d'être, mais l'erreur aurait été rectifiée. Partiellement du moins, car on manquera toujours de cet être d'appoint, on n'en aura jamais assez. La quantité monétaire ne donne pas la qualité de l'être. Mais il n'empêche que nous sommes plus tranquilles avec notre être ; il a été mis sur les rails de son devenir et on se croit sauvé par ce train de vie. Telles sont en tout cas les apparences dans lesquelles l'homme s'est réfugié et selon lesquelles il s'investit. La question est de savoir jusqu'où peut aller cette mise en scène d'un être qui n'est pas son être ?

Chapitre 4

La tromperie de l'être

QU'EST-CE QUE L'ÊTRE ? L'être qualifie l'existence, mais il veut dire aussi le fait d'exister. Ceci est valable pour tout existant en particulier, comme pour l'existence dans son ensemble. L'être est en ce sens le terme le plus général qui soit ; c'est un monarque. Il règne de façon absolue et il ne rend de compte qu'à la logique qu'il sait retourner à son profit. Ainsi l'être dit que le néant n'existe pas, lui donnant du même coup une existence conceptuelle. Inversement, il néglige ce qui existe mais dont on ne peut faire la preuve.

Il en va ainsi de l'être de l'homme qui ne peut différer de la définition générale de l'être. Cet *être humain* est écarté bien qu'on l'éprouve comme réel. Mais sa nature est ailleurs que dans la hiérarchie de l'être. Si nous sommes, en tant qu'être, une réalité, celle-ci n'est pas incluse dans le sens commun de l'être et elle est donc déniée, quoi qu'elle puisse être. Pourtant, nous serions cette réalité, mais sans pouvoir en rien dire. Nous la vivons en aveugles ou en espérance. Nous sommes en attente de notre être et nous avons l'impression qu'il nous échappe. En fait, bien que l'être soit le concept de l'existence dont les innombrables applications paraissent suffire à faire un monde, nous ne sommes pas du même monde. D'où la question : est-ce que l'être est trompeur ou est-ce nous qui nous trompons à son sujet ?

FONCTIONS DE L'ÊTRE

Pour se faire une opinion, on examinera certaines fonctions majeures de l'être. Une des plus importantes est le fait qu'il sert d'organisateur à l'énoncé des modalités d'existence : « Cette fleur est rouge. » On peut omettre le mot être en tant que verbe, mais il reste sous-entendu. Demander une « fleur rouge » s'applique à une fleur qui *est* de cette couleur. De plus, le verbe être se délègue à tous les verbes, lesquels se tiennent en quelque sorte sous sa généralité : « la pluie tombe » signifie qu'elle *est* en train de tomber. Ainsi, le verbe être règle l'emploi de tous les autres verbes et, comme outil de syntaxe, il est la clé fonctionnelle du langage. Même un enfant qui ne sait pas encore parler peut pointer du doigt un objet, ce qui démontre qu'il en reconnaît l'être et pratique déjà sa fonction d'articulation. Pareillement, les langues qui ne disposent pas du mot être l'agissent par le seul rapprochement des signes ou des pictogrammes qu'elles utilisent[1].

Par ailleurs l'être est en lien avec le temps ; même s'il dénote une existence actuelle, il s'étend aussi en amont et en aval. Il inclut ce qui a été et ce qui sera, il englobe le temps. Il y a une dimension temporelle de l'être où tout se trouve immergé. Ainsi, l'être nous donne un monde qu'il conjugue et construit selon les rapports d'existence réciproque. Mais l'être va plus loin que le

1. « Le mot "être", avec ses fonctions multiples, n'apparaît sous une telle constellation que dans certaines langues, comme le grec, l'allemand, le français et, plus généralement, le groupe des langues dites indo-européennes. Il est absent, en particulier, des langues sémitiques et des langues extrême-orientales » (Pierre Aubenque, « Les dérives et la garde de l'être », in dir. J.-F. Mattéi, *Heidegger. L'énigme de l'être*, Paris, PUF, 2004).

temps : il est à chaque fois un acte de la totalité, soit qu'il l'applique dans la considération d'un objet partiel, soit qu'il vise toutes les parties qu'il adjoint ou ajuste entre elles. Quel que soit ce dont il parle, l'être est toujours au travail de la *totalité*, lequel va de pair avec la *vérité* qu'il décrète. Privilège du monarque, l'être est son sceptre et l'insigne de sa puissance. Il règne ainsi en absolu et dans l'absolu. Aucune existence ne lui échappe.

Si donc l'être est le fait de l'existence, tel qu'il a été posé au départ de cet examen, il prend une signification qui s'étend au-delà de la somme des existences. Il y a là l'*émergence* d'un concept qui rassemble et unifie dans un système généralisé : l'être y est une fonction d'articulation qui produit la totalité d'un monde où l'on peut croire trouver le lieu et la matière de l'existence. Mais ceci n'est vrai que pour un seul type d'existence qui exclut tout autre éventualité et notamment un fondement appliqué à l'homme. Même si on a dit que l'homme est dans « l'oubli de l'être », c'est le contraire qui se produit car la notion d'être, appliquée à l'homme, est réfractaire à tout langage. Ni sa fonction syntaxique, ni ses références temporelles et pas plus son travail conceptuel ne suffisent à rendre compte de notre existence. C'est donc l'être qui serait un concept trompeur.

Les limites de la notion d'être

Le point critique est que l'être signifie une existence singularisée en tant que telle mais sans être en mesure d'en préciser la nature. L'être n'est qu'un indicateur d'existence, il ne qualifie pas l'existence dont il est question ou alors il lui faudrait composer avec des prédicats ou des attributs. En fait, *l'être signifie l'existence de l'existence*, il extrait celle-là de celle-ci et il la pose en la systématisant sous le nom d'être.

L'existence ne peut pas se rapporter à elle-même sans ce concept qui est précisément ce rapport. C'est pour cela que l'être est un concept en soi inexplicable[1] et l'on s'épuiserait en vain à vouloir le remplacer par une autre idée, une autre appellation[2]. Sauf à lui supposer un Être supérieur, antérieur et créateur, il n'y a rien derrière ou au-delà de l'être. De plus, il n'y a même pas de définition possible de l'être : il montre sans dire. L'être par lui-même ne signifie rien d'autre que l'existence qu'il constate. Il lui confère un poids et un sens qui la rapporte non pas à quelque chose que l'on connaîtrait mais à son seul fait. L'être sert à nommer l'existence ; en tout cas à la supposer.

On touche là aux limites du sens de l'être. Car, s'il dit l'existence, il faut s'entendre sur ce que cela exprime sans tomber dans une confusion implicite. On croit que le fait d'avoir indiqué une existence signifierait en même temps qu'on l'explique. Ce qui est faux. On voit en quoi la notion d'être est trompeuse car on croit y trouver plus qu'elle ne peut dire ; on imagine que le mot être est susceptible de rendre compte d'une nature d'existence et non seulement du fait qu'elle existe. Ce qui présente pour nous une difficulté : même si nous faisons bien l'expérience de notre existence, aucun sens de l'être ne peut en rendre compte. Elle se trouve implicitement rangée dans le cadre commun à toutes les existences. La notion d'être dit l'être de l'homme comme il en va pour les autres existences et on se laisse berner par cette assimilation. À l'entendre, il n'y a pas d'existence qui soit propre à l'homme. Il serait une sorte de chose, ou plutôt un vivant parmi d'autres. On pourrait répliquer que l'homme parle et qu'il paraît doué de raison, mais cela ne suffit pas à déterminer le fond de notre existence. Tout au plus allègue-t-on des aptitudes qui nous distinguent et nous permettent de penser, c'est-à-dire d'exercer une capacité qui nous est propre, celle de manipuler l'existence, d'intervenir

1. Jean Grondin note, à propos du § 1 de *Être et Temps*, que « si l'être fait l'objet d'une compréhension vague et immédiate, on n'en possède encore aucun concept clair », in *Heidegger. L'énigme de l'être, op. cit.*

2. Ce que, pourtant, E. Levinas a tenté de faire, notamment dans un livre au titre explicite à ce sujet : *Autrement qu'être ou au-delà de l'essence*, Martinus Nijhoff, La Haye, 1974.

sur elle et de la redisposer à notre guise. Mais cela, qui nous caractérise, ne dit pas ce que nous sommes.

Le risque, si ce n'est le danger de ce point de vue, c'est de faire de l'existence une *matière d'être*. Le fait d'y intervenir, de fabriquer et de produire, donne à l'individu l'illusion d'être son être. S'ouvre alors l'immense horizon de le concevoir en fonction des actes et des possibilités ainsi déterminées et non selon ce que serait l'être *humain* lui-même. Ainsi encerclé par ce qu'il n'est pas, l'homme ne peut que se tromper sur son être jusqu'à le méconnaître.

Car l'être humain est-il du même genre d'être que les autres êtres et de la fonctionnalité introduite ? Reste à expliquer pourquoi il a inventé l'être. On peut simplifier les choses et répondre qu'il a des capacités de raison qui s'accordent à la nature de l'être systématisé et démultiplient ses puissances. La tradition nous a habitués à comprendre la situation de cette manière et l'on voudrait ne pas avoir à en démordre, même si l'argument invoqué n'est pas aussi assuré qu'il le semble. On peut aussi imaginer l'inverse.

Un être sans existence

On envisagerait alors une faille dans l'être humain qui suspendrait le rapport naturel à l'existence, laquelle viendrait à manquer, à devenir impossible ou douloureuse eu égard à sa nature même. L'homme se définirait alors non pas comme une existence de l'existence mais plutôt comme un *être sans existence* – c'est-à-dire sans existence spécifiquement appropriée à son être.

Si tel est le cas, l'homme aurait besoin d'un subterfuge et il se trouverait poussé et quasiment contraint de se déporter vers les existences combinées rendues possibles par le système de l'être. Avec cela l'homme pallie l'être qu'il ne se sent pas être. L'homme apparaîtrait dès lors comme l'être auquel il manque cette permanence et cette constitution qu'il a attribuées de manière générale à l'être des étants, ceux qui existent d'exister et avec quoi il compenserait et comblerait l'existence qui ne lui serait pas suffisante en soi. L'homme aurait donc besoin de recourir à l'être au sens commun du terme. Mais *il ne serait pas lui-même selon ce type d'être.*

Il en résulte un divorce, une dissension entre l'être de soi et l'être fonctionnel. Cette faille interne est implacable et ne supporte pas le moindre manquement à la nécessité d'adhérer de tout soi-même au système de l'être. Sinon on s'effondre. Ainsi se situerait d'une part l'ensemble des êtres que l'on peut distinguer à partir de leur existence ; d'autre part, il y aurait une autre modalité de l'être qui se fait pressentir par le sentiment d'une déficience affectant son existence. C'est ce à quoi l'on veut échapper en s'intégrant dans le système général de l'être.

En même temps, on a pu croire que l'être était trompeur parce qu'il ne s'ajustait pas directement à notre désir. Mais l'être n'a pas d'intentions propres ; c'est nous qui lui en prêtons et c'est nous qui nous trompons sur l'être car, percevant ou utilisant l'existence qu'il désigne, nous voudrions bien en avoir quelques retombées pour nous-mêmes. Du coup, nous attendons beaucoup de l'être et nous avons fait de ce type de réalité l'image de notre vie. Mais la vérité est tout autre. *Ce que nous appelons l'être ne concerne pas notre être.* Ce qui nous concerne c'est le sentiment de notre être éprouvé face à ce qui n'est pas conceptualisé et dont la perception simple interpelle directement l'être que nous sommes.

L'AUTRE GENRE DE L'ÊTRE

Nous étions dans la tromperie de l'être, laquelle ne vient donc pas de l'être lui-même mais de notre impuissance à caractériser notre existence selon les modalités habituelles de la perception du monde. Il faut donc arrêter de nous tromper sur l'être et, en même temps, de nous étonner de ne pas trouver notre être dans la hiérarchie habituelle de l'être. À côté de celle-ci, il y a le fait absolu de notre être que nous portons comme un enfant perdu. Mais c'est parce qu'il n'est pas de ce monde. Il y a donc confusion des genres de l'être, ce qui ne facilite pas la compréhension de l'être *humain* d'autant que tout repose sur un même terme : l'être. La conception et les approches de l'être sont donc brouillées par avance et elles ne permettent pas de concevoir qu'il faut entendre l'être de deux manières. À cet égard, le travail du concept s'égare lui-même dans un discours philosophique piégé dès le départ et pris dans l'enchevêtrement des modalités du concept d'être. Quelle que soit la théorie élaborée à partir de là, elle ne peut que déboucher sur un idéalisme apparent ou latent, c'est-à-dire une position métaphysique qui a fini par ruiner l'espoir de déterminer et même de reconnaître la spécificité de l'être humain que l'on finit par indexer sur la matérialité de l'être des étants. L'homme devient l'être qui vit dans l'ignorance de son être et il subit l'existence d'un type d'être qu'il ne sent pas être le sien.

C'est un équilibre instable et toujours précaire. Il ronge la conscience, laquelle n'est pas génétiquement une capacité humaine mais le résultat d'une fracture qui provient de la partition de soi entre l'être qu'il y a à être et celui que l'on n'est pas. On engage alors cette conscience désorientée et malheureuse au service de soi et l'homme ne peut plus renoncer au travail du concept. Il mise son être sur les effets qu'il attend de ce travail. L'homme *travaille* à être. Il essaie par tous les moyens de résoudre la Différence subie, ce qui ne fait que la compliquer au point de ne plus pouvoir s'y reconnaître et, finalement, de s'évader dans la transcendance et de se replier sur la généralisation logique de l'être. Ce report, qui explique la tromperie ontologique, donne au moins les possibilités d'utiliser l'être du monde et de se procurer les formes et la matière d'une existence qui manquait.

On y a gagné une existence pratique mais incapable de saturer notre besoin d'être, sauf en l'anesthésiant par l'enchaînement des tâches et la nécessité que le vide n'apparaisse pas dans leur intervalle. L'homme n'a pas de relâche et le repos qu'il conçoit, qu'il envie, il en attribue le besoin à la fatigue du corps au lieu de le rattacher à l'épuisement d'être l'être qu'il n'est pas. Mais cela ne doit pas se dire : ce serait poser la question de *l'être humain*, ce qui revient à troquer la fatigue pour l'angoisse, c'est-à-dire à ne pas pouvoir concevoir ce qui lui arrive et à se trouver égaré dans l'être qu'il n'est pas.

Faut-il en conclure que notre être est inconnaissable ou inaccessible à toute approche ? Il convient plutôt de se situer dans l'optique adéquate. Pour accéder à l'existence spécifique de l'être humain et s'en convaincre, on commencera par le sortir du concept et de ses implications dans la systématique de l'être. Il ne s'agit plus de l'appréhender selon l'ordre logique mais d'en faire l'expérience en se référant à des types de vécus significatifs. Alors le dévoilement de l'être a pour effet de nous rétablir dans l'être de soi et l'intuition de son évidence.

Cessons de nous torturer. La question de la tromperie de l'être provient du fait qu'il y a deux genres de l'être : l'un constate l'existence *prérogative* – matérielle, logique ou transcendantale –, mais se limite à cela ; l'autre nous ramène par contre au vécu de notre existence *plénière*. C'est l'homme comme être *humain* qui introduit cet autre genre de l'être, notamment confirmé par l'expérience du *rien* et celle de l'*apparaître* de l'être.

Chapitre 5

La question du rien

ENFERMÉS dans un système factuel, nous sommes limités à un genre de l'être exclusif. Selon cette optique, il semble n'y avoir aucun accès à la question même du sens de l'existence humaine dont l'être n'est pas concevable en termes qui correspondraient à sa réalité. C'est bien d'un « être manquant » qu'il s'agit.

Faut-il tourner la page et considérer que le débat qui aurait dû être de nature anthropologique se résume et se résout dans des considérations logiques et techniques ? En tout cas, l'homme, être de raison, aurait eu raison de son être lui-même et de sa question. Cet être n'est plus qu'un étant parmi d'autres. Cependant, on peut envisager une face de l'être qui n'est pas prise en compte : une face cachée mais réelle qui se révélerait d'abord paradoxalement dans l'expérience du *rien*, que ce soit au niveau du monde ou de soi-même.

À cet égard, on peut rappeler la phrase célèbre de Leibniz : « Pourquoi y a-t-il quelque chose plutôt que rien[1] ? » On trouve ici le mot « quelque chose » dont le philosophe dit que ça *est*. Il ne nomme pas « l'être », mais il évoque la généralité de qui est et dont il veut savoir pourquoi cela est plutôt que *rien*. Il ne s'agit pas nommément de l'homme, mais de tout *quelque chose* qui existe. Leibniz ajuste son propos en notant que « le rien est plus simple et plus facile que quelque chose ». Ce qui ne l'empêche pas, comme nous l'avons vu précédemment, de remonter la chaîne des « raisons suffisantes » pour en arriver à énoncer que la dernière raison des choses est appelée Dieu.

Mais il y a là un aveu aussi bien qu'une manœuvre philosophique. Un aveu, parce que Leibniz fait entendre qu'au niveau de l'être de l'homme surgit la question opposée qui est celle du *rien* ; une manœuvre, dans la mesure où le « quelque chose » doit se situer par rapport au rien. En tout cas, on peut appliquer à l'être de l'homme la question qui se pose à propos du rien, de ce qui n'est aucun être. D'où l'homme tiendrait-il cette idée ?

Ce qui conduit à se demander pourquoi un être – qui est – peut sentir le rien, voire n'être rien ? C'est là un drôle d'être ! Il reconnaît subrepticement que son être est travaillé par le rien. Ce n'est le cas d'aucun autre être qui, certes, peut s'amenuiser jusqu'à n'être plus rien, mais avant d'en arriver là, il est encore « quelque chose ». Pour l'homme, le rien lui apparaît alors qu'il est toujours quelque chose ; ce qui semble vouloir dire que c'est en étant un être qu'il est aussi conscience du rien. Il est foré, perforé par le rien tout en étant son être. Nous avons donc une précieuse indication qui contredit le fait que l'homme peut être considéré de la

---

1. Leibniz G. W., *Principes de la nature et de la grâce fondés en raison* (1711-1714), tr. fr. A. Robinet, Paris, PUF, 1954, p. 45.

même manière que les autres choses, que les autres êtres. *L'homme serait un être particulier, sujet au sentiment du rien.*

LE RIEN, RÉVÉLATEUR DE L'ÊTRE HUMAIN

Prenons la mesure du paradoxe car il est révélateur. Il donne à penser que l'homme n'est pas tout son être ; que plus exactement il serait en difficulté d'être son être car le *rien* s'y est introduit. Chose mystérieuse, mais qui semble indiquer une inadéquation de l'existence humaine par rapport à la réalité de l'être que nous serions. De là, germe une idée. Si cet être humain est ainsi, il sera amené à concevoir la notion générale de l'être comme étant ce que *lui* n'est pas et, à cela, il donne le nom d'être. Conséquence : ce ne seraient pas tant les facultés rationnelles qui posent l'être que plutôt l'insuffisance d'existence humaine qui ouvre les yeux sur ce que l'homme ressent, par rapport à lui, comme être. On pourrait donc imaginer que l'homme invente l'être comme la contrepartie de ce qu'il n'est pas, mais dont il lui semble constater l'existence tout autour de lui.

Ce n'est pas alors la raison qui pose l'être, mais une *protestation*, une volonté d'avoir raison et de pouvoir affirmer son être. L'être humain, qui n'est pas tout son être, s'insurgerait jusqu'à concevoir l'être qui lui manque et qu'il attribue comme jalousement à tout ce qui tombe sous sa main ou son regard. On peut donc envisager comment se formerait l'idée d'être, ce qui, en même temps, nous éclairerait sur la nature de notre être : étant l'être que nous sommes, mais n'arrivant pas à l'être, nous le projetons partout et nous considérons l'être au sens prérogatif comme genre suprême de tous les étants. Cet être et son idée sont des productions de l'homme.

Mais, si l'homme projette ailleurs un être qu'il n'est pas et dont il conçoit l'existence généralisée, comment peut-il trouver en lui les moyens d'en avoir l'idée ? Il faudrait qu'il soit selon une *structure* d'être qui, tout en n'étant pas actualisée, le pousserait à la réaliser. L'*être humain* (et non pas un autre) penserait alors l'être en raison de son manque à être dont il se détourne en s'insérant dans le système de l'être qu'il a nécessairement conçu pour pallier sa propre déficience. Il faut donc partir, non de l'idée première de l'être, mais du fait que l'homme en a l'idée.

L'ÊTRE HUMAIN COMME SENSATION DU RIEN

L'homme voit l'être partout. Non pas « de l'être » ni « l'être de », mais ce qu'il appelle à partir de là « l'être » : ce qui change tout. L'homme a posé l'existence d'un être général et qui est, alors, précisément, « l'être ». Mais Leibniz a ajouté : « plutôt que rien ». Que vient faire ce « rien » qui serait le contraire de l'être et qui est ici mis en balance avec lui ? « Pourquoi ? », dit Leibniz. Il faut donner toute son importance à cette alternative et au mot « pourquoi » qui l'introduit.

Cela signifie d'abord que l'on a l'idée de « rien », plus exactement *du* « rien ». Il pourrait ne rien y avoir, alors qu'il y a « l'être » ! Du moins celui que nous posons comme tel et qui en fait n'est rien puisqu'il n'existe pas autrement qu'en tant que nous le faisons idéalement exister. *Nous avons donc l'idée « de l'être » et, en même temps, le sens du « rien »*. Car le « rien » n'est pas une idée, c'est une sensation. Tout se passe comme si l'homme s'éprouvait jusqu'à avoir cette pensée : « Et dire que je pourrais n'être rien ! ». Le « quelque chose » de l'être le dérange et il lui oppose le contraire, c'est-à-dire du « rien ». Le rien n'est pas ici une vue de l'esprit qui, au-delà de l'immensité de l'être, imaginerait qu'il n'y aurait rien : ce serait alors une nébuleuse d'être que l'on entoure de rien. Mais ce n'est pas de cela qu'il s'agit, comme si on considérait l'univers plongé dans le vide. Au contraire, le rien vient d'une expérience de l'homme qui, à la fois, ne se sent rien, mais en même temps se trouve être par rapport à un être qu'il n'est pas tout, en même temps qu'il en projette la notion hors de lui. Infléchissons la phrase de Leibniz qui devient : « Pourquoi y a-t-il quelque chose *alors que je ne suis rien* ? » Dans ce cas, ce serait parce que l'homme s'éprouve comme rien qu'il s'étonne qu'il puisse y avoir « de l'être » auquel, en somme, il n'a pas droit. Leibniz nous parle d'un scandale : « Pourquoi pas moi alors que tout est l'être ? » La question devient celle de la participation de l'homme à l'être et se formule ainsi : « Comment faire pour être l'être alors que je ne suis rien ? » Ou encore : « Comment rejoindre l'être dont il me semble que je suis privé ? » Nous retrouvons là ce que Hegel énonçait comme la problématique de la « conscience malheureuse ».

L'ÊTRE HUMAIN PAR LA VOIE NÉGATIVE

Introduire le terme de conscience revient à prendre un risque, car la conscience n'est pas définie : on fait appel à un de ces vocables dont nous faisons grand usage sans exactement savoir ce qu'il veut dire. Il faudrait d'abord comprendre d'où vient la conscience. Mais ce qui précède nous ouvre une voie d'explication. Si un être qui est a le sentiment de ne pas être son être, alors il sent, c'est-à-dire qu'il prend conscience de sa bipartition. La conscience vient ici de toute expérience de scission interne. C'est entre les deux bords – formés par la distance entre le rien que l'on éprouve et le fait d'être celui qui l'éprouve – que se dessinent les contours d'un être humain sous-jacent, invisible mais réel. Sans doute, il n'a conscience de son être propre que par la négativité. Mais, pour cette raison, il se conçoit comme un être à part, qui ne fait pas partie de la hiérarchie des êtres. De lui-même, il ne peut s'attribuer l'être mais seulement d'être *l'être de la conscience du rien*. Nous sommes loin de l'être plénier de soi dont néanmoins il est indirectement question, car il se manifeste comme manque de soi. Ainsi l'être humain apparaît de manière paradoxale mais justifiée : c'est l'être sans existence qui pose la question de son être.

En d'autres termes, l'homme risque son être à concevoir qu'il n'est pas ce qu'il sent qu'il devrait être. Il en résulte un phénomène de conscience auquel nous nous raccrochons et lui demandons d'œuvrer au retour d'un état de l'être qui n'aurait pas à être cette conscience-là. Une des manières d'opérer pour cette conscience est de considérer « l'être » et de trouver les moyens de s'organiser selon lui en agençant le monde pour pouvoir participer à l'être que nous ne sommes pas mais auquel nous nous mettons à *croire*. Ainsi l'être ne se pense pas : *on croit à l'évidence de l'être*, mais en dehors de soi. La croyance est la forme extrême de la pensée au bord du désespoir.

Dans ce premier état des choses où l'homme prend conscience de soi, c'est en raison d'un être qu'il ne peut pas s'appliquer à lui-même de telle sorte qu'il ne saurait se concevoir un être sans se déporter ailleurs qu'en soi. Mais, par l'expérience négative de son être, l'homme établit en même temps une alternative à l'être intégré en système. Néanmoins, il faut échapper au rien, à la nuit obscure. Cela n'est négatif qu'en apparence ; en réalité c'est une porte ouverte à une autre conception de l'être. Encore faut-il qu'elle se justifie et s'impose d'évidence. Alors, on échappe au désarroi par l'effet d'une sorte d'appel d'être d'une autre nature que l'être ambiant auquel la question du rien avait conduit à nous assimiler. Nous entrons dans le sillage d'un type d'être radicalement différent de l'être commun et abordons la dimension plénière attribuable à soi, reconnue comme la vérité de l'être nécessaire de soi et devenue l'intuition de l'être *humain*. Elle prédispose à une autre expérience, positive cette fois, qui se soutient de *l'apparaître de l'être*.

Chapitre 6

L'apparaître de l'être

*A*L'EXTRÊME LIMITE du rien, quand plus rien n'est aucune chose, peut avoir lieu un apparaître de l'être. Imprévisible et instantané, fulgurant mais fugace, hors de toute durée mais persistant par son effet d'intensité et la trace forte que laissent son évidence absolue et l'adhésion immédiate qu'elle a entraînée. Cet être n'est pas exprimable, il ne peut avoir aucun nom et il échappe dès qu'on veut le saisir par le concept ; il est son pur apparaître directement perçu, à l'écart de tout savoir.

C'est lui, alors, qui abonde le savoir. Du même coup, il fait être en plénitude celui qui le perçoit. Je me sens être de me trouver dans l'ouverture qu'il ménage, et lui et moi ne faisons qu'un. J'accède à l'être qui n'est plus rien de ce qui a été dit jusqu'ici, qui n'est plus l'être de l'existence mais l'existence faite être. J'accède à ce qui, depuis toujours, a été appelé l'âme mais dont le sens réel ne pouvait se manifester tant qu'il était intégré aux transcendances imaginaires.

C'est la preuve, cette fois de manière positive, qu'il y a un être de type humain dont il faudra trouver la méthode d'analyse.

Expériences décisives

Quand l'homme a inventé l'être, il a commencé par nommer ainsi l'existence de l'étant. Peu à peu il a extrapolé cet être dans un être de la nature jusqu'à le parfaire en un dieu créateur. Tout est être et nous sommes au cœur de cette existence de l'être. Voilà la croyance que l'on s'en est faite.

À l'opposé, il est des intervalles où les formes de notre quotidien s'effacent et donnent lieu à ce que Bergson appellera la *perception pure*[1]. C'est alors que l'on voit, que l'on entend et que l'on sent. Percevoir ainsi, c'est s'ouvrir au fond de soi qui passe à l'avant de soi et s'allie au regard tourné vers le monde. C'est un accord parfait et les deux versants ne font plus qu'un dans cette réalité de l'être. Rien du monde n'a disparu, on le retrouvera aussitôt après, mais on aura existé d'un coup et totalement. Cela ne s'oublie pas, la trace de la comète s'inscrit sur fond de ciel durable. On a découvert que l'être communément investi n'est pas le réel de l'être, mais le résultat de la construction que nous en avons réalisée et à laquelle nous sommes toujours à l'œuvre. Nous nous étions trompés sur la nature de l'être et une langue nouvelle nous est donnée. Nous avons affaire à la possibilité d'une parole jaillissante que certains s'efforceront de garder en la traduisant dans telle forme de ce que l'on appelle l'art, lequel est l'art de rendre compte d'une vision exaltée par le réel auquel il nous a été donné d'avoir accès.

L'être, d'un coup d'éventail de son apparaître, a chassé le rien, nous a tiré du néant. C'est l'acte vrai de naissance de l'être humain et c'est, sans qu'on le sache, l'actualité fréquente de l'enfant : celui

1. Voir plus loin, chapitre 21, p. 218-219.

qui, presque d'emblée, sait tout. Plus tard, ayant avancé dans la vie, on retrouvera de tels instants qui sont les manifestations de la vie originaire. Pour beaucoup, ce ne sont que des impressions qui affleurent et auxquelles on ne fait pas attention, restant aux champs de la vie quotidienne. Pour certains, plus attentifs, plus en attente, c'est l'axe de la vie retrouvée, le repère fondateur d'une réelle existence. Il y a ainsi des récits ou transcriptions de ces expériences décisives :

> « C'est quelque chose qui ne possède aucun nom et d'ailleurs ne peut guère en recevoir, cela qui s'annonce à moi dans ces instants, emplissant comme un vase n'importe quelle apparence de mon entourage quotidien d'un flot débordant de vie exaltée… Un arrosoir, une herse à l'abandon dans un champ, un chien au soleil, un cimetière misérable, un infirme, une petite maison de paysans, tout cela peut devenir le réceptacle de mes révélations. Chacun de ces objets, et mille autres semblables dont un œil ordinaire se détourne avec une indifférence évidente, peut prendre pour moi soudain, en un moment qu'il n'est nullement en mon pouvoir de provoquer, un caractère sublime et si émouvant, que tous les mots, pour le traduire, me paraissent trop pauvres…
> Un noyer… un arrosoir… un scarabée… cette conjoncture de données futiles m'expose à une telle présence d'infini…
> J'ai alors l'impression que mon corps est constitué uniquement de caractères chiffrés avec quoi je peux tout ouvrir. Ou encore que nous pourrions entrer dans un rapport mystérieux avec l'existence, si nous nous mettions à penser avec le cœur[1]. »

Julien Green rapporte une expérience analogue qu'il fit à l'âge de huit ans et qui devait le marquer toute sa vie durant :

> « Par un après-midi de juin, il se passa en moi quelque chose qui demeure dans ma mémoire comme un des moments les plus singuliers de ma vie entière. J'étais assis en classe près d'une fenêtre ouverte d'où je pouvais voir un petit toit de tôle recouvrant une galerie à colonnettes de fer… Je me souviens plus particulièrement du toit de

1. H. von Hofmannsthal, *Lettre de Lord Chandos et autres essais* (1901-1902), tr. fr., Paris, Gallimard, 1980, p. 81-84.

métal, parce que c'est en le regardant que je fus tout à coup arraché à moi-même. Pendant plusieurs minutes, j'eus la certitude qu'il existait un autre monde que celui que je voyais autour de moi, et que cet autre monde était le vrai. J'en éprouvai un bonheur que je renonce à décrire, car je le crois au-delà des ressources du langage humain. Tout ce que j'avais connu jusqu'alors d'agréable n'était rien en comparaison. Ce n'était pas la même chose, ce n'était pas du même ordre, ce n'était pas dans le même pays…

Bien des fois, j'ai réfléchi à cette minute extraordinaire pendant laquelle il me sembla que tout devenait immobile comme si le temps eût cessé d'exister, et je ne pensais à rien, ni à moi, ni à personne, ni à Dieu. Simplement, j'étais, encore le je est-il de trop dans cette histoire, mais plus j'en parle, moins tout cela est exprimable. Quand je compris que c'était fini, j'eus envie de pleurer. Sombres étaient la classe, les murs, les têtes des garçons, la lumière elle-même, et j'eus l'impression que nous étions tous à l'étroit comme dans une prison[1]. »

On pourrait rajouter nombre de citations allant dans le même sens et relatant ce type d'expériences[2]. À cet égard, le témoignage de Gustave Roud est particulièrement explicite :

« Au centre de ma vie, il y a cette faille, cette transparence, ce suspens indicible sur quoi se fixent, fascinés, mon regard et ma pensée. Un jour je fus admis vivant à l'éternel.

Ici même, dans cet espace innocent d'eaux vives, de feuillages et d'oiseaux si vite rassurés. L'éternel n'est pas une Terre promise à la pointe d'un chemin de sueurs et de larmes, et nul n'en pourrait forcer l'accès par quelque intrusion frauduleuse, puisque nous sommes en lui. La connaissance qu'une grâce nous en accorde est brutale comme un rapt. C'est lui qui entre en nous dans un tremblement foncier,

1. J. Green, *Autobiographie, Partir avant le jour* (1963), dans *Œuvres*, Bibliothèque de La Pléiade, tome V, Paris, Gallimard, 1977, p. 697-698.
2. Rappelons quelques ouvrages remarquables : Philippe Jaccottet, *La Promenade sous les arbres*, Lausanne, Mermod, 1957 ; Jacques Masui, *Cheminements*, Paris, Fayard, 1978 ; Jean Paulhan, *Le Clair et l'obscur*, 1967, rééd., Paris, Le temps qu'il fait, 1983 ; Roger Munier, *Le Seul*, Paris, Tchou, 1970 (rééd. Deyrolle, 1993) et *Le Parcours oblique*, Paris, Éd. de la différence, 1979. Voir aussi le livre d'analyse richement documenté de Michel Hulin : *La Mystique sauvage*, Paris, PUF, 1993 et l'ouvrage de Roucaya Mall : *Anthologie des extases* (à paraître, 2012).

irrépressible de tout l'être ; notre cécité nous est arrachée d'un coup, comme la taie d'un œil tari…

Oui, j'ai été cet homme traversé. Les doigts noués au mince tronc d'un frêne adolescent (j'en sens encore la lisse fraîcheur à mes paumes) j'ai soutenu l'irruption de l'éternel, j'ai subi l'assaut de l'ineffable, j'ai vu la vraie lumière[1]. »

À quoi, résumant plus tard tout le sens de cette expérience de l'être qui ne cessera de le hanter, G. Roud conclut :

« On peut fort bien être sauvé par la découverte d'un point de vue nouveau d'où l'univers se situe enfin et cesse de vous refuser un gîte[2]. »

D'où une réorientation possible de l'existence, particulièrement nette à partir de cet épisode de l'enfance de Rama Krishna, telle que le rapporte Hofmannsthal :

« Il allait par la campagne, au milieu des champs, jeune garçon de seize ans, quand il leva son regard vers le ciel et vit un cortège de hérons blancs traverser le ciel à une grande altitude : et rien d'autre, rien que la blancheur des créatures vivantes ramant sur le ciel bleu, rien que ces deux couleurs l'une contre l'autre, cet ineffable sentiment de l'éternité, pénétra à l'instant dans son âme et détacha ce qui était lié, lia ce qui était détaché, au point qu'il tomba comme mort ; et lorsqu'il se releva, ce n'était plus le même qui s'était effondré[3]. »

AU RISQUE DE L'ÊTRE

L'expérience de l'être est sans doute beaucoup plus fréquente qu'on ne le pense. La plupart du temps on la néglige en la faisant rentrer dans le cadre de l'être connu et ce n'est tout au plus qu'une émotion passagère vite ravalée au niveau du sens commun. Rares sont ceux qui en prennent conscience au point d'être modifiés par elle. Décidément, l'être ne nous rend pas de bons services. L'ontologie idéaliste nous projette dans l'irréel où nous avons tout

1. G. Roud, *Requiem*, Lausanne, Payot, 1967, p. 28-29.
2. G. Roud, *Journal*, Lausanne, Bertil-Galland, 1982, p. 25-26.
3. H. von Hofmannsthal, *Lettre de Lord Chandos et autres essais*, 1907, *op. cit.*, p. 200.

le loisir de rêver l'être, de le parer de toutes les couleurs et de toutes les certitudes : c'est alors un objet de croyance. L'ontologie matérialiste nous donne l'être avec les certitudes nécessaires pour le façonner selon les circonstances. Dans les deux cas, c'est le moi qui fait l'être et se voue à ce qu'il en a imaginé. Ainsi établi, l'être est seulement nommé et désigné, il oriente le travail de l'homme et il résulte de sa *fabrication*. Sous ces conditions, il n'est jamais réellement trouvé, on se fie aux apparences sans accéder à son apparaître.

Il faudrait pour cela que l'homme soit intérieurement disponible. C'est-à-dire qu'il ne soit plus sous l'emprise du concept et de ses modalités. Cette superstructure est une supercherie qui aveugle. Mais que l'on soit détaché, libre et sans volonté prescriptive de l'être systématique, alors le regard est accès à l'être réel. L'homme n'a aucune part dans la création de l'être, si ce n'est toute la part, quand il est délivré de l'illusion obsédante de le trouver et que celui-ci est lui-même son pur apparaître.

C'est le plus rare, le plus impensable, le plus inopiné, qui compte vraiment : celui qui émane de nous en ne sachant plus rien, en étant nous-mêmes ouverts. L'être réel est la part de nous enfouie qui n'attend que sa manifestation la plus humble, car c'est dans le rien qu'il apparaît, c'est dans le fait qu'il est imprévisible qu'il devient présent. La phrase de Leibniz est trompeuse : il ne faut pas demander pourquoi il y a « quelque chose plutôt que rien », mais pourquoi il y a toujours quelque chose qui n'est en fait rien car il empêche, par son apparence matérielle ou idéelle, la réalité de l'apparaître de l'être. Hofmannsthal le précise dans un autre texte :

> « Chaque être ici – un être, chaque arbre, chaque bande de champ jaune, chaque clôture, chaque chemin creux taillé dans la rocaille, un être, le broc d'étain, le plat en terre, la table, le siège grossier – se détachait pour moi, comme régénéré, du chaos fécond de la non-vie, de l'abîme du non-être, si bien que je sentais, savais plutôt, que chacun de

ces objets, chacune de ces créatures, était né d'un terrible doute sur le monde et que son existence à présent masquait pour toujours un gouffre affreux, l'entrebâillement du néant. […] Et voici qu'une âme inconnue, une force inconcevable, m'offrait une réponse, un monde en guise de réponse ! J'étais pareil à celui qui, après un étourdissement illimité, sent la terre ferme sous ses pieds[1]… »

C'est un renversement total. Ce « néant » n'est pas ce qui diffère de l'être conceptuel ou idéel des choses, c'est cet état de choses qui est effectivement « la non-vie, le non-être » et que l'apparaître de l'être vient révéler comme « un gouffre affreux, l'entrebâillement du néant ».

LE « RÉTABLISSEMENT ONTOLOGIQUE »

L'homme s'abuse quand il considère l'être aux sens habituels du terme. Mais c'est parce qu'il ne dispose que du même terme : « être », pour dire les deux faces opposées entre lesquelles se déploie la question de son être.

Le broc d'étain, par exemple, est bien cet objet usuel qui contient l'eau ou le vin et on le connaît, on le reconnaît comme tel. Or, tout d'un coup, l'usage et le concept s'effacent ; on ne voit plus qu'une forme, une couleur et l'espace qui rayonne à partir de lui. Qui rayonne d'autant plus qu'un rayon de lumière peut s'y poser et le transfigurer, jusqu'à voir l'être même et non plus l'objet connu. Jacob Boehme fait cette expérience en 1600, c'est-à-dire il y a plus de quatre siècles. Étant cordonnier, se tenant dans son atelier, il voit soudain un rayon de soleil frappant le pot d'étain posé sur la table près de lui. Il *voit* alors comme être ce qui n'était qu'un ustensile. Il en est bouleversé, s'en va dans les champs puis rentre chez lui. Il ne dit rien à personne, mais sa perception est changée. Quelques années plus tard, il quittera son travail pour se consacrer à l'étude de ce monde qu'il vient de saisir dans son

---

1. H. von Hofmannsthal, *Lettre de Lord Chandos et autres essais, op. cit.*, p. 197.

essence indubitable[1]. Étant donné l'esprit religieux prédominant à l'époque, il ne peut que rattacher cette expérience à une manifestation divine. Il écrira dans ce sens et sera bien entendu considéré comme un mystique. C'est-à-dire que l'être, dont parleront Hofmannsthal et les auteurs plus récents déjà cités, était encore intégré à l'ontologie idéaliste. Aujourd'hui, totalement absorbé par la pratique matérialiste, il n'est plus que formel et logique ; si on en vient à l'évoquer dans un autre sens, il a alors un parfum d'encens qui le rend douteux.

Il n'empêche que ce qui compte est le fait de l'apparaître de l'être et de la leçon stricte qu'il faudrait en tirer. Elle est simple : *le revêtement qu'introduit le système de l'être peut craquer et, dans l'interstice qui se forme, surgit l'être même de notre être humain.* Ce qui est essentiel dans cette situation n'est pas ce qui apparaît mais l'ébranlement ressenti face à ce qui, sorti de son contexte d'objet, est immédiatement rapporté à une perception de soi ; elle aussi hors des mots et irréductible à leurs concepts. *La chose à l'état nu nous donne la perception interne de l'être de soi, elle nous ouvre à l'existence de notre être.* Il s'agit en somme d'un « *rétablissement ontologique* ».

LE MONDE DE NOTRE VIE

Il n'y a là nulle preuve qui puisse s'objectiver, c'est un événement intérieur surgissant malgré la clôture conceptuelle de l'être que l'homme a édifié comme univers du savoir à défaut de connaître la réalité de son être. Merleau-Ponty parle à cet égard de « perception courte » et il souligne que

> « cet univers ne peut rien nous dire (sinon indirectement, par ses lacunes et par les apories où il nous jette) de ce qui est vécu par nous […]. Et inversement, ce n'est pas parce que dans le monde "objectif"

1. J. Boehme, *Confessions*, tr. fr., Paris, Fayard, 1973. Voir l'appendice : « La vie de Jacob Boehme par Abraham von Frankenberg », p. 214-215.

tel ou tel phénomène est sans indice visible, que nous devrons renoncer à le faire figurer dans le monde vécu ».

Par conséquent, poursuit l'auteur,

> « tout ce que nous avancerons touchant le monde doit provenir, non pas du monde habituel [...], mais de ce monde présent qui veille aux portes de notre vie et où nous trouvons de quoi animer l'héritage et, s'il y a lieu, le reprendre à notre compte »[1].

L'expérience du rien nous l'avait annoncé, celle de l'apparaître de l'être la confirme : il y a comme « un monde présent qui veille aux portes de notre vie ». Mais quel est ce monde et où est-il ?

Nous avons tendance à le poser au-dehors de nous et, quoi qu'il en soit réellement, il faut ici rectifier une erreur. Pour qu'il y ait le rien, pour qu'il y ait l'apparaître de l'être, cela ne peut se passer qu'au niveau d'un être particulier à l'origine de ces expériences et concordant avec elles. Il échappe alors au décalque du monde construit, à ses significations supposées et superposées, et se trouve en résonance avec le fond de soi. Cela revient à mettre en évidence un être *humain*, seul être véritable et seul monde réel de notre vie. Comprise dans ce sens, on peut envisager l'existence de l'homme comme *celle de l'être qu'il est mais qui ne relève pas de l'être comme système*.

L'être humain n'est pourtant pas tombé du ciel et il faudra s'en expliquer. Il s'agit de comprendre son mode de formation, si ce n'est son point d'origine. Absent de toute nomenclature, nous apparaissant cependant dans certaines circonstances, il n'est pas pour cela intermittent. C'est l'être de notre existence et c'est en elle qu'il faut le chercher. Cette question a été remarquablement examinée par Sartre qui en est venu à mettre l'existence humaine avant même son essence. C'est-à-dire qu'en existant que nous fabriquerions notre

---

1. M. Merleau-Ponty, *Le Visible et l'Invisible*, Paris, Gallimard, 1964, p. 207-216. (Il s'agit là des dernières pages écrites par l'auteur qui, avant sa mort, travaillait à un ouvrage dont seule la première partie a été rédigée. Voir les indications de C. Lefort dans sa postface, p. 347.)

être. L'homme serait ainsi l'auteur de son être. On sait le succès remporté par cette théorie dite « existentialiste ». Mais il faut y aller voir de plus près, car il n'est pas sûr que l'être ainsi construit corresponde à notre être réel et fondamental.

Deuxième partie

L'être et le néant vécu

Chapitre 7

L'existence sans nature

NOUS OPÉRONS ICI un passage assez délicat. Car si l'être est le nom général donné à ce qui existe, nous venons de voir qu'il est aussi ce qui apparaît et amène avec lui, par lui, notre existence. Mais cet être, qui est réel et indubitable, se trouve en même temps rare et intermittent, alors que l'être de ce qui existe est stable parce qu'il tient sa réalité du concept. Le concept semble plus assuré que l'intuition, même si celle-ci est plus immédiatement évidente. Alors, et pour des raisons d'inconstance, on met l'être réel sous le boisseau et on aménage à sa place une existence de substitution. Pour cela, il faut lui trouver des caractères qui la spécifient comme existence. Il est facile d'établir une liste en tête de laquelle on placera habituellement la raison. Mais la raison n'est pas le critère d'existence spécifique de l'être *humain*. Par conséquent, soit l'existence de l'homme se qualifie de manière tautologique, soit on échappe à cette difficulté par un subterfuge, soit il n'y aurait pas de nature de l'homme, à moins que la question ne soit mal posée.

Il faut donc se résoudre à affronter d'abord une tautologie : l'existence est ce qui est effectivement. Nous voilà renvoyé à la question de l'être alors que nous cherchons à définir directement son existence. La philosophie ne nous a rien appris sur l'être réel de l'homme, lequel ne figure pas dans le système de l'être. Ainsi, cet être n'a pas de nom et ne peut tout au plus se trouver signifié que par l'adjonction du qualificatif « humain », ce qui, en l'état actuel de notre réflexion, n'est qu'une périphrase.

Pourtant l'homme existe, il faut donc le chercher du côté de son existence. Mais celle-ci, en tant qu'existence effective, ne peut être comprise sans s'appuyer sur un type d'être. Or, nous ne l'avons pas trouvé, sauf par intuition occasionnelle. Nous avons eu le sentiment que dans ces conditions (expérience du rien ou apparaître de l'être) on accédait à une forme d'être à laquelle nous adhérons, où nous nous reconnaissons pleinement. Et cet être nous appartenait, ce n'était pas un être transcendant auquel on se rattachait. Il y aurait donc bien un être de notre être et qui fonde notre existence. Mais nous restons interloqués par cette sorte de révélation qui nous transit subitement sans que nous ayons les moyens de l'expliciter. Et encore, il faudrait être poète et ne pas succomber à l'intensité de l'expérience.

Toutes ces difficultés font renoncer à aller plus loin. L'être humain ne nous livrera pas comme cela son secret, s'il y en a un toutefois et si un être – ainsi appelé – existe. Aussi, nous nous retournons du côté de l'existence. Nous inversons la pièce de monnaie, cherchant une effigie qui nous renseignerait. Mais cela n'empêche pas que c'est la même pièce et la même monnaie. Voyons les définitions : l'être, dit le dictionnaire, est « le fait de l'existence » ; par ailleurs il considère l'existence comme « le fait d'être ». C'est se moquer, à moins que nous soyons au cœur d'une problématique qui se cache sous l'impuissance du langage à l'énoncer.

Reprenons. L'être, avons-nous dit, nomme l'existence. On pourrait renverser la proposition et avancer qu'ici l'existence définirait l'être. Encore faudrait-il que nous soyons capables de définir l'existence autrement qu'en la singularisant par le rapport à un être donné. Chez l'homme, la chose semble hors de portée et pour la raison, semble-t-il incontournable, qu'il n'y a pas de sens établi de son être. Par conséquent, si on peut parler facilement de l'être de l'homme eu égard à l'existence de l'homme, on ne peut à l'inverse rattacher cette existence à un être qui, du moins pour le moment et si nous considérons cependant qu'il existe, se trouve en dehors du système général de l'être. Nous refusons, par principe méthodologique, que cet être puisse relever de ce qui serait en dehors de l'homme. Mais comment alors le trouver dans l'homme ? Il faut biaiser et recourir à un subterfuge qui nous permette de se faire croire que l'on parle de l'homme.

LE DÉTOURNEMENT DE LA QUESTION

Car c'est l'obsession traditionnelle de la philosophie. On ne saurait dénombrer toutes les recherches menées à ce sujet et les Sommes ou Traités qui ont été consacrés à cette question. Sans doute, l'homme se cherchait des repères pour affirmer et diriger ses conduites. Mais depuis le début on a confondu l'homme et le citoyen : c'est le citoyen qui est l'objet de *La République* de Platon, et l'homme est supposé connu, ne serait-ce que par des allégories comme celle de la Caverne. Faut-il souligner que cette fable indique justement que l'homme s'en tient aux opinions courantes ? Si l'un de nous s'aventure au-dehors pour trouver la lumière et comprendre la réalité de l'existence, quand il revient l'annoncer aux hommes de la caverne, ceux-ci n'en veulent rien savoir et menacent même de le tuer. Ils refusent d'abandonner le cercle de l'opinion en y substituant le monde des Idées et ce qu'il impliquerait concernant la nature de l'être de l'homme. Or, ce qu'il faudrait réellement savoir c'est ce quelque chose qui s'appliquerait spécifiquement à l'existence de l'homme et, donc, qualifierait réellement son être.

On élude alors la question insoluble, on devient philosophe, une sorte de sage qui indiquerait les principes d'une existence menée à bien à défaut de conduire au Bien. Mais on se lasse, on préfère s'en remettre à des explications religieuses ou théologiques et, encore une fois, on fait appel à un autre être que l'être de l'homme, lequel n'aurait qu'à se conformer à cet Être supérieur, créateur et origine de tout comme de nous-mêmes. Somme toute, on s'est détourné de la question de l'homme dont on n'a retenu que les côtés pratiques, les notions pragmatiques inhérentes à son existence de fait.

Il n'empêche que la question de l'existence demeure en sourdine sous les affublements théologiques. Un esprit aussi exigeant que l'était David Hume dira clairement et de manière lapidaire : « La Nature Humaine est la seule science de l'homme : et elle est la plus négligée[1]. » Dès l'introduction de son ouvrage, Hume avait d'ailleurs annoncé : « Au lieu de prendre çà et là un château ou un village à la frontière, foncer directement sur la capitale, sur le centre des sciences, sur la nature humaine elle-même[2]. » Il fait alors appel à l'expérience et à l'observation, mais on sait qu'il ne sera jamais satisfait du résultat de ses recherches. Par contre, elles contribueront à réveiller Kant de son « sommeil dogmatique »[3] et à entreprendre d'explorer ce qui structure l'esprit humain. Mais Hume nous avait prévenu : « Si la vérité se trouve quelque part à la portée des facultés humaines, elle doit certainement être enfouie très avant et très profondément[4]. » On croit entendre ici comme une annonce

1. D. Hume, *Traité de la nature humaine* (1739), tr. A. Leroy, Paris, Aubier Montaigne, 1973, tome I, p. 366.
2. *Ibid.*, p. 59
3. E. Kant, *Prolégomènes à toute métaphysique future qui pourra se présenter comme science* (1783), Introduction.
4. D. Hume, *Traité de la nature humaine, op. cit.*, tome I, p. 58.

des travaux de Freud, mais la psychanalyse élude, elle aussi, la réalité propre à la nature humaine en nous déportant sur la question de l'inconscient devenu la théologie moderne…

Il n'y a pas de nature de l'homme

Cessons là. Aujourd'hui on dit nettement qu'il n'y a pas de nature humaine. Une des positions les plus tranchées à ce sujet est celle de Michel Foucault.

En 1968, il déclare dans une interview que « ce fameux homme, cette nature humaine ou cette essence humaine ou ce propre de l'homme, on ne l'a jamais trouvé »[1]. C'était là une des conclusions de son ouvrage *Les Mots et les choses*, paru deux ans plus tôt :

> « À tous ceux qui veulent encore parler de l'homme, de son règne ou de sa libération, à tous ceux qui posent encre des questions sur ce qu'est l'homme en son essence, à tous ceux qui veulent partir de lui pour avoir accès à la vérité, à tous ceux en revanche qui reconduisent toute connaissance aux vérités de l'homme lui-même, à tous ceux qui ne veulent pas formaliser sans anthropologiser, qui ne veulent pas mythologiser sans démystifier, qui ne veulent pas penser sans penser aussitôt que c'est l'homme qui pense, à toutes ces formes de réflexion gauches et gauchies, on ne peut qu'opposer un rire philosophique – c'est-à-dire, pour une certaine part, silencieux[2]. »

Est-ce là un propos délibérément provocateur ? Pourtant Foucault dans sa préface nous avait prévenu :

> « Étrangement, l'homme – dont la connaissance passe à des yeux naïfs pour la plus vieille recherche depuis Socrate – n'est sans doute rien de plus qu'*une certaine déchirure dans l'ordre des choses*, une configuration, en tout cas, dessinée par la disposition nouvelle qu'il a prise récemment dans le savoir. »

1. M. Foucault, *La Quinzaine littéraire*, n° 46, 1968, p. 20-27. Nous soulignons. (Cité in Foucault, *Dits et écrits*, tome 1, Paris, Gallimard, « Quarto », p. 691.)
2. M. Foucault, *Les Mots et les choses*, Paris, Gallimard, 1966, p. 353-354.

Il ajoute que

> « cette étrange figure du savoir qu'on appelle l'homme, et qui a ouvert un espace propre aux sciences humaines [...] n'est qu'une invention récente, une figure qui n'a pas deux siècles, un simple pli dans notre savoir, et qu'il disparaîtra dès que celui-ci aura trouvé une forme nouvelle »[1].

La notion de nature de l'homme est donc récente et elle est sans avenir :

> « Les sciences humaines n'ont pas reçu en héritage un certain domaine déjà dessiné [...], le XVIIIᵉ siècle ne leur a pas transmis sous le nom d'homme et de nature humaine un espace circonscrit de l'extérieur, mais encore vide, que leur rôle eût été ensuite de couvrir et d'analyser[2]. »

Bien au contraire :

> « Nulle philosophie, nulle option politique ou morale, nulle science empirique quelle qu'elle soit, nulle observation du corps humain, nulle analyse de la sensation, de l'imagination ou des passions n'a jamais, au XVIIᵉ et au XVIIIᵉ siècle, rencontré quelque chose comme l'homme ; car l'homme n'existait pas (non plus que la vie, le langage et le travail) ; et les sciences humaines ne sont pas apparues lorsque [...] on s'est décidé à faire passer l'homme (bon gré, mal gré et avec plus ou moins de succès) du côté des objets scientifiques[3]. »

D'où cette déclaration de Foucault à la dernière page de son ouvrage :

> « L'homme est une invention dont l'archéologie de notre pensée montre aisément la date récente. Et peut-être la fin prochaine. »

En tout cas, sans vouloir entrer ici dans le débat, on retiendra cette idée que l'homme ne serait pas défini par une nature, que son existence ne saurait être analysée en soi, qu'elle n'a pour figure qu'une « certaine déchirure dans l'ordre des choses » et que

1. M. Foucault, *Les Mots et les choses*, *op. cit.*, p. 15 et 16
2. *Ibid.*, p. 355.
3. *Ibid.*

l'idée de nature humaine disparaîtra dès qu'on aura trouvé le moyen et les concepts pour s'en faire une autre image, moins dérangeante, voire supprimée en passant de l'ordre des mots à la réalité des choses. Par conséquent, l'analyse de l'existence de l'homme relèverait de l'utopie et l'on doit admettre de ne pas pouvoir se fonder sur elle.

Cela veut dire que l'existence de l'homme est inatteignable comme objet de science en soi, laquelle ne pourrait avoir d'autre effet que d'en dissoudre l'idée. Il est donc vain de chercher à définir cette existence que par ailleurs on ne peut rattacher à aucune origine, sauf évidemment sur le plan de la reproduction biologique.

LE RENVERSEMENT DE LA QUESTION

Sartre n'était pas allé aussi loin, il n'annonçait pas la fin de l'homme mais il envisageait une autre manière de concevoir son existence.

Il signale déjà ce que Foucault appellera le seuil qui nous sépare de la pensée classique et constitue notre modernité, mais il précise en quoi il consiste :

> « Au XVIIIᵉ siècle, dans l'athéisme des philosophes, la notion de Dieu est supprimée, mais non pas pour autant l'idée que l'essence précède l'existence. »

On la retrouvera encore chez Diderot, chez Voltaire, et même chez Kant, note Sartre :

> « L'homme est possesseur d'une nature humaine ; cette nature humaine, qui est le concept humain, se retrouve chez tous les hommes, ce qui signifie que chaque homme est un exemple particulier d'un concept universel, l'homme[1]. »

---

1. J.-P. Sartre, *L'Existentialisme est un humanisme*, Paris, Nagel, 1946, p. 20.

Mais c'est là une pensée qui ne peut plus avoir cours. Sartre s'affichant existentialiste athée affirme :

> « Si Dieu n'existe pas, il y a au moins un être qui existe avant de pouvoir être défini par aucun concept et que cet être c'est l'homme ou, comme le dit Heidegger, la réalité humaine[1]. »

Mais introduire la réalité humaine n'est pas la définir. Alors Sartre s'explique, développant l'idée que l'existence précède l'essence :

> « Qu'est-ce que signifie ici que l'existence précède l'essence ? Cela signifie que l'homme existe d'abord, se rencontre, surgit dans le monde, et qu'il se définit après. L'homme, tel que le conçoit l'existentialiste, s'il n'est pas définissable, c'est qu'il n'est d'abord rien. Il ne sera qu'ensuite, et il se sera tel qu'il se sera fait. Ainsi, il n'y a pas de nature humaine puisqu'il n'y a pas de Dieu pour la concevoir[2]. »

C'est là une distinction importante que l'on ne retrouvera plus chez Foucault. Sartre entend autrement le fait qu'il n'y ait pas de nature humaine. En tout cas il pose une alternative : soit l'essence précède l'existence et la nature humaine se retrouve chez tous les hommes ; soit, au contraire, l'homme n'est d'abord rien et n'étant pas définissable il ne sera qu'ensuite et comme il se fait. Ce second point de vue est « le premier principe de l'existentialisme : l'homme n'est rien d'autre que ce qu'il se fait »[3]. Car, ajoute Sartre, ce que nous voulons dire, c'est que

> « l'homme existe d'abord, c'est-à-dire que l'homme est d'abord ce qui se jette vers un avenir, et qui est conscient de se projeter dans l'avenir. L'homme est d'abord un projet qui se vit subrepticement, au lieu d'être une mousse, une pourriture ou un chou-fleur ; rien n'existe préalablement à ce projet ; rien n'est au ciel intelligible, et l'homme sera d'abord ce qu'il a projeté d'être »[4].

Affirmation abrupte qui devrait alors être justifiée. Car Sartre ne dit pas comment l'homme peut faire, c'est-à-dire quelle est au

---

1. J.-P. Sartre, *L'Existentialisme est un humanisme*, *op. cit.*, p. 21.
2. *Ibid.*, p. 22.
3. *Ibid.*
4. *Ibid.*, p. 23.

fond la nature de cet être dont il est dit qu'il n'existe pas – au moins en tant qu'essence – et qui doit être capable de produire une existence. Il faut bien une forme ou un état d'être antérieur, même s'il ne s'agit pas de développer une essence de l'homme. La question de l'existence ne peut éviter l'être préalable de soi, en somme la constitution qui va nous déterminer à une existence que l'on se fabrique. En résumé : d'où vient que l'homme se construit lui-même ? Mais ici la problématique est posée d'une manière spécieuse. Il y est question d'un *concept universel de l'Homme*. Si sur ce plan Sartre refuse que l'essence précède l'existence, dans chaque cas particulier il y a des données suffisamment identiques pour aboutir à un homme dont l'existence réponde à des critères constants. Il faudrait donc distinguer l'existence commune de l'homme en tant qu'espèce et les existences particulières. On voit la confusion introduite par l'amalgame entre le concept existentialiste d'existence et la définition globale de l'existence humaine. C'est là une problématique que nous aurons à examiner en posant la question de la condition humaine prénatale. On verra alors que la formule selon laquelle *l'existence précède l'essence* se vérifie néanmoins dans la mesure où elle résulte de ce qui l'aurait précédé. Tout autre chose est d'appliquer la formule à l'existence postnatale. L'existence projetée ne peut prendre la place d'un concept introuvable.

Il y a un glissement de sens ; l'universalité sera celle de la liberté et de la responsabilité :

> « Si vraiment l'existence précède l'essence, l'homme est responsable de ce qu'il est. »

Il est responsable vis-à-vis de lui-même et de tous les hommes. Il est libre, mais en même temps il y a une

> « impossibilité pour l'homme de dépasser la subjectivité humaine ».

Car,

> « quand nous disons que l'homme se choisit, nous entendons que chacun d'entre nous se choisit, mais par là nous voulons dire aussi

qu'en se choisissant il choisit tous les hommes. En effet, il n'est pas un de nos actes qui, en créant l'homme que nous voulons être, ne crée en même temps une image de l'homme tel que nous estimons qu'il doit être »[1].

Ce qui aboutit à cette formule :

> « Ainsi je suis responsable pour moi-même et pour tous, et je crée une certaine image de l'homme que je choisis ; en me choisissant, je choisis l'homme[2]. »

DE L'EXISTENCE À LA CONDITION HUMAINE

Le concept d'une nature de l'homme est esquivé et il nous est remis en mains propres : libres nous sommes, mais devant en même temps assumer notre responsabilité. Donc ce concept n'est pas universel : inventé au jour le jour, au fil des vies, il sera au contraire éclaté dans la diversité de l'existence et des choix. Par contre, là où nous retrouvons un concept universel, c'est à propos de la condition humaine qui consisterait à ne pas dépendre d'une nature humaine universelle.

On s'en tire à bon compte : nous ne savons pas ce qu'est l'homme, on peut discuter sans fin de sa nature, aucune ne nous serait imposée, et l'on peut s'employer à se faire un concept d'homme personnel ainsi que celui de tous les hommes également mis dans les mêmes conditions de liberté. Ajoutons que c'est une manière de dire au départ, comme Sartre le souligne, que nous ne sommes « d'abord rien ». Certes, mais cette forme d'être *rien* permet de faire le projet d'existence et d'œuvrer pour être *tout*. L'identité de condition consistant à ne pas avoir de nature qui nous détermine nous débarrasse des risques inhérents à avoir une essence qui ne nous convienne pas, qui soit soumise à un ordre divin et à ses lois, ou à tel ordre qui s'imposerait à nous de manière totalitaire.

1. J.-P. Sartre, *L'Existentialisme est un humanisme, op. cit.*, p. 23-25.
2. *Ibid.*, p. 27.

Au total, nous sommes bien parvenus à un *concept universel de l'Homme* : celui de sa liberté. Le raisonnement se révèle encore plus spécieux, car si le concept universel de l'Homme est de ne pas avoir de nature, ceci emprisonne aussitôt dans ce que l'on édifie et déifie comme la liberté absolue qui devient du même coup absurde. Une liberté absolue est une liberté pour *tout*, mais cette fois elle est aussi pour *rien*. Le tout qui nous est offert, que l'on nous fait miroiter, ne conduit à rien si l'homme n'a pas des préférences et des envies ; ce qui revient à constater que l'homme libre de tout est cerné, infiltré par un néant de raisons propres. L'identité de condition devient une identité d'aliénation à son propre néant, au fait de n'avoir pas de nature. Le raisonnement s'est donc retourné contre lui-même puisqu'en s'affranchissant d'une nature supposée on s'adonne au néant d'être soi !

À LA CONDITION D'ÊTRE LIBRE

On dira que c'est là une vue bien trop radicale, qui prend les choses au mot et ne tient pas compte de notre liberté naturelle animée de désirs et de pulsions. Dès le départ, quand nous sommes « d'abord rien », nous voulons déjà être tout. La liberté paraît alors la bienvenue, mais elle ne peut pas être agie pour être n'importe quoi ou n'importe comment. Cette liberté vide de contenu ne nous donne pas accès à nous-mêmes car elle ne nous apporte rien qui soit un motif d'être ceci ou cela, sauf d'être libre. Être ainsi indéterminé aboutit à être aliéné à la liberté elle-même, à être empoigné par l'*angoisse* d'être néanmoins quelque chose ou quelqu'un. Pour échapper à cette difficulté, il ne reste qu'à être ceci ou cela, à agir sans fin et sans savoir. L'homme, note Sartre, est défini par l'action :

> « Il n'y a d'espoir que dans son action […] la seule chose qui permet à l'homme de vivre, c'est l'acte[1]. »

1. J.-P. Sartre, *L'Existentialisme est un humanisme*, op. cit., p. 62-63.

Résumons en disant que l'homme se réfère à un nouveau Dieu qu'il appelle *liberté*, qu'il idolâtre en tant que telle, s'attribuant par là une image absolue de lui-même qui le représente à l'existence de manière absolue et idéaliste, plus exactement de manière fantasmatique. La liberté devient le concept universel de l'homme, mais elle va se révéler être une contrainte absolue et vide dans la mesure où elle n'ouvre sur rien d'autre que son propre fait : être libre, mais pour rien d'autre que le fantasme d'être quelque chose ou quelqu'un. Sartre précisera :

> « Nous voulons la liberté pour la liberté et à travers chaque circonstance particulière[1]. »

On a donc remplacé la difficulté à définir une nature humaine par la facilité apparente d'être un homme libre. Cet état devient la valeur absolue, mais elle se contredit dans les faits car elle contraint à exister en croyant qu'il suffit de se référer à nos pulsions et nos désirs, lesquels ne viennent pas de nulle part mais de ce que nous sommes et voulons être : question à laquelle ne répond pas l'idolâtrie de la liberté. Autrement dit, affirmer qu'il n'y a pas de concept universel de l'homme revient à établir paradoxalement la nécessité de remplacer ce concept par celui de la liberté. Mais la liberté n'est pas un concept universel, elle ne peut être introduite à la place de l'homme, même si elle s'applique à lui : il est nécessaire que, dans le cadre de sa liberté, l'homme signifie quelque chose dans la mesure où, comme le souligne Sartre,

> « dire que nous inventons les valeurs ne signifie pas autre chose que ceci : la vie n'a pas de sens *a priori* »[2].

---

1. J.-P. Sartre, *L'Existentialisme est un humanisme*, *op. cit.*, p. 83.
2. *Ibid.*, p. 89.

Nous n'avons pas avancé d'un pouce. Comme souvent on a remplacé une valeur par une autre et nous tournons en rond. Ce qu'il aurait plutôt fallu dénoncer, et à quoi on ne pense pas, c'est cet engrenage qui nous fait vouloir comprendre l'homme à partir d'un concept. Or, *l'homme est l'existence qui ne relève d'aucun concept* : il est ce qui, dans l'évolution des espèces, ne peut plus être appréhendé de cette manière. L'erreur et la prétention de l'existentialisme tiennent au fait d'avoir voulu un concept radical qui nous débarrasse de la soumission au concept. Des millénaires de philosophies ne sont que l'histoire de l'essayage ou de la promulgation de concepts censés rendre compte de notre condition. On comprend mieux ainsi l'appel à la liberté. Mais il faut savoir l'entendre, non comme le nouveau concept tant attendu qui nous libérerait des effets aliénants que nous avons toujours subis ; au contraire, il est l'ultime concept qui nous fait découvrir qu'il n'y a pas de concept universel possible de la nature de l'homme. Ce n'est pas, cette méthode conceptuelle, le moyen de pouvoir assurer notre liberté – qui est une condition, non un but – ni de nous permettre de savoir enfin ce qu'est ou pourrait être la nature de l'homme. Celle-ci est irréductible au concept, du moins de cette manière.

Peut-être l'erreur est-elle d'ordre méthodologique. On a voulu, quelle que soit la forme de la tentative, trouver le concept qui répondrait de la nature spécifique de l'existence de l'homme. Or, nous ne le trouvons pas. Vexés, nous tournons la page et nous affirmons qu'il n'y a pas de nature de l'homme. C'est confondre le concept de nature avec cette nature. Il ne peut pas y avoir logiquement de concept à ce niveau : le mode d'approche et de saisie ne convient pas. Mais ce n'est pas parce qu'il est inadéquat qu'il faut s'emballer et proclamer qu'il n'y a pas de nature de l'homme. Soyons plus prudents et limitons-nous (ce sera déjà beaucoup, on le verra) à l'idée que la nature de l'homme relève d'une autre démarche, d'un autre mode d'exploration. On ne conceptualise pas sur ce plan, on procède par analyse phénoménologique. C'est-à-dire qu'il faut renoncer à toute explication finaliste et introduire, au contraire, une réflexion et une observation qui peuvent nous conduire à démonter notre existence et comprendre son *processus*. La conclusion qui a apporté l'idée de liberté nous égare par l'impatience qu'elle suscite.

Nous voudrions effectivement être libres. Voilà une constatation qui peut servir à la conception de notre existence et remplacer avantageusement toute dépendance à la transcendance ou à un ordre institutionnel imposé. Mais ce n'est pas l'existence de l'homme prise à l'état brut qui donnera accès à la nature de l'être *humain*. Ce qui revient à jouer sur les mots car on s'appuie, on l'a vu, sur des termes toujours indéfinis dont le commun dénominateur est la notion d'une essence de l'homme. Par contre, ce qu'il faut explorer c'est la problématique d'un être qui n'a pas de nature au sens général du terme, mais un état d'être inédit dans l'histoire des espèces. Ignoré par la systématique de l'être, il engendre ce que nous appellerons un « complexe d'existence ». Alors la question se déplace et devient celle de savoir *qu'est-ce que l'homme existe par le fait d'exister* ?

Chapitre 8

L'existence paradoxale

A PARTIR DE MAINTENANT, il semble que le chemin se dégage. On voulait savoir ce qu'était l'existence humaine dont on cherchait vainement le concept global. On a déduit qu'il n'y en avait pas, tout simplement parce qu'il n'y a pas de nature humaine. C'était ouvrir les portes à l'angoisse, mais aussi bien à la liberté. Nous n'avons rien qui justifie notre existence, sur laquelle elle peut s'appuyer, mais nous avons toute liberté de la conformer à notre guise. On aurait dit que l'homme venait de ressusciter, qu'il jetait les vieilles chaînes par-dessus bord. L'homme moderne s'était dégagé des brumes et des contraintes du passé. Le sens de l'être devenait celui de l'existence individuelle qui fascinait par la perspective de tout avoir et de tout pouvoir. On entrait en possession de soi-même. Vive *les chemins de la liberté* !

LA PROVOCATION À EXISTER

Il y aurait donc une inexistence de notre existence que nous avions cru prédéfinie. L'existence devient ce que nous en ferons.

Et du coup l'être, notre être *humain*, nous ne voulons plus rien en savoir. Il serait l'entassement d'être de ce que nous aurons vécu. On s'enrichit par avance de l'existence imaginée. Telle est la nouvelle promesse, le nouvel espoir. La voie d'être nous-mêmes serait libre et tel est le sens de l'être, de même que la raison de notre existence.

Mais cette exubérance, cette nouvelle ferveur cachaient une difficulté affectant l'existence : en attendant d'être ce que nous voulons être, nous ne le sommes pas ; « le non-être, dit Sartre, apparaît toujours dans les limites d'une attente humaine »[1]. D'où un constat sans ménagement : « il s'agit de constituer la réalité humaine comme « *un être qui est ce qu'il n'est pas et qui n'est pas ce qu'il est* » (EN, 97). Ce paradoxe maintes fois souligné va devenir le leitmotiv d'une vaste interrogation portant sur un état de l'être qui nous caractériserait et se révèle alors comme *l'être de la Différence*.

L'ÊTRE DE LA DIFFÉRENCE

Il faut le reconnaître, nous sommes entre deux extrêmes contraignants. De quelque côté que l'on se retourne, l'être est comme pris en défaut : ce qu'il est, c'est ce qu'il n'est pas ; ce qu'il n'est pas est précisément ce qu'il est. C'est comme un étau dont les mords s'emboîtent. Mais cette composition mixte fait aussi entrevoir un être hybride qui emprunterait aux deux mâchoires de la tenaille, qui serait en même temps dans leur intervalle et qui représenterait notre être écartelé, en tout cas flou et indéfinissable tandis que l'espèce est exposée à un destin critique.

Sauf qu'ici apparaît une notion qui pourrait avoir une incidence pertinente. Car, n'étant ni l'un ni l'autre, tout en étant l'un

---

1. Sartre, *L'Être et le néant*, Paris, Gallimard, 1943, p. 97. Nous soulignons. (Toutes les citations ultérieures de cet ouvrage seront indiquées dans le texte par EN et l'indication de page de cette édition.)

et l'autre, l'homme serait l'être qui est le lieu et l'acte de la Différence. Il se constituerait et se signifierait comme l'être du grand écart, en somme *l'être de la Différence*. Voilà une définition de l'humain qui pourrait être acceptée. L'être humain serait celui qui existe un autre type d'être, celui de la Différence. À celle-ci, il faut alors donner le statut d'un être. N'est-ce pas ce que Sartre ne cesse de dire et de redire : « l'homme est l'être qui n'est pas son être et qui est l'être qu'il n'est pas » ? Et Sartre d'ajouter « qu'une fissure impalpable s'est glissée dans l'être » (EN, 120). Dès lors, « cet être est fondement de soi comme défaut d'être, c'est-à-dire qu'il se fait déterminer en son être par un être qu'il n'est pas » (EN, 129).

On peut évidemment donner une consistance conceptuelle à ces propos et introduire un nouveau type d'être malgré la contradiction logique et le fait de parler d'un être qui n'est pas. Il semble que l'on s'exprime de manière absurde : un être qui n'est pas, n'est pas. Mais on peut aussi dépasser cette aporie en envisageant qu'il y a eu une « fissure qui s'est glissée dans l'être » et que le fond de cet être ainsi mutilé est la Différence. *La Différence apparaît alors comme une catégorie de l'être.*

LE PARADOXE DE LA DIFFÉRENCE

Observons une conséquence immédiate : le sens de l'être a changé par rapport à celui selon lequel nous avions commencé par le définir. Il ne s'agit plus de l'être issu de la considération d'une existence de l'existence et de sa généralisation. Au contraire, c'est maintenant une inexistence qui est retenue comme forme de l'être. Il y aurait une forme paradoxale de l'être et des êtres qui existeraient du fait qu'ils n'existent pas leur existence ; du moins celle-ci se dédouble en existence de ce qui ne peut pas être. Là serait l'explication de l'être *humain*. Vivant, mais incapable ; ayant comme être le fait de son incapacité à être.

L'être est ainsi passé d'un extrême à l'autre : il apparaît comme la tension de l'inexistence existante. Il ne s'agit pas là d'un illogisme, il ne s'agit pas d'existence qui n'existerait pas, c'est-à-dire d'un néant, mais d'un *anéantissement*. L'être qui devrait exister est inexisté ; l'être humain en est anéanti. Prenons garde de ne pas introduire le néant par une sorte de déduction conceptuelle qui se vide de tout contenu. Au contraire, cette inexistence dont nous parlons est une existence très forte, très vigoureuse et, surtout, rebelle. Comment pourrions-nous supporter d'inexister ce que nous existons ? De plus, nous voyons et nous comprenons bien par là qu'il s'agit d'une forme tout à fait réelle de l'être : *l'inexistence qui est* et qui, nécessairement, en appelle à son existence envers et contre tout.

L'existence de l'existence, par quoi nous avons commencé à définir l'être au sens le plus général, va de soi ; ici, l'inexistence est active, c'est le fait d'un être sans repos, toujours à exister son inexistence et, finalement, plus existant que tout autre. Pour durcir le paradoxe, on peut dire de cet être qu'il existe parce qu'il n'existe pas et pour contrer son inexistence. Tel serait *l'être humain*. L'homme *révolté*, si l'on veut, mais plus encore l'homme qui doit se fabriquer sans cesse l'existence qu'il n'a pas, qu'il ne peut pas saisir autrement que sous la forme de la lutte contre ce qui l'oppose à lui-même. Alors, on ne dira pas que l'inexistence n'est pas une autre forme de l'être : au contraire, c'est l'être compris au sens humain du terme et comme insurrection permanente d'existence. L'affrontement à l'inexistence serait le gouffre et le complexe de notre existence.

Chapitre 9

Le complexe d'existence

*N*OUS VENONS DE COMPRENDRE que l'inexistence peut être une autre forme d'être. Elle provoque, chez l'être atteint par son impossibilité d'être, une réaction à être quand même, à être malgré tout. Il en est défiguré, et il faut qu'il se reconfigure : au-delà de son complexe d'existence, il est conduit à effectuer et à valider une synthèse de son existence. Celle-ci ne sera pas plus définissable qu'auparavant, mais on pourra alors lui attribuer le qualificatif d'*humain* car c'est une aventure qui n'arrive qu'à l'homme et qui caractérise l'être qu'il fait être. Ce qui n'est ni absolu ni sans danger ; raison de plus pour savoir ce qu'il en est de notre être.

Commençons par interroger Sartre et nous lui poserons deux questions qui feront l'objet de chapitres successifs. D'où vient que l'homme n'a pas d'existence directe et spontanée comme partout ailleurs ? Quel est alors le mécanisme qui structure son existence ?

Sartre conclut son introduction à *L'Être et le néant* en notant que

« nous avons été conduits progressivement à poser deux types d'êtres : l'en-soi et le pour-soi[1], sur lesquels nous n'avons encore que des renseignements superficiels et incomplets » (EN, 34).

Il vient de dire, en effet, que

« cette élucidation du sens de l'être ne vaut que pour l'être du phénomène. L'être de la conscience étant radicalement autre, son sens nécessitera une élucidation particulière à partir [...] d'un autre type d'être, l'être-pour-soi, que nous définirons plus loin et qui s'oppose à l'être-en-soi du phénomène » (EN, 30-31).

Mais il faut d'abord en passer par l'élucidation de la question du néant :

« nous sommes environnés de néant. C'est la possibilité permanente du non-être, hors de nous et en nous, qui conditionne nos questions sur l'être » (EN, 40).

Or,

« le Néant *n'est pas*. [...] le Néant *"est été"* ; le Néant ne se néantise pas, le Néant est "néantisé" »[2] (EN, 58).

Il s'ensuit une conséquence :

« Reste donc qu'il doit exister un Être – qui ne saurait être l'en-soi – et qui a pour propriété de néantiser le Néant, de le supporter dans son être, de l'étayer perpétuellement de son existence même, *un être par quoi le néant vient aux choses*. Mais comment cet Être doit-il être par rapport au Néant pour que, par lui, le Néant vient aux choses ? » (EN, 58).

1. Termes que l'on retrouve chez Hegel et qui sont longuement analysés, notamment par Sartre, *L'Être et le néant*, Paris, Gallimard, 1943.
2. Dans la réédition de cet ouvrage en collection « Tel » (Gallimard), les majuscules qui, ici ou là, sont mises au terme « être » comme à celui de « néant » sont supprimées. Remarquons aussi que dans les deux éditions, il n'y a pas d'accent circonflexe sur le mot « Être ». Volonté du présentateur, disposition éditoriale ? Nous conservons cependant l'état de ces mots conformément à l'édition de 1966 chez le même éditeur (*Bibliothèque des Idées*).

En effet, un être en soi, quel qu'il soit, ne peut de lui-même se néantiser. Donc, c'est d'un autre type d'être qu'il va être maintenant question. Sartre vient de changer le sens de l'en-soi : il n'est plus affecté à l'existence des choses mais à un être d'un genre particulier. L'en-soi va maintenant progresser comme en sourdine et se dévoiler sous un jour nouveau.

> « L'Être par qui le Néant arrive dans le monde est un être en qui, dans son Être, il est question du Néant de son Être : *l'être par qui le Néant vient au monde doit être son propre Néant* [...]. Reste à savoir dans quelle région délicate et exquise de l'Être nous rencontrerons l'Être qui est son propre Néant » (EN, 59).

On pouvait s'attendre à des développements explicatifs ; nous n'avons pour le moment d'autre question que sur l'emplacement de cet être, dans quelle région « délicate et exquise » il se situe et, ainsi, de quoi il s'agirait. Sartre ne répond pas directement, il utilise des biais pour introduire la notion clé, celle qui dénomme l'être en question par sa localisation, laquelle correspondra à la *conscience*. Mais, cela n'est pas dit tout de suite. On commence par noter que

> « l'homme ne saurait engendrer que l'être et, si l'homme est englobé dans ce processus de génération, il ne sortira de lui que de l'être » (EN, 60).

Par contre, il peut

> « le tenir sous sa vue comme un ensemble, c'est-à-dire se mettre lui-même en dehors de l'être [...]. Toutefois il n'est pas donné à la "réalité humaine" d'anéantir, même provisoirement, la masse d'être qui est posée en face d'elle. Ce qu'elle peut modifier, c'est son *rapport* avec cet être » (EN, 61). [Dans un premier temps, notons que] « cette possibilité pour la réalité humaine de sécréter un néant qui l'isole [...] : c'est la *liberté* ».

Sartre concède que « la liberté n'est ici qu'un mot », mais il n'empêche que « l'essence de l'être humain est en suspens dans sa liberté ». Notation déterminante car la possibilité de sécréter un néant dépend d'un *arrachement* préalable sur lequel il faut s'interroger. D'où cette précision (prémonitoire de ce que nous aurons à examiner plus loin du point de vue neurontologique) :

> « la réalité humaine ne peut s'arracher au monde – dans la question, le doute méthodique, le doute sceptique, l'*épochè*, etc. – que si, par nature, elle est arrachement à elle-même » (EN, 61).

LA RÉALITÉ HUMAINE COMME « ARRACHEMENT »

Cet *arrachement* est-il subi ou voulu ? Nous voici à une croisée des chemins, à une divergence possible des explications. Soit l'homme *serait arraché* à une sorte d'être premier et donc condamné à être libre, tout en ne pouvant pas être son être ; soit l'homme procède à une séparation pour accéder à sa liberté, laquelle serait au principe de l'homme et nécessite ainsi des actes de néantisation. Sartre n'hésite pas, il déclare que cette conduite de liberté

> « suppose que *l'être humain repose d'abord au sein de l'être et s'en arrache ensuite par un recul néantisant*. C'est donc un rapport à soi au cours d'un processus temporel que nous envisageons ici comme condition de la néantisation » (EN, 62, nous soulignons).

Et là, sans avertir du saut qui va être fait, Sartre introduit la notion de conscience :

> « Nous voulons démontrer qu'en assimilant la *conscience* à une séquence causale indéfiniment constituée, on la transmue à une plénitude d'être et, par là, on la fait rentrer dans la totalité illimitée de l'être » (EN, 62, nous soulignons).

Or, cela ne peut pas être ainsi :

> « Tout processus psychique de néantisation implique donc une *coupure psychique* entre le passé psychique immédiat et le présent. Cette coupure est précisément le néant » (EN, 64, nous soulignons).

Il paraît évident que la conscience n'est pas partie prenante de ce qui l'absorbe, il doit y avoir eu une séparation.

Pour le moment, Sartre constate et fait face de l'extérieur au problème posé :

> « Reste à expliquer quelle est cette séparation, ce décollement des consciences qui conditionne toute négation » (EN, 64).

À quoi il répond :

> « Il faut donc que l'être conscient se constitue lui-même par rapport à son passé comme séparé de ce passé par un néant ; il faut qu'il soit conscience de cette coupure d'être, mais non comme un phénomène qu'il subit : comme une structure conscientielle qu'il est » (EN, 65).

Pour quelles raisons ?

> « Nous pourrons fournir à cette question une réponse immédiate : c'est dans l'angoisse que l'homme prend conscience de cette liberté ou, si l'on préfère, l'angoisse est le mode d'être de la liberté comme conscience d'être, c'est dans l'angoisse que la liberté est dans son être en question pour elle-même » (EN, 66).

Suit un long développement sur l'angoisse que résume la phrase suivante :

> « Nous voulions seulement montrer qu'il existe une conscience spécifique de liberté et nous avons voulu montrer que cette conscience était l'angoisse » (EN, 71).

Précision supplémentaire ultérieure :

> « Ma liberté s'angoisse d'être le fondement sans fondement des valeurs » (EN, 76).

Mais il y a de bonnes raisons à cela :

> « Dans le sérieux, je me définis à partir de l'objet [...]. Dans l'angoisse, je me saisis à la fois fondamentalement libre et comme ne pouvant pas ne pas faire que le sens du monde lui vienne par moi » (EN, 77).

Liberté et angoisse, angoisse et liberté, voilà les faces du binôme finalement explicatif de *la nécessité du néant*, mais en même temps de la *conscience* qui serait cette « région délicate et exquise de l'être qui est son propre néant ». Sartre venait d'indiquer que

> « ce qu'il convient de noter ici, c'est que la liberté qui se manifeste par l'angoisse se caractérise par une obligation perpétuellement renouvelée de refaire le *Moi* qui désigne l'être libre » (EN, 72).

Remarquons au passage cette contradiction : *l'homme est obligé d'être libre* ! Cela s'entend de deux manières : l'angoisse requiert la liberté pour assurer la constance du Moi ; en même temps, la liberté me projette dans l'angoisse. La boucle est bouclée et ce qui paraissait constituer un paradoxe est en réalité un cycle infernal et le noyau du complexe d'existence.

D'abord, il y a là, en effet, un

> « déterminisme psychologique [...] : en nous réduisant à *n'être jamais que ce que nous sommes*, il réintroduit en nous la positivité absolue de l'être-en-soi, et, par là, nous réintègre dans l'être » (EN, 78).

Tout s'achève, ou du moins se résout momentanément, dans le fait que nous aboutissons à être notre être sous la forme du Moi :

> « Il s'agit d'envisager le Moi comme un petit Dieu qui m'habiterait et qui posséderait ma liberté comme une vertu métaphysique. Ce ne serait plus mon être qui serait libre en tant qu'être, mais mon Moi qui serait libre au sein de ma conscience » (EN, 80).

Dans la mesure où on en vient à exister ainsi, l'homme se serait en quelque sorte trouvé :

> « Si l'homme se *comporte* en face de l'être-en-soi, c'est qu'il n'est pas cet être. Nous retrouvons donc le non-être comme condition de la transcendance vers l'être » (EN, 83).

Il n'empêche que, malgré cette conquête, l'angoisse demeure :

« La conscience est un être pour lequel il est dans son être conscience du néant de son être » (EN, 85).

Il va falloir supporter de rester sur la brèche que l'on a introduite au cœur de soi :

« Il ne s'agit donc pas de chasser l'angoisse de la conscience, ni de la constituer en phénomène psychique inconscient : mais tout simplement je puis me rendre de mauvaise foi dans l'appréhension de l'angoisse que je suis et cette mauvaise foi, destinée à combler le néant que je *suis* dans mon rapport à moi-même, implique précisément ce néant qu'elle supprime » (EN, 82).

Voilà introduite la notion de *mauvaise foi* que Sartre développera au chapitre suivant. En effet, on peut user de sa liberté pour la fuir :

« Ce pouvoir néantisant néantit l'angoisse en tant que je la fuis et s'anéantit lui-même en tant que je *la suis pour la fuir*. C'est ce qu'on nomme la *mauvaise foi.* »

La mauvaise foi a pour but de

« constituer la réalité humaine comme un être qui est ce qu'il n'est pas et qui n'est pas ce qu'il est » (EN, 103).

Ainsi, la mauvaise foi devient une maladie existentielle de la conscience obligée d'être ce que l'être humain n'est pas et au point de le convertir en chose :

« Mais qu'est-ce à dire, sinon qu'il s'agit pour moi de me constituer comme une chose ? » (EN, 103).

Le moi-chose serait alors comme une transposition de l'en-soi néantisé et il occuperait toute la conscience au point qu'elle n'aurait plus à être qu'une identité artificiellement rétablie, se servant des choses et de leur être à la place de l'être véritable de soi[1]. Ainsi,

---

1. Nous retrouvons ainsi ce que nous avons déjà envisagé, à savoir que la systématique de l'être recouvre l'être plénier.

« l'acte premier de mauvaise foi est pour fuir ce qu'on ne peut pas fuir, pour fuir ce qu'on est ».

Car

« la conscience, à la fois et dans son être, est ce qu'elle n'est pas et n'est pas ce qu'elle est » (EN, 111).

Ce qui repose à nouveaux frais la question latente que les raisonnements précédents n'ont pas résolue mais qui a été renforcée, y compris en introduisant le Moi et la mauvaise foi.

« Il faut évidemment trouver le fondement de toute négation dans une néantisation qui serait exercée *au sein même de l'immanence* : c'est dans l'immanence absolue, dans la subjectivité pure du *cogito* instantané que nous devons découvrir l'acte originel par quoi l'homme est à lui-même son propre néant. Que doit être la conscience dans son être pour que l'homme en elle et à partir d'elle surgisse dans le monde comme l'être qui est son propre néant et par qui le néant vient au monde ? » (EN, 83).

D'où la nécessité de déceler *l'acte originel par quoi l'homme est à lui-même son propre néant*. Au-delà de l'analyse de la mauvaise foi qui risque de masquer les choses et de nous détourner de là où nous devons aller, la question est de savoir comment sortir d'un complexe d'existence dans lequel nous serions englués.

Chapitre 10

Le pour-soi comme existence

Nous ne sommes pas des animaux. L'animal est son être en tant qu'il est déterminé par son en-soi, l'être massif de soi hérité de sa programmation génétique : il est ainsi ce qu'il est et ne peut se vouloir autrement. Fichte disait en 1797 :

> « Tous les animaux sont achevés, et terminés, l'homme est seulement indiqué et esquissé. L'observateur raisonnable ne peut absolument pas réunir les parties, sauf dans le concept de son *semblable*, dans le concept de la liberté qui lui est donné par la conscience de soi[1]. »

Et c'est cela qui intéresse Sartre au premier plan : quelle est la raison d'être de la conscience de soi ?

On a souligné dans un chapitre précédent qu'il n'était pas sûr qu'il n'y ait pas véritablement une nature humaine. Sartre a déplacé la question en la rapportant à celle de la conscience. Il ne cherche pas à expliquer les raisons profondes d'une conformation humaine particulière, il va droit au but et ce but est l'explication, voire la

---

1. J.-G. Fichte, *Fondement du droit naturel*, 1797, tr. fr., Paris, PUF, 1984, p. 95.

justification de la nécessité de la conscience. Il met directement le problème au cœur de l'être humain qu'il voit d'emblée menacé d'être lui-même – son en-soi – de telle sorte qu'il ne serait plus conscience, c'est-à-dire que ce ne serait plus un homme. Homme et conscience sont ici à ce point synonymes qu'on ne se préoccupe plus de l'homme que sous l'angle de la conscience. Et cela tourne au règlement de compte. Il y a en l'homme un être vorace, qui veut tout entier être la totalité de l'être et, si on le laissait faire, il n'y aurait plus d'homme parce qu'il n'y aurait plus de possibilité de conscience, de ce « pour-soi » qu'est la conscience. D'où la mise en cause de l'en-soi et l'accent porté sur la nécessité de la présence à soi qui mènera à l'identification du pour-soi.

La dénonciation de l'en-soi

Partons du fait que « l'être de la conscience ne coïncide pas avec lui-même dans une adéquation première » (EN, 116). Pourquoi ?

> « Cette adéquation, qui est celle de l'en-soi, s'exprime par cette simple formule : l'être est ce qu'il est. Il n'est pas, dans l'en-soi, une parcelle d'être qui ne soit à elle-même sans distance. Il n'y a pas dans l'être ainsi conçu la plus petite ébauche de dualité ; c'est ce que nous exprimerons en disant que la densité d'être de l'en-soi est infinie. C'est le plein. […] L'en-soi est plein de lui-même et l'on ne saurait imaginer plénitude plus totale, adéquation plus parfaite du contenu au contenant : il n'y a pas le moindre vide dans l'être, la moindre fissure par où pourrait se glisser le néant » (EN, 116).

C'est cela qui pose question, mais qui va permettre de considérer l'acte originel par quoi il y a le néant. On pouvait se satisfaire de cette description de l'en-soi pour expliquer l'être du phénomène et qui, en même temps, répond parfaitement à notre désir métaphysique de plénitude. Maintenant, mis en perspective avec la nécessité de conscience, cette situation est dénoncée. Elle peut être résumée de manière simple : *si nous étions l'en-soi, nous ne pourrions plus être soi*. C'est ainsi que « la caractéristique de la conscience, c'est qu'elle est une décompression d'être » et il est dès lors impossible de « la définir comme coïncidence avec soi » (EN, 116).

LA PRÉSENCE À SOI

« C'est cette notion même de soi qu'il faut étudier, car elle définit l'être même de la conscience » (EN, 118). D'un côté, il y a l'en-soi « dont la densité est infinie. C'est le plein ». « On ne saurait imaginer plénitude plus totale. » Mais, et voilà le fond du problème, « le *soi* ne peut être saisi comme un existant réel : le sujet ne peut *être* soi, car la coïncidence avec soi fait disparaître le soi » (EN, 119). En d'autres termes, l'en-soi est invivable parce qu'il absorberait le soi, on ne serait plus ni soi ni la conscience de soi :

> « Le *soi* représente donc une distance idéale dans l'immanence du sujet par rapport à lui-même, une façon de *ne pas être sa propre coïncidence*, d'échapper à l'identité tout en la posant comme unité, bref d'être en équilibre perpétuellement instable entre l'identité comme cohésion absolue sans trace de diversité et l'unité comme synthèse d'une multiplicité. C'est ce que nous appellerons la *présence à soi*. La loi d'être du *pour-soi*, comme fondement ontologique de la conscience, c'est d'être lui-même sous la forme de présence à soi » (EN, 119).

Il y a là une mise en évidence rigoureuse des dangers de l'en-soi : même s'il est notre être accompli et total, cette totalité ne serait pas vécue car nous ne serions plus là pour la vivre. Elle aurait anéanti notre présence à soi, elle aurait détruit le « fondement ontologique de la conscience » qu'est et doit être le *pour-soi*. L'enfer, c'est l'en-soi. Y céder, c'est perdre la conscience et l'homme, pour se sauver de la perte de soi, doit accepter qu'une « fissure impalpable s'est glissée dans l'être ». D'où cette constatation :

« La fissure intra-conscientielle est un rien en dehors de ce qu'elle nie et ne peut avoir d'être qu'en tant que l'on ne la voit pas. Ce négatif qui est néant d'être et pouvoir néantisant tout ensemble, c'est le *néant*. Nulle part nous ne pourrions le saisir dans une pareille pureté. […] Ainsi le pour-soi doit-il être son propre néant. L'être de la conscience, en tant que conscience, c'est d'exister *à distance de soi* comme présence à soi et cette distance nulle que l'être porte dans son être, c'est le néant » (EN, 120).

Reconstitution de la genèse du pour-soi

Pour bien comprendre le mécanisme qui se met en place et qui va aboutir à extraire l'homme de la notion traditionnelle de l'être jusqu'à renvoyer la balle dans le camp du néant, il pourrait être utile d'en fixer les grandes lignes en se référant à des citations successives.

1/ « Pour qu'il existe un soi, il faut que l'unité de cet être comporte son propre néant comme néantisation de l'identique » (EN, 120).

2/ « Le pour-soi est l'être qui se détermine lui-même à exister en tant qu'il ne peut pas coïncider avec lui-même. »

3/ « Le néant est ce trou d'être, cette chute de l'en-soi vers le soi par quoi se constitue le pour-soi. »

4/ « Le néant est la mise en question de l'être par l'être, c'est-à-dire justement la conscience ou pour-soi. C'est un événement absolu qui vient à l'être par l'être et qui, sans avoir l'être, est perpétuellement soutenu par son être. »

5/ « La réalité humaine, c'est l'être en tant qu'il est, dans son être et pour son être, fondement unique du néant au sein de l'être » (EN, 121).

Tout cela se résume d'un trait, quelques pages plus loin :

« En un mot, l'être *est* et ne peut qu'être. Mais la possibilité propre de l'être – celle qui se révèle dans l'acte néantisant – c'est d'être fondement de soi comme conscience par *l'acte sacrificiel* qui le néantit ; *le pour-soi c'est l'en-soi se perdant comme en-soi pour se fonder comme conscience* » (EN, 124, nous soulignons).

Il y a quelque chose d'autre que d'être un plein d'être. On n'imagine pas l'homme sans conscience. Bien sûr, nous tombons toujours sur la difficulté de la définir et même si Sartre en parle longuement dans son Introduction, il n'y revient qu'à pas feutrés, ayant pris le temps de situer le néant et de lui avoir donné un rôle essentiel. Mais, peu à peu, subrepticement pourrions-nous dire, la conscience apparaît. C'est d'elle dont il est de plus en plus question et, maintenant, après maints préalables, nous sommes à même de comprendre la nécessité qu'elle soit une conscience qui a effectué sa propre séparation, qui s'est arrachée d'elle-même à cet en-soi extrêmement fallacieux qui fait rêver à l'accomplissement de l'être – plus exactement à l'être déjà ou enfin accompli – mais qui est bien incapable de nous y faire être autrement qu'en ayant abandonné toute idée de soi, toute sensation de soi. Il y a un « néant originel » (EN, 83) qui remplace l'en-soi passé et dépassé :

> « l'homme est toujours séparé par un néant de son essence […]. L'essence c'est tout ce que la réalité humaine saisit comme *ayant été* » (EN, 72).

Non seulement le pour-soi se démarque de l'en-soi, mais il l'abolit, il le passe à la trappe du néant.

LE DIABLE DANS LA BOÎTE

Sartre n'en dit pas beaucoup plus sur la nature de l'en-soi, il le décrit de l'extérieur. Ce qui lui importe c'est de pointer le fait que cet en-soi empêche d'être conscience de soi. Il l'absorbe par son fait même et, en somme, elle serait néantisée. Donc pour éviter de disparaître, la conscience s'oppose à n'être qu'une immersion dans la totalité de l'en-soi où elle se retrouverait noyée, submergée, asphyxiée. Roquentin a fait l'expérience de cette nausée alors éprouvée en voyant l'existence pleine et entière des racines d'un marronnier : une existence qui se suffit à soi et telle qu'elle n'a pas accès à soi.

Cela, l'homme ne le veut pas. Il ne veut absolument pas disparaître en n'étant pas ou en n'étant plus conscience de soi. Homme et conscience renvoient ici l'un à l'autre, se justifient l'un par l'autre. C'est pour cela que va s'abattre le tranchant « sacrificiel » que l'homme jette sur l'en-soi. Il s'en sépare, il le met de côté et cela se fait quasiment tout seul du moment que la négation est intervenue, que l'on a nié la suprématie absorbante de l'en-soi. On se perd donc comme en-soi et, dès lors, on peut « se fonder comme conscience ». Celle-ci est le soi sauvé du naufrage et devenu *pour-soi* ; on lui maintient la tête hors d'une totalité engloutissante. C'est ainsi que, selon Sartre, survient notre fondement :

> « L'en-soi ne peut rien fonder ; s'il se fonde lui-même c'est en se donnant la modification du pour-soi. Il est fondement de lui-même en tant qu'il n'est *déjà plus* en-soi ; et nous rencontrons ici l'origine de tout fondement. Si l'être en-soi ne peut être ni son propre fondement ni celui des autres êtres, le fondement en général vient au monde par le pour-soi. Non seulement le pour-soi, comme en-soi néantisé, se fonde lui-même, mais avec lui apparaît le fondement pour la première fois » (EN, 124).

> « Nous rencontrons ici l'origine de tout fondement […], le fondement apparaît pour la première fois ».

Formules abruptes, mais décisives. Il a fallu pour être homme renoncer à l'en-soi. La conscience s'élève sur les restes engloutis d'un en-soi qui nous menaçait de plénitude. Nous ne pouvions pas accepter une plénitude qui nous fondrait dans la totalité, qui nous confondrait avec elle tout en n'ayant pas le sentiment de l'être. Il faut à l'homme la conscience de soi. C'est le diable dans la boîte, une sorte d'intrus ingénieux mais entêté. Il n'a que cela en tête. En fait, c'est son être – l'être humain – selon sa spécificité ici dévoilée. Qu'on ne lui fasse pas miroiter l'absolu, il n'en veut pas puisqu'il ne serait absolument plus soi. Tout le problème est là.

Sartre nous raconte la tragédie, le *meurtre de l'en-soi* d'où surgit la figure épiphanique du pour-soi. Mais cette version des choses risque d'être un subtil montage. On n'a pas abordé le point essentiel : *est-ce que le pour-soi existe avant qu'il ne se fasse exister par son échappement à l'en-soi*[1] ? On ne peut pas être celui qui fait être avant d'être soi-même. Tout se passe comme si Sartre disait que le pour-soi doit être, qu'il est d'abord et fait ensuite son travail sur l'en-soi ! Il serait donc déjà là avant d'agir pour être soi.

Il manque un chaînon : celui de la nécessité qui frappe l'homme de se démarquer de son en-soi. D'ailleurs Sartre avait dit dès le début, en introduisant la notion de néant, que celui-ci ne vient pas de soi, qu'il « *est été* ». D'où la question de savoir s'il n'y a pas d'abord eu chez l'homme une faille primordiale qui a produit le néant par quoi nous sommes devenus un pour-soi assuré de soi en étant à distance de l'en-soi.

Ce qui pose indirectement le problème de la facticité qui n'échappe pas à Sartre. D'abord, dans le pour-soi persiste « cet en-soi englouti et néantisé [...] [qui] demeure au sein du pour-soi comme sa contingence originelle » (EN, 124-125). Ensuite, si « la conscience est son propre fondement, il reste contingent *qu'il y ait* une conscience plutôt que du pur et simple en-soi à l'infini ». Enfin, « L'événement absolu ou pour-soi est contingent en son être même » (EN, 125). Voilà trois bonnes raisons pour reconnaître que le pour-soi n'est pas le fondement d'une condition facile. Il faudra payer le prix de se loger un diable dans la tête. Mais c'est le coût du sauvetage de soi, en somme *le prix de la conscience* et de sa facticité.

> « Ainsi le pour-soi est soutenu par une perpétuelle contingence, qu'il reprend à son compte et s'assimile sans pouvoir la supprimer. Cette

---

1. Cette difficulté s'éclaircira quand nous aurons à aborder la notion du matricide (voir chap. 24).

contingence perpétuellement évanescente de l'en-soi qui hante le pour-soi et le rattache à l'être-en-soi sans jamais se laisser saisir, c'est ce que nous nommerons la *facticité* du pour-soi » (EN, 125).

D'où cette phrase qui récapitule l'ensemble du processus par quoi nous imaginons nous libérer du complexe d'existence :

« Le pour-soi correspond donc à une déstructuration décomprimante de l'en-soi et l'en-soi se néantit et s'absorbe dans sa tentative pour se fonder. […] Il demeure simplement dans le pour-soi comme un souvenir d'être, comme son injustifiable *présence au monde* » (EN, 127)[1].

Le petit diable fait bien du bruit dans sa boîte et on l'entend sonner les cloches d'une impossible cérémonie de la vie, sauf à la reprendre pratiquement en main, à affronter l'angoisse pour y gagner la liberté. « Ainsi la conscience ne peut en aucun cas s'empêcher d'être et pourtant elle est responsable de son être » (EN, 127). Mais il demeure que « l'acte originel par quoi l'homme est à lui-même son propre néant » reste mystérieux. Sartre décrit magistralement des mécanismes, il n'indique pas pourquoi ils seraient effectivement mis en action.

---

1. Problématique qui se trouvera explicitée ultérieurement, lorsqu'on procédera à l'analyse de la vie prénatale et celle de la naissance comme Différence.

Chapitre 11 – La liberté comme existence

Chapitre 11

La liberté comme existence

QUAND SARTRE ENVISAGE la « possibilité pour la réalité humaine de sécréter un néant qui l'isole », il note que Descartes, après les stoïciens, « lui a donné un nom : c'est la *liberté* ». À quoi il ajoute immédiatement :

> « Mais la liberté n'est ici qu'un mot. Si nous voulons pénétrer plus avant dans la question, nous ne devons pas nous contenter de cette réponse et nous devons nous demander à présent : Que doit être la liberté humaine si le néant doit venir par elle au monde ? » (EN, 61).

Reportant à plus tard l'examen approfondi de cette question, l'auteur indique immédiatement que « la réalité humaine ne peut s'arracher au monde [...] que si, par nature, elle est arrachement à elle-même ». Par la suite, il examine les limites de cet arrachement et donc de la possibilité de liberté : il sera question de la temporalité de notre être, de ses rapports à la transcendance et à la connaissance, mais surtout avec autrui. On sait les belles analyses à quoi ces problématiques donneront lieu jusqu'à ce que, dans une partie décisive de l'ouvrage et sous l'intitulé général « Avoir, faire et être », on aura surtout pour objet la liberté elle-même. Car c'est là que les analyses précédentes aboutissent dans la mesure où elles permettent de reconsidérer le rapport de l'essence et de l'existence.

La question fondamentale est alors celle-ci :

> « La valeur suprême de l'activité humaine est-elle un *faire* ou bien un *être* ? » (EN, 507).

Mais Sartre fait remarquer que

> « la dénomination de "liberté" est dangereuse si l'on doit sous-entendre que le mot renvoie à un concept, comme les mots le font à l'ordinaire. Indéfinissable et innommable, la liberté ne serait-elle pas indescriptible ? » (EN, 513).

À quoi Sartre répond :

> « comme mon être est en question dans mon être, je dois nécessairement posséder une certaine compréhension de la liberté » (EN, 514).

AU CŒUR DE LA LIBERTÉ

L'auteur précise que cette compréhension « pourra nous aider à atteindre la liberté en son cœur, ce sont les quelques remarques que nous avons faites au cours de cet ouvrage[1] et que nous devons à présent résumer ici » (EN, 514). Examinons.

1° La réalité humaine peut

> « réaliser une rupture néantisante avec le monde et avec soi-même ; et nous avions établi que la possibilité permanente de cette rupture ne faisait qu'un avec la liberté » (EN, 515).

Cela est facile à comprendre et renvoie d'ailleurs à l'expression courante employée lors d'une séparation ou d'un différend : « Je reprends ma liberté. »

2° Dire que la réalité humaine est son propre néant paraît moins évident :

> « Être, pour le pour-soi, c'est néantiser l'en-soi qu'il est. Dans ces conditions, la liberté ne saurait être rien d'autre que cette néantisation » (EN, 515).

1. Il s'agit, bien entendu, de *L'Être et le néant*.

Ce n'est pas une négation ni même une forclusion, c'est une dissolution par néantisation. Il y a néanmoins une difficulté : ce qu'il s'agit de néantiser c'est l'en-soi qui reste néanmoins au cœur du pour-soi. Il faut donc chasser de son être ce contre quoi il s'est constitué.

3° J'échappe aux motifs de l'action par mon existence même :

> « Je suis condamné à exister pour toujours par-delà mon essence, par-delà les mobiles et les motifs de mon acte : je suis condamné à être libre [...] et ainsi nous ne sommes pas libres de cesser d'être libres » (EN, 515).

La question de la liberté ne se joue pas dans les détails, elle est absolue et précède toute circonstance particulière.

4° Plus complexe est la notion que la liberté

> « ne peut se concevoir que comme tentative pour se saisir comme être en-soi ; l'un va de pair avec l'autre ; la réalité humaine est un être dans lequel il y va de sa liberté dans son être parce qu'il tente perpétuellement de la reconnaître » (EN, 515).

Faut-il comprendre que vouloir reconnaître sans failles sa liberté implique un vécu de *conscience* comme forme de l'en-soi propre au pour-soi ?

5° Ce qui entraîne deux conséquences : on prend

> « les mobiles et les actes comme des choses » (EN, 515) [et] « cela revient à tenter de donner une essence au pour-soi » (EN, 516).

On est conduit à poser « les fins comme des transcendances » qui, au lieu de résulter de ma propre liberté, seront considérées en tant qu'elles

> « viennent de Dieu, de la nature, de "ma" nature, de la société » (EN, 516). [Ainsi,] « motif, acte, fin, constituent un "continuum", un *plein* ».

Là où sont la place et la possibilité de la liberté, là nous faisons retour à une forme de l'en-soi qui fait « le plein » des motifs et des conditions jusqu'à me faire retourner à une situation d'en-soi et à une perte d'être en tant que pour-soi.

6° Au contraire,

> « la liberté coïncide en son fond avec le néant qui est au cœur de l'homme. […] L'homme est libre parce qu'il n'est pas soi mais présence à soi. L'être qui est ce qu'il est ne saurait être libre ».

Phrase redoutable car cela pourrait vouloir dire qu'il n'y a aucun être de la liberté.

7° La suite du propos va dans ce sens :

> « La liberté, c'est précisément le néant qui *est été* au cœur de l'homme et qui contraint l'homme à *se faire* au lieu d'*être*. […] Ainsi, la liberté n'est pas *un* être : elle est l'être de l'homme, c'est-à-dire son néant d'être » (EN, 516).

Et c'est pourquoi elle est à la charge de l'homme qui ne peut se référer à aucune forme d'être autre que celle de la *conscience* d'exister comme liberté.

La liberté et le possible

Plus loin, l'auteur aboutit à une vue d'ensemble qui reprend les principales positions qu'il avait développées précédemment :

> « Le phénomène premier de l'être dans le monde est la relation originelle entre la totalité de l'en-soi ou monde et ma propre totalité détotalisée : je me choisis tout entier dans le monde tout entier » (EN, 538).

D'où il conclut :

> « Ainsi l'acte fondamental de liberté est trouvé […] : cet acte constamment renouvelé ne se distingue pas de mon être ; il est choix de moi-même dans le monde et du même coup découverte du monde » (EN, 539).

Il ressort de cela une détermination importante et une erreur à ne pas commettre, car il faut

> « se défaire de l'illusion qui ferait de la liberté originelle une position de motifs et de mobiles comme objets, puis une décision à partir de ces motifs et de ces mobiles » (EN, 539).

Au contraire, l'acte fondamental de la liberté est la « *projection vers un possible* ».

Malheureusement, la notion de possible n'est pas ici caractérisée de manière fondamentale, on ne discerne pas nettement son objet et ses buts. Pourtant, lisant en quelque sorte entre les lignes, on pressent déjà que l'essence résultera de l'existence comme possible que l'on s'est donné :

> « Cette caractéristique du pour-soi implique qu'il est l'être qui ne trouve *aucun secours, aucun point d'appui* en ce qu'il *était*. Mais au contraire le pour-soi est libre et peut faire qu'il y ait un monde parce qu'il est *l'être qui a à être ce qu'il était à la lumière de ce qu'il sera*. La liberté du pour-soi apparaît donc comme son être » (EN, 558).

D'où cette synthèse :

> « La liberté, en effet, nous l'avons démontré au chapitre précédent, est rigoureusement assimilable à la néantisation : le seul être qui peut être dit libre, c'est l'être qui néantit son être. Nous savons d'ailleurs que la néantisation est manque d'être et ne saurait être autrement. La liberté est précisément l'être qui se fait manque d'être. Mais comme le désir, nous l'avons établi, est identique au manque d'être, la liberté ne saurait surgir que comme être qui se fait désir d'être, c'est-à-dire comme projet-pour-soi d'être *en-soi-pour-soi* » (EN, 655).

Et aussi cette perspective de conclusion :

> « Nous avons atteint ici une structure abstraite qui ne saurait être considérée comme la nature ou l'essence de la liberté, car la liberté est existence et l'existence, en elle, précède l'essence » (EN, 655).

On voit que la formule célèbre selon laquelle « l'existence précède l'essence »[1] doit être complétée par l'accentuation sur le fait que cette existence est celle de la liberté. S'il n'y avait pas cette liberté et tous les processus qui l'ont généré, nous en serions réduits

---

1. Formule qui sera le thème majeur de *L'Existentialisme est un humanisme, op. cit.*, p. 36-7 : « Si, en effet, l'existence précède l'essence, on ne pourra jamais expliquer par référence à une nature humaine donnée et figée ; autrement dit il n'y a pas de déterminisme, l'homme est libre, l'homme est liberté. »

à être selon une essence par ailleurs introuvable, en tout cas incertaine et improbable. Chez l'homme, c'est la liberté qui est la condition et la forme de l'existence, laquelle étant ainsi vécue détermine la nature de son essence et non l'inverse comme on le croyait jusqu'ici.

L'IDÉALISME DE LA LIBERTÉ

Sartre va chercher très loin la liberté et, à vrai dire, il nous égare. Pourtant, il avait les bases pour la réfléchir simplement et fortement. La liberté vient de la néantisation de l'être que l'on est comme en-soi. Si on le néantise, et nous avons bien noté ce point, c'est parce que sans cela on ne pourrait plus se sentir soi ; ce soi serait inclus dans la totalité de l'en-soi. En fait, l'en-soi se révèle comme une aliénation du soi dans la totalité, comme un empêchement total de la liberté. On dira qu'être l'en-soi, être cette totalité, est la plus grande des libertés. Selon un point de vue, oui. Mais l'homme n'aurait pas la conscience d'être soi. Est-il important de se savoir ? On peut en discuter, mais si tel n'était pas le cas, on n'aurait plus aucun recul, on serait un être qui ne se connaîtrait pas comme être ; c'est-à-dire un simple étant, un parfait étant ou un étant parfait. Être est autre chose, c'est justement là que se pose la question de l'être humain.

L'homme a à être par rapport à un être qu'il est et qu'il tend à rejoindre. C'est dans cette démarche vers lui-même qu'il se sent être, ce n'est pas dans la jouissance passive de la totalité de soi. Certes, c'est le but qu'il se donne, mais si cela se réalise, il s'anéantit. Ce n'est pas le néant qui apparaît, mais l'impossibilité de se sentir. L'être est alors dans le *coma* de son être. Il réagit aux *stimuli*, mais ceux-ci ne sont plus l'occasion de prendre conscience de soi. Or, la conscience n'est pas une lumière qui éclaire, mais un rapport à soi comme être de son être. L'être humain se définit alors comme une nécessité de prendre conscience de soi et surtout d'avoir conscience de soi comme d'un absolu qui est soi, même si en général, si ce n'est toujours, il est hors d'atteinte. La distance ne change rien, l'impossibilité d'atteindre non plus : *ce qui compte c'est le rapport avec soi comme étant la totalité de soi sentie et non comme substance engloutissante que, justement, la notion d'en-soi dénonce.*

En tout cas, si la liberté est le concept général qui vient se substituer à la notion en elle-même insaisissable d'existence et en rendre compte, il n'empêche qu'elle vient à point nommé sans être autrement comprise que dans son effet de néantisation. Qu'est-ce que cette liberté si ce n'est un pur esprit ? Nous arrivons au concept de conscience pure. Depuis Hegel, l'idéalisme n'avait jamais été aussi absolu. On ne peut se contenter de cette approche, elle demeure inaboutie. Sartre a disserté sur des éléments qu'il a étendus au statut de fondements. Il s'en tient là, ayant certes beaucoup avancé, mais sans être parvenu au but qu'il s'était fixé : bien que décrite dans ses mécanismes, l'existence est renvoyée à la liberté et reste indéfinissable en soi. On y verra peut-être plus clair quand, ultérieurement[1], nous serons en mesure d'intégrer à la réflexion les apports de la clinique, notamment en ce qui concerne la formation de la *structure neurontologique* humaine.

1. Voir le chapitre 18.

Chapitre 12

Pour une clinique de l'existence

SARTRE CONCLUT *L'Être et le néant* en allant déposer son gros ouvrage aux pieds de l'autel de la métaphysique. À elle de trancher, de décider, de faire la part des choses qui, il faut l'avouer, restent finalement bien embrouillées. Mais à cet égard il faut relire avec attention les pages de conclusion qui reviennent sur deux questions essentielles : le surgissement du pour-soi à partir de l'être et l'incidence de ce fait dans la problématique de la totalité. Sartre n'élude pas ces difficultés, mais il renvoie à la liberté et à ses implications morales. Il termine alors de façon évasive en indiquant que « nous y consacrerons un prochain ouvrage » (EN, 722). On regrettera cependant que l'interrogation, engagée sur le plan existentiel, n'ait pas été poussée plus loin car elle était en train de trouver ses marques pour déboucher sur une philosophie clinique. C'est en effet le problème de la conformation originelle de l'être humain qui devrait être posé.

Sartre a mis les mains dans le cambouis. Il a démonté les pièces de la mécanique humaine de l'existence. Il les a numérotées, rangées dans l'ordre convenable, non sans les avoir auparavant soigneusement nettoyées, huilées, vérifiant les joints et contrôlant les articulations. Ensuite, il remonte le tout, reconstitue l'ensemble. Il remet le moteur dans l'appareil. Il vérifie une dernière fois que les choses sont bien en place et que le mouvement se transmet. Mais, au dernier moment, quand il tourne la clé de contact, rien ne bouge. Après quelques soubresauts, l'avion reste collé au sol. L'existence dont on croyait avoir pénétré le secret aura résisté à toute investigation. On s'est donc trompé quelque part et il faut s'interroger.

L'auteur se demande d'abord si la distinction de l'En-soi et du Pour-soi ne risque pas de faire « tomber dans un dualisme insurmontable », lequel établirait un hiatus

> « scindant l'Être […] en deux régions incommunicables dans lesquelles la notion d'Être devait être prise dans une acception originale et singulière » (EN, 711).

Il écarte l'objection car, selon ses dires,

> « le pour-soi n'est aucunement une substance autonome. En tant que néantisation, *il est été* par l'en-soi ; en tant que négation interne, il se fait annoncer par l'en-soi ce qu'il n'est pas et, conséquemment, ce qu'il a à être » (EN, p. 712).

Ainsi, le pour-soi n'est pas un « absolu substantiel », et « sa réalité est purement interrogative » de telle sorte que « l'apparition du pour-soi est l'événement absolu qui vient à l'être » (EN, 713). Mais le « dualisme insurmontable » réapparaît d'une autre manière : Il y a donc place ici pour un problème métaphysique qui pourrait se formuler ainsi : « Pourquoi le pour-soi surgit-il à partir de l'être ? » (EN, 713). Sartre souligne alors que

« la métaphysique peut puiser dans l'ontologie [car] le pour-soi est *effectivement* perpétuel projet de se fonder soi-même en tant qu'être et perpétuel échec de ce projet [...] aboutissant à la séparation radicale de l'être et de la conscience de l'être » (EN, 714).

Ainsi, dit Sartre,

« l'ontologie nous apprend : 1° que *si* l'en-soi devait se fonder, il ne pourrait même le tenter qu'en se faisant conscience [...] ; 2° que la conscience est *en fait* projet de se fonder, c'est-à-dire d'atteindre à la dignité de l'en-soi-pour-soi ou en-soi-cause-de-soi » (EN, 714-715).

Mais Sartre avoue que :

« nous ne saurions en tirer davantage. Rien ne permet d'affirmer, sur le plan ontologique, que la néantisation de l'en-soi en pour-soi a, dès l'origine et au sein même de l'en-soi, pour signification le projet d'être cause de soi » (EN, 715).

Conséquence de cet imbroglio :

« L'ontologie se bornera donc à déterminer que *tout se passe comme si* l'en-soi, dans un projet pour se fonder lui-même, se donnait la modification du pour-soi. »

D'où le recours invoqué :

« C'est à la métaphysique de former les *hypothèses* qui permettront de concevoir ce processus comme l'événement absolu qui vient couronner l'aventure individuelle qu'est l'existence de l'être » (EN, 715).

En tout cas,

« il n'y aurait donc aucun sens à se demander ce qu'était l'être *avant* l'apparition du pour-soi » (EN 715).

Conclusion dommageable, non seulement parce qu'en dernier ressort nous sommes renvoyés aux hypothèses métaphysiques, mais aussi parce que d'emblée des limites sont posées qui excluent des investigations complémentaires qui pourraient se révéler primordiales, notamment le fait de « *se demander ce qu'était l'être avant l'apparition du pour-soi* ». Interdit de penser au-delà, mais surtout en deçà. D'emblée, Sartre a décrit l'en-soi comme le plein absolu et impénétrable. On ne pouvait y trouver la conscience ou le soi puisqu'ils étaient absorbés par la plénitude de l'en-soi. Ce qui a empêché de pouvoir se demander si l'en-soi n'était pas, à un moment donné de son existence, sujet à une modification telle qu'il en résulterait le surgissement réactionnel de la conscience. Il n'y a rien avant, rien à voir et à savoir. Tel est le résultat d'une exploration toute conceptuelle ; il en serait peut-être autrement si l'on faisait intervenir des éléments cliniques qui permettraient de ne pas avoir à s'en remettre à la métaphysique.

LA TOTALITÉ EN CONCURRENCE OU EN SURSIS ?

L'autre interrogation vient de ce que nous sommes entrés d'emblée dans un problème de concurrence de totalité. Il y a celle de l'en-soi qui lui est arrachée par le pour-soi, et celle qui est en jeu dans le passage de l'un à l'autre.

Dans l'ouvrage étudié, il est question de l'être et, de manière souvent sous-entendue, de sa totalité ébranlée, si ce n'est contredite par le fait qu'ici il s'appréhende selon un double versant. En fait, c'est un être obsédé par la récupération de soi et qui, n'y arrivant pas, cherche pour le moins à être cause de soi. C'est le but que l'on attribue à la conscience et qu'elle se donne à elle-même : à défaut de correspondre à un être hypothétique, elle veut pouvoir se considérer comme un être qui est à lui-même sa propre origine. Le néant n'est en quelque sorte que l'alibi pour être soi-même.

Mais la question se pose aussi autrement :

« si la conscience est liée à l'en-soi par une relation *interne*, cela ne signifie-t-il pas qu'elle s'articule avec lui pour constituer une totalité et n'est-ce pas à cette totalité que revient la dénomination d'*être* ou de réalité ? » (EN, 716).

D'où :

> «Qu'appellerons-nous *réel*, à quoi attribuerons-nous l'*être* ? [...] À l'en-soi pur ou à l'en-soi entouré de ce manchon de néant que nous avons désigné du nom de pour-soi ? »

Ce qui revient à se demander :

> « Quelle définition donner, en effet, d'un existant qui, en tant qu'en-soi, serait ce qu'il est et, en tant que pour-soi, serait ce qu'il n'est pas ? » (EN, 716).

Les conditions nécessaires pour concevoir une *totalité* ne semblent pas ici réalisées. Il faut dépasser ces deux types d'être, en-soi et pour-soi, dans une synthèse qui s'élèverait au-dessus de leurs différences :

> « Qu'est-ce à dire sinon que la totalité indissoluble d'en-soi et de pour-soi n'est concevable que sous la forme de l'être "cause de soi". [...] Ainsi commençons-nous à saisir la nature de la réalité totale. L'être total, celui dont le concept ne serait pas scindé par un hiatus et qui, pourtant, n'exclurait pas l'être néantisant-néantisé du pour-soi, celui dont l'existence serait synthèse unitaire de l'en-soi et de la conscience, cet être idéal serait l'en-soi fondé par le pour-soi et identique au pour-soi, c'est-à-dire l'*ens causa sui*. »

Il en ressort que

> « le réel est un effort avorté pour atteindre à la dignité de cause-de-soi. [...] [On n'arrive ainsi à réaliser qu'un] Dieu manqué. [...] Tout se passe donc comme si l'en-soi et le pour-soi se présentaient en état de *désintégration* par rapport à une synthèse idéale [...] toujours indiquée et toujours impossible » (EN, 717).

Pour résumer :

> « S'il est impossible de passer de la notion d'être-en-soi à celle d'être-pour-soi et de les réunir en un genre commun, c'est que le *passage de fait* de l'un à l'autre et leur réunion ne peuvent s'opérer. [...] [C'est] un passage qui ne se fait pas, un court-circuit » (EN, 718).

Ce passage manqué correspond à une « totalité détotalisée » car :

> « Quant à la totalité du pour-soi et de l'en-soi, elle a pour caractéristique que le pour-soi se fait l'*autre* par rapport à l'en-soi, mais que l'en-soi n'est nullement autre que le pour-soi en son être : il est purement et simplement. »

C'est pourquoi :

> « Il n'est pas absurde de se poser la question de la totalité » (EN, 718).

Sartre précise :

> « Je saisis l'être, je *suis* saisie de l'être, je ne suis *que* saisie de l'être ; et l'Être que je saisis ne se pose pas *contre* moi pour le saisir à mon tour : il est ce qui est saisi. Simplement son *être* ne coïncide aucunement avec son être saisi. En un sens donc, je peux poser la question de la totalité » (EN, 719).

Et là, il faut savoir passer la main.

> « Pour l'ontologie, les seules régions de l'être qui peuvent s'élucider sont celles de l'en-soi, du pour-soi et la région idéale de la "cause de soi". Il reste indifférent pour elle de considérer le pour-soi articulé à l'en-soi comme une *dualité* tranchée ou comme un être désintégré. C'est à la métaphysique d'en décider… » (EN, 719).

Sartre laisse donc sur le chantier les outils qu'il a eu le mérite de mettre en œuvre, qui l'ont fait aller très loin dans le sens d'une philosophie qui ne se contente plus du travail du concept, bien qu'elle analyse

> « la maladie de l'être [dans ses rapports] avec le pour-soi comme maladie plus profonde et poussée jusqu'à la néantisation » (EN, 715).

Mais cette recherche qui va si loin ne fait pas le saut, ne va pas au-delà dans la mesure où

> « il s'agit ici d'expliquer un événement et non de décrire les structures d'un être » (EN, 714).

Ce qui, néanmoins, permettrait de se débarrasser des *a priori* et des impératifs d'une métaphysique qui a fait son temps et d'entreprendre l'étude de la conformation humaine.

Est-ce qu'il faut jeter *L'Être et le néant* ? Le pari de cet ouvrage était, comme l'indique le sous-titre, de fonder une « ontologie phénoménologique ». Mais l'auteur termine en renvoyant certaines questions fondamentales à la métaphysique. Or, dès le début, il s'était appuyé sur des notions de ce type qui n'avaient pas été explicitées, mais employées directement et comme telles. Il en va ainsi pour la conscience, la liberté, l'être, le néant.

La première question qui se pose alors est de savoir quelle est la légitimité de ces notions, surtout si c'est pour aboutir à la négation de toute essence de l'homme. Or, Sartre va les utiliser sans les critiquer mais pour les faire interagir entre elles et se fournir ainsi les instruments d'une investigation qui pénètre au cœur de l'existence humaine, la démonte et met en évidence que nous sommes faits comme d'un noyau de problématiques et de discordances. Chez l'homme s'introduit une *différence* assez curieuse, inattendue pourrait-on dire, car l'être humain ne veut pas résulter de son être ou en-soi parce qu'il y perdrait le rapport à soi qui le définit. La mention du *Cogito* est ici significative. Cette référence de base n'est pas remise en question : la conscience de soi est inhérente à l'être humain. Nous voilà revenus donc au point de départ.

Ce qui manque, ce sont les définitions ou délimitations préalables. Qu'est-ce que cette conscience installée d'emblée, quel sens a ce terme ? Bien sûr on n'en remet pas en cause la notion. Mais on ne peut pas dire que l'animal n'est pas doté de conscience, même si la nôtre est vraisemblablement d'une nature et d'une portée différentes de la sienne. En partant d'emblée de la conscience, on introduit des difficultés immédiates. Le *Cogito* cartésien, pour assuré qu'il soit, pose des questions essentielles : est-ce que j'existe, est-ce que je peux même douter de mon existence ? Tout en constatant qu'il n'est pas possible d'en douter, on ne formule pas ce qui est au cœur du raisonnement, à savoir qu'il est en fait question de la nature de la conscience humaine qui se révèle notamment par un redoutable pouvoir : celui de douter de tout jusqu'à éprouver la possibilité du néant. Descartes s'échappe par la porte du haut et tire argument d'un Dieu qui ne peut pas nous tromper. Il nous a créé et nous participons à la conscience divine. Dieu l'a mise en nous. C'était notre cadeau de Noël, le cadeau de naissance à l'être humain.

Mais il n'empêche qu'on reste ébranlé : on a douté et on doutera encore. Il faudrait pouvoir régler autrement le problème de l'assise de la conscience. Sartre élabore une voie en quelque sorte parallèle. Dès son introduction, il l'emprunte à la recherche phénoménologique, ce qui permet d'éviter le recours à l'entité divine. Il signale un fait :

> « La conscience implique dans son être un être non conscient et transphénoménal. »

Il s'explique :

> « Dire que la conscience est conscience *de* quelque chose, c'est dire qu'elle doit se produire comme révélation-révélée d'un être qui n'est pas elle et qui se donne comme existant déjà lorsqu'elle le révèle » (EN, 29).

Ou, formulé autrement,

> « *la conscience est un être pour lequel il est dans son être question de son être en tant que son être implique un être autre que lui* ». [Il s'agit de l'être transphénoménal des phénomènes et non d'un être nouménal qui se cacherait derrière eux : cet] « être transphénoménal de ce qui est *pour la conscience* est lui-même *en soi* » (EN, 29).

Suivra alors la partie VI de l'Introduction qui traite justement de « l'être en soi ».

Nous avons examiné une bonne part de l'immense recherche qui va s'engager, mais on n'est pas plus avancé sur ce point : on ignore encore tout de l'origine de la conscience humaine. En tout cas, on ne pose pas la question qui s'impose. Dans la mesure où il y a une conscience humaine, il faut se demander comment et d'où elle est advenue. Autrement dit, quelle est la *conformation* spécifiquement humaine qui nous fait accéder à la possibilité de conscience ? Bien sûr, Sartre prend un détour et il invoque le danger qu'il y a à n'être qu'un en-soi où s'engluerait sans doute toute possibilité de conscience de soi, mais même celle de toute conscience. La conscience est donc ici introduite et prouvée par une nécessité ontologique qui va requérir l'utilisation du concept de néant. Mais *on ne sait rien de la raison qui nous ferait manquer la conscience de soi si on était resté dans l'en-soi.* Qu'est-ce qui nous éveille et nous avertit de ce danger ? Rien n'est dit à ce propos, sauf par le recours à la notion de néant.

Il semble qu'il faille ici distinguer l'habileté dialectique de Sartre, qui pourrait introduire une véritable investigation clinique, mais aussi le fait qu'elle trouve sa limite dans la mesure où elle n'est basée que sur l'utilisation d'*a priori* métaphysiques sans poser aucunement la question de la conformation humaine originaire. Sans doute, on peut se précipiter et décider qu'il n'y a ni nature ni essence de l'homme et en déduire notre liberté à construire notre essence à partir de notre existence projetée ou réalisée. C'est d'ailleurs sur ce thème que va s'achever l'ouvrage. Mais il serait plus approprié de s'interroger sur la validité de conclusions hâtives. On ne peut y adhérer sans avoir examiné rigoureusement notre constitution primordiale, y compris selon sa dimension neurobiologique.

LA NÉCESSAIRE ÉTUDE DE L'ORIGINE DE L'HOMME

Malgré l'admiration éprouvée pour l'auteur de cet « Essai », on doit considérer qu'il prend les choses en chemin. L'homme y est déjà fait, son être complexe est le devenir d'éléments déjà en place et sur lesquels on ne sait rien. On peut se saisir de n'importe quelle notion ou caractère déterminant, l'arrêter en cours de route et l'interroger. De là, on remonte à ses antécédents, on détermine ses conséquences. Et, progressivement on se fait une idée générale de tel être en question. Quand on en arrive à l'homme, les choses se compliquent pour deux raisons principales. Il y a d'abord des phénomènes spécifiquement humains dont on ne voit pas pourquoi et comment ils surviennent ; la conscience que nous évoquions plus haut est de ceux-là. Mais l'autre raison est plus épineuse : à partir de quand avons-nous affaire à un représentant de l'espèce humaine ? À cet égard, faut-il le considérer dès avant la naissance et étudier une vie prénatale spécifique de l'homme ; ou bien après la naissance, tel qu'il se présente au moment où il vient au monde ; ou encore attendre plus tard qu'il ait achevé un développement suffisant, ayant acquis par exemple les possibilités du langage ? Pour dire les choses de manière abrupte et simpliste : à partir de quand la photo d'identité serait-elle valable ?

Cette question n'est pas philosophique, et pourtant elle devrait l'être. Car ou bien on admet l'être humain tout préformé d'avance par ses caractères génétiques et il y a donc ce qui équivaudrait à une essence : ou bien l'homme relève d'une formation d'un genre différent tel que nombre de ses traits distinctifs proviennent d'un développement qui échappe à tout programme, excepté le fait qu'au départ il aurait une constitution permettant l'apparition de capacités non directement innées.

En clair, cela veut dire : faut-il tenir compte de notre vie prénatale mais en prenant garde de ne pas la réduire à une simple phase de maturation comme on la retrouve dans les autres espèces vivantes ? Celles-ci passent toutes par des stades de formation de l'être qu'elles seront : il faut bien qu'il y ait fabrication de l'être à venir. Mais, une interrogation survient à partir du moment où l'on constate que l'homme est la seule espèce dont la spéciation n'est pas automatique. Si un chat ne peut devenir un chien, pourquoi l'homme est-il la seule espèce qui paraît suffisamment indéterminée pour qu'il devienne soit inhumain, soit animal, soit privé des moyens de communication qui le font homme ? Fichte déclare en 1797 :

> « Tous les animaux sont achevés, et terminés, l'homme est seulement indiqué et esquissé [...]. Chaque animal est ce qu'il est ; l'homme, seul, originairement n'est absolument rien. Ce qu'il doit être ; il lui faut le devenir ; et, étant donné qu'il doit en tout cas être un être pour soi, il lui faut le devenir par soi-même[1]. »

Kant (1803a) dira à peu près la même chose :

> « Par son instinct un animal est déjà tout ce qu'il peut être ; une raison étrangère a déjà pris soin de lui [tandis que l'homme] n'a point d'instinct et doit se fixer lui-même le plan de sa conduite. »

Ce que Kant résume d'une phrase (1803b) :

> « L'homme naît à l'état brut[2]. »

Ces indications préfigurent la thèse de Sartre : l'essence de l'homme ne précède pas son existence. Sans doute, les auteurs cités s'en tiennent à des observations extérieures et les réflexions contemporaines ont attribué ces caractères singuliers au fait que l'homme naîtrait biologiquement inachevé. Mais il ne faut pas confondre les deux points de vue : celui d'une maturation à acquérir et celui d'une essence à constituer par l'exercice de l'existence. Il peut aussi y avoir des points de croisement entre ces approches ; en tout cas, il paraît nécessaire de se poser dans les deux cas la question de certaines particularités qui peuvent marquer *l'existence prénatale* de l'homme et que l'on ne saurait exclure de la réflexion.

D'où la question, essentielle, déterminante : qu'en est-il de notre vie prénatale ? Est-elle seulement une période de développement selon le modèle animal, ou bien s'agit-il aussi d'une existence

---

1. J.-G. Fichte, *Fondement du droit naturel*, traduction Puf, p. 95. (Texte déjà partiellement cité au début du chapitre 10 et ici complété.)

2. E. Kant, *Réflexions sur l'éducation* (1803a), tr. fr., Paris, Vrin, 1966, p. 70 ; *Anthropologie du point de vue pragmatique* (1803b), tr. fr. Paris, Gallimard, La Pléiade, t. III, 1986, p. 1149.

préalable dont les caractères propres nous spécifieraient à la manière d'une essence ? Dans ce cas, on pourrait adopter le point de vue de Sartre – pour qui l'existence de l'être humain précède l'essence –, mais en précisant alors que celle-ci résulterait non pas des choix de notre liberté ultérieure, mais des acquis d'une *existence particulière d'ordre prénatal*.

C'est donc l'être humain prénatal qu'il convient maintenant d'analyser. On verra que cet étranglement qui saisit la relation de l'en-soi et du pour-soi est d'un autre ordre que celui qui est invoqué par la référence au *néant*. Au contraire, c'est l'être comme homogénéité et donc comme totalité qui doit être envisagé selon une méthodologie résolument clinique qui intégrera les effets de l'*anéantissement* natal.

Troisième partie

L'être humain prénatal

Chapitre 13 – Introduction à la vie prénatale

Chapitre 13

Introduction à la vie prénatale

*I*L FAUT MAINTENANT connaître l'histoire de l'homme, de sa genèse. Non pas ses antécédents paléontologiques et phylogénétiques, ni ses faits et gestes depuis des millénaires, mais le déroulement de la composition et de la formation de l'être humain. Quelle que soit la définition de l'être en général, il y a ici une spécificité propre qu'il est temps d'aborder.

S'interrogeant sur l'homme, la philosophie a envisagé un être constitué et elle a nommé ses particularités. Est-ce un effet de connaissance ? Nullement ; il ne s'agit que de nommer, donner des noms à ce qui paraissait particulier ou obscur. Ces dénominations ont fait office de savoir alors qu'il ne s'agissait que de repérages et de renvois de l'un à l'autre, ce qui a fini par donner de la consistance à l'ensemble au point qu'on le faisait correspondre à ce que l'on a appelé l'homme. Les concepts de la philosophie sur ce plan sont au mieux des approximations, au pire des divagations. Quand on veut faire une statue, on cherche le marbre.

On ne se posait pas la question de la méthode. L'homme était là sous les yeux, il fallait rendre compte de ses caractères, de ses singularités, de ses aptitudes. On décrivait, et quand manquaient les mots, on les inventait. L'homme a été conceptualisé avant d'être connu. On en est encore là et même les recherches biotechnologiques les plus avancées s'efforcent de trouver des correspondances neurologiques à des mots usés que l'on estime définitifs ; ainsi en est-il des émotions, de l'intelligence, la mémoire, le langage[1]. On ne fait pas mieux avec l'inconscient qui a donné lieu à une inflation conceptuelle de tous ordres mais qui n'est encore qu'un vaste chantier de travail.

Sur le plan de la biologique analytique on a commis trois erreurs : la réalité apparente de l'homme donnait à penser, les mots introduits faisaient croire, le parallélisme des conduites et des affectations neurologiques semblait procurer des certitudes. La situation de la psychanalyse est différente : c'est une investigation inachevée, mais trop vite réfugiée dans ses dogmes. Elle a cependant le mérite d'aller au-delà du visible sans tomber dans la métaphysique et l'opportunité théorique de ses concepts. Elle a aussi l'avantage de nous ouvrir vers l'intérieur : prenant le chemin de l'interprétation des rêves, elle pourrait aussi – mais sans tomber dans l'adultomorphisme – nous conduire à l'interprétation de la vie prénatale. Ce serait franchir véritablement ce que Freud nommait, pour d'autres raisons, le « roc du biologique ».

LES ÉVIDENCES DE LA VIE PRÉNATALE

Pourquoi étudier la vie prénatale humaine ? Elle n'a rien, *a priori*, qui la distingue de celle des autres animaux, notamment

1. On distinguera les neurosciences *analytiques* – dont les bases épistémologiques sont diverses et n'envisagent que des résultats pragmatiques, notamment thérapeutiques – et la neuroscience *synthétique* qui considère les interactions entre les différentes parties de notre dotation neuronale, notamment cérébrale, et peut rendre compte de notre être et de son mode d'existence.

nos voisins les mammifères placentaires. Pour tous, et d'autres encore mais sous des modalités différentes, la règle est la même : un être vivant ne vient pas au monde sans y avoir été plus ou moins préparé par la fabrication de son organisme et l'agencement minimal de ses fonctions réalisés dans un milieu adéquat, nutritif, protecteur et apte à la mise en œuvre d'un programme génétique. La vie prénatale est ainsi un phénomène courant, banal même, en tout cas nécessaire. Sur ce plan, c'est le stade de l'usinage.

Mais on parle déjà de vie, ce qui est strictement évident : les premières cellules, celles de la fécondation et des duplications de l'œuf qui s'ensuivent immédiatement, sont actives. Le dynamisme du vivant est lancé. Donc, il n'y a pas à justifier l'expression de « vie prénatale ». Pourtant on entend aussi par là que l'embryon, puis le fœtus, auraient une sensibilité précoce d'où pourraient résulter des communications avec des états du milieu interne, voire des interactions avec des facteurs provenant de l'extérieur. La vie prénatale prend ainsi une autre amplitude et on ne peut rejeter sans examen l'hypothèse qu'elle dépasse son seul statut de stade de développement. De là à imaginer que des influences externes puissent moduler la nature de la vie prénatale, il n'y a qu'un pas. On échafaude ainsi des théories, si ce n'est des pratiques, qui reviennent à introduire ou utiliser l'idée que le fœtus humain est déjà une personne. Mais il faut prendre garde de ne pas évacuer la spécificité propre à la vie intra-utérine car son caractère essentiel, qu'il faut tout de suite souligner, est l'*homogénéité vitale*.

Quand on prend en compte les effets éventuels sur ce milieu interne, on envisage surtout tel état psychophysiologique relatif à une gestation donnée, notamment celle qui peut être affectée par une pathologie maternelle ou se trouver exposée à des traumatismes extérieurs. Mais cela revient à faire de la médecine externe sur des phénomènes internes. On peut aussi se poser la question des rapports intra-utérins de jumeaux et de la prépondérance que l'un d'eux peut prendre sur l'autre jusqu'à influencer les dispositions maternelles avant et/ou après l'accouchement. La pratique de la maternologie a souvent confronté à ces questions.

Ces diverses considérations sont justifiées ; elles relèvent de la logique apparente de la situation de grossesse et de ses incidences sur la vie prénatale. On peut pourtant pas se limiter à ces données qui l'emportent alors sur la toile de fond constituée par le fait même de la vie prénatale et de ses interactions constitutionnelles.

Le début de la vie prénatale

Il y a d'abord la vieille question qui, sous l'appellation courante de l'*animation de l'embryon*, a entraîné de multiples débats dans l'Antiquité, lesquels ont été repris au cours d'interminables querelles théologiques. Nous ne ferons que les mentionner. Ensuite, il faut examiner si le *substrat embryo-fœtal* ne donnerait pas lieu, au plan humain, à une vie prénatale de nature particulière. Nous allons passer d'un extrême à l'autre, de la pensée ancienne à des données récentes.

L'animation de l'embryon. Chez les philosophes grecs, la polémique a été très vive, mais elle visait moins la nature de la vie prénatale que, plutôt, celle de l'être prénatal. Qu'est-ce qu'un embryon ou un fœtus (il y a controverse sur ces appellations) : a-t-il déjà une âme, faut-il attendre pour cela qu'il ait trente jours chez le mâle et quarante-deux jours chez la femelle (comme on l'a souvent affirmé) ; sa vie est-elle d'abord de nature végétale (ce que penseront les stoïciens), pour devenir animale avant d'être humaine et seulement à la naissance ? Hippocrate et Galien sont des auteurs incontournables sur ces questions, comme aussi Platon, Aristote, Démocrite, ou Alexandre le sophiste qui déclare : « Que personne ne suppose que la semence est inanimée, car tombant dans la matrice elle s'accroît et se forme. » Indiquons également un traité dont l'origine est mal connue mais qui va faire longtemps autorité sous l'appellation *Ad Gaurum*. Dans tous ces écrits, deux questions se croisent et souvent se confondent : celle de l'apparition de l'âme et celle du mouvement qui la manifesterait d'emblée. Comme on s'en doute, la notion d'âme a d'abord des implications théologiques : âme humaine, âme divine dont on se demande si elles s'unissent en la personne du Christ ou si elles sont distinctes. Les débats sont d'une rare violence et le sort réservé à saint Maxime le Confesseur en donne une idée. Ce moine byzantin du VIIe siècle sera jugé, torturé, jusqu'à ce qu'on lui coupe la langue et les doigts de la main droite pour qu'il ne puisse plus exprimer sa pensée. Il mourra peu après, en 662, à l'âge de quatre-vingt-deux ans.

En tout cas, il était moins question de la vie prénatale elle-même, que de la nature de l'*être prénatal*. Quel est cet être qui est au monde sans l'être, qui existe et qui n'est pas né ; d'où vient-il et qu'est-ce qui l'anime ? Est-il origine, symbole de l'origine ou effet de celle-ci ? Où est le début de notre vie : ailleurs, dans une éternité abyssale et selon une transcendance préexistante, ou dès le moment de notre conception ou de notre naissance ? Questions qui ne vont pas sans passions et entraînent des prises de position extrêmes que l'on retrouvera encore en débat au début du XVIIe siècle et jusqu'à aujourd'hui. Il y va de l'existence de l'âme. Viendront les recherches et les théorisations de Malebranche, Leibniz et Kant. Par la suite, des observations ou expériences biologiques vont apporter de nouveaux éléments qui aboutiront notamment à la théorie de l'épigenèse de C.-F. Wolff (1759).

Le savoir biologique et médical contemporain changera les perspectives et s'appuiera notamment sur les données génétiques. On s'intéressera encore à l'animation de l'embryon, ce qui n'empêche pas de renâcler à lui donner un statut anthropologique. Alors, on laisse l'âme de côté et on se consacre aux faits et à la possibilité d'y intervenir ; il s'agit de « faire progresser » la médecine et de contribuer à la pratique de la reproduction.

Le substrat embryo-fœtal. En ce qui concerne la vie utérine de l'homme, on s'est rapporté au modèle animal. La seule différence venait de l'âme, des modèles, des moments ou des sources de son introduction. En tout cas, par rapport aux mammifères placentaires, le substrat embryo-fœtal est considéré comme identique, tout au moins similaire. Cette assimilation va de soi, elle n'est pas interrogée. De toute façon on retrouve de part et d'autre les mêmes organes, les mêmes fonctions – selon leurs modalités respectives chez les espèces – et une presque totale équivalence au niveau du programme génétique. Alors, les conclusions sont simples : l'homme n'a pas d'âme et c'est seulement l'évolution qui nous aurait donné l'accès à quelques aptitudes ou capacités que nous développons par l'intégration des progrès culturels sur fond d'une progressive appropriation de la matière. Il n'y aurait donc pas d'essence de l'homme et c'est lui qui assure son développement par l'intrication et la complexité des processus interhumains. Le monde porte davantage notre marque que nous-mêmes qui, initialement, n'en aurions pas.

Cependant, il reste quelques difficultés pour pouvoir expliquer les choses aussi sommairement. Si on peut renvoyer l'âme à son domicile imaginaire, on ne peut pas faire fi de la spécificité humaine. Sans doute, on se garde de trop porter le fer de ce côté car nous serions confrontés à notre ignorance et à l'absurdité d'une existence angoissante. L'homme se contente de valoriser ses acquis, d'en tirer le maximum de profit ; ce qui sert ses ambitions et l'investissement de l'être de soi, c'est-à-dire du moi qui entend régner sans partage.

Néanmoins, on ne devrait pas quitter le domaine de ces questions gênantes sans reconsidérer la nature de notre substrat embryo-fœtal. C'est une chose de dire que nous ne voyons pas de différences significatives avec les animaux voisins ; c'en est une autre de conclure qu'il n'y en a aucune. Elle peut être cachée, plus exactement ne pas être visible ou paraître inaccessible aux investigations, même les plus fouillées. On imagine alors en l'homme un lieu ou un état insoupçonnés, une ordonnance encore inconnue. Bien plus, ce ne serait pas quelque chose que nous n'aurions pas distingué mais peut-être des dispositions dont nous n'avons pas idée ou seulement comprises partiellement en les réduisant à des évidences neuro-anatomiques n'ayant pas fait le plein de leurs significations. Ou bien, dit autrement, cette « âme » pressentie de tout temps demeurerait prise à la lettre de ce que nous imaginons sous ce terme et on l'aurait fait provenir d'ailleurs, exportée d'une nature transcendantale, sans avoir imaginé qu'elle pouvait se former en nous, sans que nous sachions où ni comment.

En tout cas, le moment serait venu de procéder enfin à une *anatomo-physiologie de l'âme* qui, du coup, changerait de nom, ne serait plus une entité idéaliste et l'expression consacrée de notre ignorance de nous-mêmes. Il faudrait alors admettre que l'âme est le terme pré-réflexif désignant des processus organiques qui, moyennant des dispositions vraisemblablement neuronales propres à l'homme, interviendraient pendant le temps de notre vie prénatale.

Il paraît donc nécessaire de reprendre la question de l'épigenèse et de chercher si quelque modalité essentielle ne nous aurait pas échappé à ce niveau. La notion de *vie fœtale* prendrait un sens primordial : il ne s'agirait pas de sensations ou d'éprouvés à la manière de l'adulte plongé dans le monde, mais de vécus inhérents au fait que le fœtus dans ses conditions originelles pourrait avoir la capacité de développer un *état de soi formateur de soi*. L'être, au sens humain du terme, serait une procréation fœtale. Y aurait-il alors en nous comme un cerveau secret ?

Chapitre 14

Le cerveau secret

C'EST SURTOUT au niveau du cerveau qu'il faut lancer nos investigations : siège présumé de notre vie psychique et des facultés intellectuelles, il est l'appellation d'une formation anatomique très complexe et de plus en plus importante à mesure que l'on considère des espèces évoluées. Mais c'est un lieu mythique. On y projette aussi bien l'existence d'aptitudes fondamentales d'un individu, homme ou animal, que des anomalies ou, au contraire, des capacités qui restent mystérieuses. En tout cas, le cerveau est d'autant plus essentiel à l'existence que l'on monte les degrés de l'évolution phylogénétique : sa complexité augmente ainsi que le nombre des coordinations fonctionnelles qu'il assure. On imagine donc que notre cerveau sait tout, voit tout, mais nous avons quand même fini par admettre que nous ne sommes pas conscience de tout ce qu'il détecte : nous avons même accepté de croire qu'il reste pour une bonne part le lieu de l'inconscient.

Avec cette notion, on a réponse à tout. Ce qui n'empêche pas de procéder à des explorations que l'on veut précises. À cet égard, on multiplie les techniques et c'est ainsi que l'on recourt à l'imagerie médicale qui nous montre le reflet coloré de nos humeurs ainsi que des zones actives liées à nos conduites ou celles qui témoignent de désordres et de situations déficitaires. L'examen du cerveau est passé dans la routine de l'investigation clinique. Mais ce n'est pas pour cela que nous connaissons tout sur le cerveau, on a privilégié l'abord pratique et il reste de larges zones d'ombre : ce sont elles qu'il faudrait prospecter.

LE DÉVELOPPEMENT DU CERVEAU

Le cerveau a une longue histoire, celle de son développement propre dans la chaîne des espèces. Tout au long de sa constitution phylogénétique, il est passé d'un câblage rudimentaire parcourant un organisme dans le sens longitudinal, développant au passage des renflements ganglionnaires, pour finir en amont par être un ganglion volumineux éclatant en deux moitiés : les hémisphères cérébraux qui reposent sur des formations intermédiaires telles que le thalamus. Le cerveau augmente donc de taille, de volume et d'étendue. On peut apprécier cette expansion en rapportant aux caractères du corps entier, son propre poids, son volume, tout en tenant compte de la surface cérébrale résultante.

Le poids. Si le rapport entre le poids du cerveau et celui du corps reste à peu près constant dans les espèces, il augmente en revanche au cours de l'évolution. Ainsi pour donner un exemple général, la comparaison avec les Insectivores – auquel on attribuerait arbitrairement un rapport encéphalique au poids corporel égal à 1 – *Homo sapiens* apparaît sur ces bases avec un coefficient de 28,7[1]. Si on se réfère à quelques hominidés, le poids du cerveau est d'environ 440 grammes chez les australopithèques, il

1. J.-P. Changeux, *L'Homme neuronal*, Paris, Fayard, 1983, p. 61.

atteint 940 grammes pour l'*homo erectus*, tandis que notre cerveau actuel est en moyenne de 1,3 kilo[1]. Mais la validité de ce critère est sujette à caution comme l'ont montré les nombreuses mesures effectuées dans les laboratoires au XIXᵉ siècle. À ce sujet, Changeux rappelle que les cerveaux d'Anatole France et de Gall (l'anatomiste) présentait des valeurs de poids faibles (1000-1100 g) par rapport à ceux de Cromwell et Byron qui atteignaient respectivement 2000 à 2230 g[2] !

Le volume. La question du volume n'est pas nécessairement judicieuse : elle n'est pas significative en soi car elle se trouve soumise à une contrainte. Le développement du cerveau ne peut se faire indéfiniment dans une boîte crânienne qui ne s'élargira que peu à peu et dont il faut rappeler qu'elle ne saurait dépasser une certaine dimension sans créer des problèmes pour la possibilité de l'accouchement. Leutenegger (1972) avait d'ailleurs soutenu que l'inachèvement du nouveau-né était dû au fait qu'il devait venir au monde plus tôt afin que la taille de sa tête soit compatible avec la largeur du bassin féminin. En tout cas, même en jouant sur le fait que les os du crâne ne sont pas encore soudés, il y a des limites à leur écartement possible.

La surface. Il faut donc une solution à la limite de l'astuce. Comme dans un métro bondé on doit se serrer, les structures nerveuses plus récentes repoussent les autres en même temps que toutes se contorsionnent, se plient et se replient et se font en somme de la place là même où il n'y en a pas suffisamment. D'où les innombrables sillons et scissures que l'on peut observer même à l'œil nu, le phénomène étant bien visible de l'extérieur. Changeux note que si « le cerveau de l'homme occupait le volume d'un cube, le néocortex aurait une surface de 7 dm². Or l'écorce cérébrale

---

1. J.-P. Lévy, *La Fabrique de l'homme*, Paris, O. Jacob, 1997.
2. J.-P. Changeux, *L'Homme neuronal, op. cit.*, p. 57.

supposée complètement développée a une surface moyenne de 22 dm² »[1]. Il y a donc un véritable problème de logement. C'est d'ailleurs ici qu'intervient la nécessaire distinction avec le néo-cortex. J.P. Changeux indique que si l'on affecte à ce territoire neuronal « un indice égal à 1 chez les insectivores, celui des singes supérieurs varie de 8 à 25, celui du chimpanzé vaut 58, enfin celui de l'homme atteint 156 »[2]. Cette extension de surface du cortex entraîne l'augmentation du nombre total de neurones : le rat en a 65 millions, le chimpanzé 7 milliards et l'homme 30 milliards, si ce n'est davantage. À quoi il faut ajouter que le nombre de synapses entre les neurones et leurs prolongements est également décuplé, de même que les possibilités du nombre d'associations. Le réseau câblé prend une extension quasi infinie : pour notre cerveau, on dénombrerait 600 millions de synapses par millimètre cube de cortex.

L'EXPLORATION DU CERVEAU

Jusqu'ici nous sommes dans le cadre de données externes qui ne peuvent nous donner d'indications suffisantes sur le cerveau humain : elles nous y conduisent, mais il faut aussi considérer sa structure. Elle n'apparaît pas spécifique. D'abord, les neurones sont les mêmes que ceux des autres mammifères et ils sont parcourus d'influx nerveux de même nature. Ensuite, le cortex cérébral est généralement constitué de six couches superposées qui comportent aussi bien des cellules dites « pyramidales » (à disposition verticale) émettant des messages émergeants, et des cellules « étoilées » (situées surtout dans la quatrième couche) qui assurent les liaisons internes.

Ainsi l'image que l'on se donne habituellement du cerveau est celle, grossie et démultipliée, du neurone. On lui donne des

---

1. J.-P. Changeux, *L'Homme neuronal, op. cit.,*, p. 65.
2. R. Bauchot, H. Stephan, « Encéphalisation et niveau évolutif chez les Simiens », Mammalia, 1969, p. 33, 228-275. (Cité par J.-P. Changeux, *L'Homme neuronal, op. cit.*, p. 64.)

entrées par où arrivent les informations sensitives ou perceptives et, à l'autre extrémité, on envisage les réactions suscitées, notamment les réponses motrices. C'est ce que l'on a traduit en identifiant dans le cortex cérébral des *aires sensitives* d'une part, des *aires motrices* d'autre part et, entre elles, des liaisons, des connexions de toutes sortes qui permettent d'intégrer les données récupérées et de les redistribuer sous la forme de réactions adaptées, qu'elles soient cognitives, comportementales ou affectives. Autour de ces aires, dites d'abord primaires, il y a des *aires intermédiaires*, périphériques, des zones floues mais très étendues chez l'homme et utiles au traitement général de l'information.

On a aussi fouillé dans les cellules nerveuses, repérant leurs similitudes et leurs différences, distinguant nettement celles du cortex. Les connexions et les rapports étaient étudiés et notamment les liens avec les structures sous-corticales, comme le thalamus. Les productions humorales ont été analysées et l'on a décrit leurs circuits ainsi que la nature des neuromédiateurs. Une topographie fondée sur la neurochimie s'est développée mettant notamment en évidence les voies dopaminergiques ou sérotoninergiques.

Au total, le cerveau apparaît comme une sorte d'ordinateur, un centre de traitement de données. Il suffit d'ouvrir la boîte crânienne et d'écarter les méninges pour constater l'amplification organique qu'il présente. On a parlé à son propos d'un « processus entéroïde comparable à l'intestin grêle, et défiant toute systématisation ». Dans la foulée, on l'a considéré comme « l'intestin de la pensée » : une pensée considérée au sens large, faite pour une grande part de réactions réflexes, de liaisons programmées, mais aussi classificatrice, toutes de distinctions et d'appréciations. Si sa division en deux hémisphères est une donnée évidente, il a fallu attendre le dernier tiers du XIXe siècle pour individualiser des lobes et des circonvolutions séparés grâce à des sillons et des scissures, et pour identifier ces territoires en les nommant et en les numérotant. Ce fut la grande époque de la localisation cérébrale qui introduit, selon l'expression de Changeux, une « nouvelle phrénologie », laquelle « se fonde désormais non plus sur une approximative crânioscopie, mais sur des critères anatomiques et fonctionnels incontestables »[1]. À chaque zone ou aire plus ou moins délimitée, on attribuait une corrélation avec les fonctions psychologiques, comportementales ou affectives ; on recherchait les correspondances entre les lésions anatomiques et les affections cliniques, notamment au niveau du langage, des praxies, des gnosies.

C'est ainsi que le repérage de ces dispositions anatomo-fonctionnelles a permis d'établir dès le milieu du XIXᵉ siècle l'existence d'un nombre notable de centres cérébraux et d'en faire un repérage fonctionnel. Broca en fit l'un des premiers la démonstration quand, en 1861, il montra, après autopsie, la corrélation d'une lésion du lobe frontal gauche avec un phénomène d'aphasie, c'est-à-dire de perte de la parole. Ensuite, les recherches se sont intensifiées et l'on a pu dire que « 1900 est ainsi la "Belle Époque" des localisations cérébrales »[2]. Brodman, en 1909, divisera le cortex du cerveau humain en cinquante-deux aires toutes numérotées et corrélées à des fonctions que l'on a tenté de préciser. Cet inventaire, encore valable pour une bonne part, a été l'occasion d'une immense littérature médicale qui s'est ainsi développée. Aujourd'hui l'imagerie cérébrale prend le relais et repère des zones spécifiquement encodées. Ainsi la cartographie cérébrale connaît de nouveaux développements[3].

Mais posons une question simple, presque naïve en apparence : qu'est-ce qu'un cerveau ? C'est un centre de câblage. Il y en a d'autres, par exemple ce qu'on appelle les plexus ou les centres

1. J.-P. Changeux, *L'Homme neuronal, op. cit.*, p. 33.
2. *Ibid.*
3. A. R. Damasio (2010), *L'Autre moi-même, les nouvelles cartes du cerveau, de la conscience et des émotions*, tr. fr., Paris, O. Jacob, 2010.

ganglionnaires. Mais le cerveau a atteint progressivement une taille et un développement sans pareil. Il a pris le contrôle de tout l'organisme, il est au cœur de son agencement comme des rapports de celui-ci avec le milieu extérieur. C'est la face interne et l'interface de notre existence. Il reflète et coordonne la vie et les rapports des organes ; en même temps il informe des conditions de milieu. Le cerveau concentre les sensations et les perceptions, il les assemble et, selon le programme génétique de l'individu, il détermine les réponses à donner, les réactions adaptées et nécessaires à trouver ou à inventer.

On localise des moments ou des parties de l'activité cérébrale et l'on identifie ce qui semble correspondre à ce que nous continuons de nommer en termes de fonctions cognitives, affectives, mémorielles, en tout cas configurantes, qu'exprime un langage resté usuel, si ce n'est sommaire et issu de l'expérience pratique pour autant que l'on puisse en rendre compte. Car ce n'est pas tout l'homme que nous voyons à l'examen du cerveau, ce ne sont pas non plus toutes ses humeurs et tous ses états. Nous ne pouvons pas suivre pas à pas, de fil-à-fil, de neurone en neurone et de synapse en synapse, les influx qui le parcourent et les significations véhiculées. Pas plus, nous ne pouvons vraiment quantifier le goutte-à-goutte des sécrétions humorales qui s'y produisent.

La face cachée du cerveau

Par ailleurs, les relevés topographiques et fonctionnels sont critiqués au niveau même des corrélations qu'ils sont supposés établir ; surtout, ils laissent entre eux de vastes espaces que l'on ne sait pas identifier. C'est ainsi qu'on détermine peu à peu, entre les aires primaires de projection sensorielle et motrice, d'immenses territoires que, faute de mieux, on va dénommer les *Aires associatives* souvent imbriquées avec les aires intermédiaires. Car, tout de suite, on répond à ce qui semble une énigme par une hypothèse qui, vu la méconnaissance à ce propos, prend une sorte d'évidence : on pense que ce tissu cortical non déterminé serait un maillage qui servirait au transport et à la mise en rapport des données obtenues dans les aires clairement identifiées. Entre elles, il n'y a pas de vide, il y aurait de la disponibilité cérébrale, une sorte de main d'œuvre neuronale indispensable à l'élaboration corticale.

Mais l'hypothèse va plus loin. L'indétermination des aires associatives serait aussi utile pour la formation et la conservation des apprentissages, pour l'intégration des données culturelles, la transmission du savoir et des acquis ; elle est aussi ce qui permet la plasticité cérébrale et la réparation des dégâts lésionnels ainsi que le transfert de certaines fonctionnalités atteintes ou perdues dans des zones susceptibles de s'adapter et de prendre le relais. On ne sera donc pas étonné de la présence d'un vaste territoire cérébral associatif, d'autant qu'il peut offrir un terrain propice au développement des capacités humaines d'évolution et de progrès. C'est le cerveau « agile », pourrait-on dire, quasiment prêt à tout et pour tout, mais insaisissable en soi, seulement évalué par une approche vague et un discernement par le contour plus que par le contenu.

On ne peut cependant en rester là et ne pas accorder toute son importance à ce qui est susceptible de rendre compte de la différence du substrat embryo-fœtal qu'il semble y avoir entre l'homme et l'animal. Si tel est le cas, il faut y rechercher, non pas un secret du cerveau mais plutôt un « cerveau secret », généralement banalisé et encore insuffisamment élucidé. Il en sera question plus loin lors de l'étude de la *structure neurontologique*[1].

On conclura provisoirement avec P. Karli : « S'il ne s'agit donc nullement d'un cerveau radicalement "nouveau", l'impor-

1. Cf. Chapitre 17.

tant accroissement qualitatif – selon un patron déjà relativement ancien – s'est traduit en particulier par le développement des aires d'association du cortex cérébral[1]. » Il faut donc considérer cette face cachée du cerveau et ses dispositions innées à la connexion.

1. P. Karli, *L'Homme agressif*, Paris, O. Jacob, 1987, p. 67.

Chapitre 15

Les neurones associatifs

Nous n'avons pas une « tête de linotte », mais l'expression est intéressante à réfléchir. Cette sorte de chardonneret est un petit oiseau avec une fine tête : on le prend pour l'image de l'étourdi, c'est un « écervelé » ; ce qui en dit long sur nos présupposés concernant les rapports entre la taille d'un cerveau et ses capacités.

Ici, nous avons affaire à la question inverse : l'homme a un gros cerveau qui, rapporté à la taille du corps, est le plus important de l'histoire de la phylogenèse. S'il n'y a pas grand-chose dans ce que l'on appelle la tête de linotte, il a énormément de choses dans le cerveau humain. On admet facilement ce développement de la capacité cérébrale dans le cadre de l'équivalence : dotation en matière première et performances. L'homme étant le roi de la création doit avoir le meilleur des cerveaux. C'est bien ce qui apparaît au cours de l'évolution en général et de notre espèce en particulier. Quelles que soient les précautions à prendre dans l'interprétation de la cartographie cérébrale, il n'empêche qu'il faille loger ici beaucoup de fonctions. Nous en partageons la plupart avec les autres espèces, mais certaines nécessitent que leur soit dévolu un plus grand espace. C'est bien ce qui a lieu, mais dans des proportions si considérables que l'on peut se demander si, notamment au niveau des zones qualifiées d'aires associatives, il n'y aurait pas là beaucoup de neurones en trop.

Ceci pose une question que les raisons généralement données à cet accroissement cérébral ne semblent pas épuiser. Il en va ainsi pour les justifications d'ordre éducatif, social et culturel où le matériel neuronal nécessaire à l'intégration des multiples données doit être important. On peut y opposer deux sortes d'objections : d'abord, faut-il pour cela autant d'éléments cellulaires ? ensuite n'y a-t-il pas là une raison finaliste mise en avant sans plus d'examen ? en somme, est-ce là un hasard ou une détermination génétique avérée ? n'y aurait-il pas un surplus neuronal dont il faudrait envisager autrement la fonction ou les incidences ?

Il faut donc commencer par prendre la mesure de cette excroissance et s'interroger à la fois sur son origine et son devenir.

ÉVALUATION DE L'EXPANSION DES AIRES ASSOCIATIVES

Il y a trois difficultés pour réaliser cette évaluation. La première vient de ce que l'on n'a pas les moyens de repérer ces territoires corticaux particuliers, de les distinguer des zones cartographiées par un procédé qui les mettrait en évidence ; la seconde est que l'on ne saurait assurer qu'elles ne font pas parties des accompagnants des grandes fonctions et qu'elles sont bien sans raison apparente. À cela s'ajoute la relative rareté des travaux sur ce sujet, certes difficile, mais que l'on ne cherche pas vraiment à approfondir. On fuit là une question qui dérange. Ce qui n'empêche pas de quantifier approximativement et de se référer aux données, d'ailleurs très variables, qui ont été obtenues.

En 1963, W. Penfield et L. Roberts déclaraient :

« Chez l'homme, à la différence des autres animaux, de vastes régions supplémentaires de cortex cérébral ont fait leur apparition, refoulant les aires motrices et sensitives de l'écorce dans la profondeur des scissures[1]. »

En 1974, G. Morin confirme cette différence avec l'animal :

« Le cortex associatif prend une importance croissante dans l'échelle phylogénétique : très réduit chez le lapin, encore peu important chez le Carnivore, sensiblement plus développé chez le Macaque, il acquiert son plein épanouissement chez les Anthropoïdes, surtout chez l'homme, où il représente de loin la plus grande partie de la néocorticalité[2]. »

En 1990, on trouve une opinion semblable chez R. Houdart qui donne au réseau associatif une place équivalente à celle des centres corticaux :

« Certes, dans ce réseau arrivent ou partent des voies bien définies qui sont celles des fonctions de relation, mais entre les centres corticaux de ces fonctions, se situent des zones très étendues de cortex, que l'on appelle aires associatives, dont le réseau neuronal est aussi important que celui des centres[3]. »

Mais on peut aussi avancer des chiffres. G. Lazorthes estime que les aires associatives occupent le quart de la masse corticale :

« Les aires dites "d'associations" dont les fonctions sont globales et non spécialisées apparaissent tardivement au cours de l'évolution et deviennent de plus en plus étendues au fur et à mesure que grandit la capacité d'apprentissage et la variété des comportements. Elles représentent 26 % de la surface corticale chez l'homme et 16 % chez le singe anthropoïde[4]. »

1. W. Penfield, L. Roberts, *Langage et mécanismes cérébraux*, tr. fr., Paris, PUF, 1963, p. 15.
2. G. Morin, *Physiologie du système nerveux central*, Paris, Masson, 1974, p. 215-216.
3. R. Houdart, *Le Système nerveux de l'homme*, Paris, Mercure de France, 1990, p. 24.
4. G. Lazorthes, *Le Cerveau et l'esprit*, Paris, Flammarion, 1982, p. 44.

C'est, semble-t-il, une évaluation basse. D'autres auteurs proposent des estimations beaucoup plus larges. Ainsi, selon G. Mendel :

> « Les parties purement motrices ou sensitives qui forment, chez le lapin, par exemple, 80 % du cerveau, n'en constituent plus que 30 % chez l'homme : les 70 autres pour cent sont formés par des zones d'association[1]. »

A. Bourguignon met l'accent sur la *disproportion* introduite entre le système des afférences-efférences et le reste du cortex, ce qui aboutit, outre les centres et les voies programmés, à la possibilité d'une véritable généralisation des aires associatives :

> « Le système nerveux central humain est avant tout caractérisé par une immense disproportion entre les voies réservées aux entrées et aux sorties du système, qui commandent la relation au monde extérieur, et celles dévolues au traitement et au stockage de l'information [...]. En effet, les voies d'entrée et de sortie du système, qui couplent l'organisme et le monde extérieur, ne représentent que 0,02 % de l'ensemble, alors que les 99,98 % restants sont consacrés aux "comportements propres" du système, c'est-à-dire au traitement de l'information, à l'élaboration des besoins, des désirs, des intentions et des choix dont dépendent les conduites[2]. »

Mais ces estimations ne cessent d'évoluer. Plus récemment (1999), C. Amiel-Tison stabilise l'évaluation chiffrée du réseau associatif à un niveau élevé, soit environ 90 % de la surface corticale :

> « Le cortex associatif désigne des zones "silencieuses", c'est-à-dire qui ne répondent pas à une simple stimulation sensorielle ou ne produisent pas un mouvement lorsqu'elles sont stimulées. Le réseau associatif se forme lentement ; des lésions périnatales intéressant ces régions [qui occupent environ les 9/10 de la surface corticale dans l'espèce humaine] n'auront pas de traduction clinique périnatale, mais se révèleront tardivement au cours des premières années de la vie[3]. »

1. G. Mendel, *Anthropologie différentielle*, Paris, Payot, 1972, p. 173.
2. A. Bourguignon, *L'Homme imprévu, Histoire naturelle de l'homme*, Paris, PUF, 1989, p. 198.
3. C. Amiel-Tison, *Neurologie périnatale*, Paris, Masson, 1999, p. 4.

Les chiffres donnés varient donc beaucoup suivant les auteurs, puisqu'ils vont de 26 % à plus de 90 %. Changeux résume : « La surface occupée par les aires d'association l'emporte sur celle des aires primaires sensorielles et motrices[1]. » Personne ne met en doute la réalité de ce supplément neuronal qui occuperait une surface comprise entre le quart et largement les trois quarts du cortex sans compter les liaisons avec les structures sous-corticales. Ainsi, quelle que soit l'estimation adoptée, il y a au cœur du système nerveux humain, une vaste disposition neuronale dont on ne sait pas bien à quoi elle correspond ni à quoi elle sert. Elle n'a cessé de se développer et de s'étendre au cours de la phylogenèse et elle prend ici des proportions considérables qui ne sont pas loin de représenter la quasi-totalité du cortex lui-même.

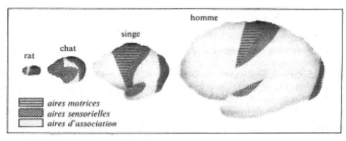

44   Apparition du cortex d'association. Dessins à une échelle approchée des hémisphères cérébraux de quatre mammifères. Remarquer l'accroissement à la fois absolu et relatif, de la taille de la zone occupée par le cortex d'association.

Évolution phylogénétique du cortex associatif[2]

Mais le nombre, la place occupée ne constituent pas en eux-mêmes un argument de l'importance acquise. Ce n'est pas seulement une question de proportion, bien que celle-ci puisse avoir une signification à envisager par la suite. Le problème est d'abord au niveau de ce que l'on constate et que l'on a des difficultés à

1. J.-P. Changeux, (1983). *L'Homme neuronal, op. cit.*, p. 91.
2. In S. Rose (1973). *Le Cerveau conscient*, tr. fr., Paris, Éd. du Seuil, 1975, p. 179.

définir. Aussi l'indication vague de zones neuronales dites « associatives » convient pour le moment ; d'autant plus que cela a induit un usage qui semble convenir, car la solution toute simple est de dire que le cortex est sillonné d'un grand nombre de faisceaux qui réunissent les centres et permettent le stockage et le traitement de l'information entre eux. D'où cet abus de la dénomination des zones en question comme des « aires ». Il serait plus prudent de ne parler que d'un *maillage*, d'une *mise en réseau* plutôt que d'identifier les « aires associatives » de la même manière que les aires sensorielles et motrices, ou de les ranger dans la classe approximative des aires dites « supplémentaires ».

Origine des fonctions associatives

Nous voilà bien avancés. On voulait savoir ce qu'était le cerveau, on avait pris la carte d'état-major bien étalée, lissant les plis et les replis, d'autant qu'elle est mouvementée : il y a toutes ces montagnes et ces collines, les cours d'eau entre elles et quelques grosses bourgades parsemées dans les plaines ou des petits villages perchés sur les sommets. Avec tout cela on n'est pas plus renseigné, sauf que l'on a pris une leçon d'anatomie assez ennuyeuse. Certes, nous savons que, toutes proportions gardées, nous avons le plus gros cerveau du monde (ce n'est pas l'éléphant qui, toutes proportions gardées, pourra démontrer le contraire) et notre cerveau est le plus volumineux, même comparé à celui des grands Singes ou des esquisses humanoïdes qui nous ont précédé.

Mais on n'en est pas resté là, on est allé voir dedans. Bien décevant ce cerveau qui ne montre pas grand-chose. Quelques grands centres, quelques grands axes, tout ce qu'il faut pour faire tourner une machine de ce genre. Et partout ailleurs un amas de fils qui sont comme tombés par terre ; on ne sait plus très bien à quoi ils tiennent, ce qu'ils servent et desservent. C'est un vaste enchevêtrement, une espèce de grand fouillis. Les plus malins d'entre nous ont passé leur temps à les rattacher à des piquets de fortune, à leur donner l'apparence d'aires bien nobles et efficaces. Ils sectionnent et ils disent : « Voyez, la panne était là, nous avons mis le doigt sur un gros câble. » Mais il y en a tellement, gros ou petits, qu'ils constituant un emmêlement dont on n'a pas idée et pour lequel il n'y a aucun moyen de mesure. Pourtant on se dit qu'il doit bien y avoir des différences, que les choses ne sont pas aussi uniformes. Si nous pénétrons à l'intérieur, si nous nous imaginons explorer les parois, les profondeurs et les interstices de la grotte, les éléments qui la composent ne sont pas nécessairement liés ni déterminés par l'architecture de cet édifice. Sur des piliers repérables, autour d'eux, prolifèrent des lianes, tout un feuillage qui pour le moment n'a rien à voir avec l'ensemble et que l'on pourrait envisager comme une forêt vierge neuronale.

Diversité associative neuronale

Il y a trois sortes apparentes de territoires corticaux : sensoriels, moteurs et associatifs. Si nous comprenons bien les premiers, il fait aussi admettre les derniers, d'autant que leur prédominance de fait s'impose. Alors, on ne leur voit d'autre raison qu'une fonction associative. Que pourraient-ils faire d'autre ? Admettons cette qualification, elle semble évidente, mais il faut encore la préciser. Il ne faut pas s'en tenir aux apparences qui semblent partout identiques dans leur aspect général. Allons plus loin, posons la question nécessaire : est-ce que ces zones fonctionnelles mal définies associent toujours le même genre de choses, sont-elles toutes destinées à un même objectif sensori-moteur et informatif, y compris dans les complexités internes de câblage ? Rien ne nous oblige à en rester là. Ces neurones associatifs peuvent créer des formations locales ou réaliser tout un monde intérieur en se reliant entre elles toutes : être ainsi encore plus associatives qu'on ne le croit. Il faudrait alors réviser nos classiques, revisiter les idées reçues.

Nous avons l'habitude de considérer les choses sous l'angle de la conduction nerveuse utilitaire. Il faut que les parties de l'organisme se tiennent et qu'elles s'adaptent à leur environnement ; il faut à tout cela beaucoup de régulation et donc beaucoup de neurones associatifs. Mais doivent-ils tous se retrouver réquisitionnés par ces tâches et ces affectations ? Aucunement. Ils peuvent aussi avoir une autonomie et constituer une identité singulière. On distinguera donc d'une part la *fonction associative* au service des nécessités vitales primaires et, d'autre part, la *condition associative* qui réaliserait un état d'être parallèle. En ce qui concerne cette deuxième éventualité, il faudra s'assurer que les neurones impliqués ne sont pas déterminés génétiquement, qu'ils sont initialement *libres* jusqu'à pouvoir être le substrat de la liberté ontologique.

Chapitre 16

La liberté commence dans les neurones

L A TENDANCE GÉNÉRALE est aujourd'hui à l'affirmation de l'indétermination génétique du supplément cortical de type associatif dont l'homme dispose. Si cela est avéré, ou suffisamment présupposé, alors toute une cascade de questions et de perspectives vont s'ensuivre. Car c'est introduire le fait que l'influence du milieu va prendre le relais des dispositions génétiques ou fournir un complément à ce qui est programmé. Mais de quel milieu s'agit-il ? On ne considère généralement que l'influence de l'environnement postnatal, comme si la nature de la vie prénatale était d'avance exclue et ne devait pas être prise en compte. C'est là un parti pris qu'il faudra remettre en question, comme on le verra dans le chapitre suivant.

L'INDÉTERMINATION GÉNÉTIQUE

R. Houdart, à la suite du texte précédemment cité, affirme nettement :

« La très grande différence entre les voies de conduction et ces circuits neuronaux [associatifs], c'est que les premières existent dès avant la naissance et sont indélébiles, alors que les circuits neuronaux se créent après la naissance, par l'apprentissage, et ne sont pas déterminés génétiquement[1]. »

Nous aurons à préciser s'il s'agit seulement d'un fait postnatal. F. Tinland, traitant de la différence anthropologique, adopte la même position générale :

« Ce développement [cérébral humain] se caractérise, dans sa spécificité par rapport aux simiens, par un accroissement très marqué de territoires qui par eux-mêmes n'ont pas de fonction précise, prédéterminée par leurs connexions anatomo-physiologiques. […] De sorte que la caractéristique principale du cerveau humain […] c'est de présenter, en sus de l'équipement moteur commun à l'homme et à ses collatéraux simiens, d'amples "blancs"[2]. »

Renouant ainsi avec W. Penfield et L. Roberts qui comparaient le cortex libre à une « ardoise vierge », Tinland note que cette « relative indétermination initiale » est corroborée par deux ordres de faits : les phénomènes de suppléance en cas de lésion cérébrale et la spécialisation tardive des centres corticaux pour le langage. Ainsi, au lieu d'imaginer une prédétermination fixe, il faut concevoir une « impréparation » de ces territoires aux fonctions qui seront les leurs.

« Ce qui revient à dire que l'apparition de ces comportements n'est pas "prévue" dans le plan de l'organisme dont celui-ci hérite sous la forme du code génétique »[3].

Dans un texte ultérieur (1984), Tinland résume sa conception :

« Ce qui caractérise le développement cérébral, c'est l'ampleur, inapprochée chez tous les autres vivants, des territoires nerveux dont

1. R. Houdart, *Le Système nerveux de l'homme*, op. cit., p. 25.
2. F. Tinland, *La Différence anthropologique*, Paris, Aubier-Montaigne, 1977, p. 57.
3. *Ibid.*, p. 59.

la fonction n'est pas prédéfinie. C'est le fait que la croissance de la masse du système nerveux central s'est essentiellement produite comme expansion de zones largement indéterminées au point de vue fonctionnel, comme apparition et développement d'un "surplus" de "substance" nerveuse non affectée, dans le cadre du programme génétique, à des tâches préassignées[1]. »

Le propos est clair : nombreux sont les territoires neuronaux dont la fonction ne serait pas génétiquement prédéfinie. Alain Prochianz va dans le même sens quand il déclare :

« Au-delà des gènes de développement et de tous les autres, il n'est pas permis de faire l'impasse sur les phénomènes d'épigenèse qui, avec l'apparition du cerveau des vertébrés, prennent une importance de plus en plus grande. Les milliards de synapses du système nerveux central et plus précisément celles des aires associées aux processus cognitifs, affectifs, linguistiques ne sont pas spécifiées génétiquement[2]. »

Prochianz étend donc la question de la programmation génétique à celle d'une épigenèse sur laquelle il faudra s'interroger. A. R. Damasio présente une synthèse tout à la fois prudente et ferme :

« Bien que les connaissances sur ce sujet soient en constante évolution, et qu'on ne puisse pas encore dire grand-chose de sûr, il se pourrait que les processus se déroulent ainsi :

1. Le génome humain ne spécifie pas la totalité des détails au sein du cerveau. Il n'y a pas assez de gènes pour déterminer la structure et la position précise de tous les éléments au sein de notre organisme, et encore moins au sein de notre cerveau, où des milliards de neurones forment des contacts synaptiques. [...] De nombreuses caractéristiques structurales sont déterminées par les gènes, mais un grand nombre d'autres ne sont sans doute déterminées que par l'activité elle-même des êtres vivants, tandis qu'ils se développent et se modifient continuellement tout au long de leur vie.

1. F. Tinland, « De quelques nouvelles perspectives sur la nature à la question du mode d'être propre aux hommes », in *Études d'anthropologie philosophique*, tome II, Louvain-La-Neuve, Éd. de l'Institut supérieur de philosophie, 1984, p. 13.
2. A. Prochianz, *Les Stratégies de l'embryon*, PUF, 1988, p. 150.

2. Le génome permet de mettre en place précisément ou presque précisément la structure d'un certain nombre d'importants systèmes et circuits au sein de régions évolutivement anciennes du cerveau humain [...] telles que le tronc cérébral, l'hypothalamus, la base du télencéphale et très probablement l'amygdale et le cortex cingulaire [...].

3. Vraisemblablement, en ce qui concerne les régions cérébrales évolutivement modernes, le génome permet de spécifier la forme générale des circuits et systèmes, mais non leurs détails précis. *Ces derniers sont mis en place sous l'influence des circonstances de l'environnement, combinée avec l'influence des circuits façonnés de manière innée et précise qui se rapportent à la régulation biologique*[1]. »

L'hypothèse est donc que les gènes, trop peu nombreux, ne peuvent pas tout faire et tout agencer ; leur action semble se limiter aux structures cérébrales les plus anciennes, celles qui assurent les régulations biologiques de base, et à la forme générale des circuits et systèmes. Ainsi, toujours selon Damasio :

« L'emprise des gènes est importante, mais n'est pas complète. Les gènes déterminent des structures précises dans une partie du cerveau, et des structures dont les détails restent à préciser dans une autre partie du cerveau[2]. »

Cette indétermination génétique ne semble pas négative : elle paraît la condition de nouvelles possibilités évolutives soulignées par Leroi-Gourhan :

« Ces zones d'association, au lieu d'orienter le cerveau vers une spécialisation technique de plus en plus poussée, l'ont ouverte à des possibilités de généralisation illimitées, du moins par rapport à celles de l'évolution zoologique[3]. »

---

1. A. R. Damasio (1994). *L'Erreur de Descartes, la raison des émotions*, tr. fr., Paris, O. Jacob, 1995, p. 147-148.
2. *Ibid.*, p. 150.
3. A. Leroi-Gourhan, *Le Geste et la parole*, Paris, Albin Michel, 1965, tome I, p. 168.

Que faire de tous ces neurones supplémentaires ? La dotation est trop importante et il va falloir sélectionner ce qui correspond à des activités précises et actuelles. À cet égard, J.-P. Changeux présentait dès 1973 une théorie nouvelle[1] qu'il devait reprendre et exposer dix ans plus tard dans un livre qui fera date : *L'Homme neuronal*[2]. La démonstration se développe en trois temps et aboutit à la théorie de « l'épigenèse par stabilisation sélective ».

Ayant rappelé que « la surface du cortex passe de 4,9 dm² chez le chimpanzé à 22 dm² chez l'homme », Changeux ajoute :

> « Or, tous les neurones du cortex sont engendrés *avant* la naissance, chez le chimpanzé comme chez l'homme. *L'addition* d'un contingent important de neurones distingue l'homme des grands singes, et celle-ci est inscrite dans ses gènes[3]. »

Telle est ce que l'auteur appelle « l'enveloppe génétique ». La conséquence de cette disposition est

> « un gigantesque accroissement de *redondance cellulaire* [qui] accompagne l'accroissement de surface »[4].

Il s'ensuit que

> « de nouvelles vagues de synapses surgissent et se succèdent au cours du développement [...] le déferlement de chaque vague s'accompagne vraisemblablement d'un flux de connexions excédentaires. La redondance des synapses amplifie celle des cellules »[5].

Or, poursuit l'auteur,

> « cet accroissement de redondance cellulaire et synaptique, qui va s'amplifiant des mammifères primitifs à l'homme, n'est que transitoire.

1. J.-P. Changeux, P. Courrège, A. Danchin, « A theory of the epigenesis of neural networks by selective stabilization of synapses », Proc. Nat. Acad. Sci. USA, 1973, 70, 2974-2978.
2. J.-P. Changeux, *L'Homme neuronal, op. cit.*
3. *Ibid.*, p. 346-347 (nous soulignons).
4. *Ibid.*, p. 350 (nous soulignons).
5. *Ibid.*, p. 352.

On sait en effet que mort cellulaire, élimination synaptique et stabilisations sélectives interviennent pour "singulariser" chaque neurone. Mais cette étape de diversification n'est pas fixée dans les gènes […]. À chaque génération, l'interaction avec le monde extérieur règle l'abolition de cette redondance. *Le développement de l'encéphale "s'ouvre" à l'environnement qui, en quelque sorte, prend le relais des gènes.* Le temps de contact, nous le savons, se prolonge de manière exceptionnelle chez l'homme. La contribution de l'interaction avec l'extérieur à la construction de l'encéphale s'élargit »[1].

Retenons cette phrase : l'étape de diversification n'est pas fixée dans les gènes ; nous revenons à l'indétermination génétique. Ainsi,

« le paradoxe d'un accroissement de complexité cérébrale à stock de gènes constant trouve enfin un début d'explication […]. L'interaction avec l'environnement contribue désormais au déploiement d'une organisation neurale toujours plus complexe en dépit d'une mince évolution du patrimoine génétique »[2].

De ce fait, l'*épigenèse par stabilisation sélective*

« ne fait pas intervenir de modification du matériel génétique… [ce mécanisme] ne s'exerce plus au niveau de la cellule mais à celui, plus élevé, des *ensembles* de cellules nerveuses. Il n'a plus pour origine la seule "carte d'identité" des gènes exprimés par chaque neurone, mais la topologie du réseau des connexions qui s'établissent *entre* neurones au cours du développement »[3].

L'expérience agence des ensembles là où abondent des matériaux sans programmation génétique. Les nouvelles connexions confirment certaines synapses et en éliminent d'autres : l'épigenèse résout la redondance et modèle à sa manière le substrat neuronal. Changeux dira que

« la régression des terminaisons nerveuses participe ainsi à la construction de la connectivité du cortex cérébral adulte »[4].

---

1. J.-P. Changeux, *L'Homme neuronal, op. cit.*, p. 352 (nous soulignons).
2. *Ibid.*, p. 358-359.
3. *Ibid.*, p. 276-277.
4. *Ibid.*, p. 293.

C'est donc cette connectivité qu'il va falloir étudier. Encore faut-il savoir si *l'on doit uniquement rapporter les modifications évoquées à l'expérience postnatale ou, au contraire, faire aussi intervenir des processus qui se produiraient dès avant la naissance.* Il pourrait même y avoir deux types de connectique, comme on le verra bientôt.

Les « Territoires Corticaux Libres »

Limites du terme « associatif ». Quel que soit le point de vue adopté à propos de la dotation corticale de l'homme, on aboutit en fait à une certaine unanimité. Parler d'*aires* ou de *secteurs associatifs*[1], mettre l'accent sur la *redondance cellulaire ou synaptique* et envisager la réduction de cette redondance par sélection sélective, souligner la *plasticité corticale* en raison, notamment, d'une indétermination génétique massive, tout cela converge finalement vers une notion qui semble faire l'objet d'un consensus : *il y a chez l'homme de très importantes zones neuronales supplémentaires disponibles ou remodelables, si ce n'est totalement libres.*

L'idée n'est pas nouvelle – on la trouvait déjà chez Bergson en 1896[2] – mais désormais, comme le résume Tinland, l'accent est mis sur l'indétermination génétique :

> « le remaniement cortical sur lequel se clôt ou à peu près l'évolution biologique des hominiens n'apporte pas avec lui une information native complémentaire »[3].

1. P. Bailey et G. Von Bonin découpent autrement les territoires du cortex. Selon eux, la notion d'aire corticale n'est pas valable, il faut la remplacer par celle de secteur thalamo-cortical, caractérisé par l'ensemble d'un noyau thalamique et de ses projections dans les couches cérébrales supérieures. P. Bailey, Von Bonin G., *The isocortex of man*, Urbana, The University of Illinois Press, 1951.
2. « Il suffit de comparer la structure du cerveau à celle de la moelle pour se convaincre qu'il y a seulement une différence de complication, et non pas une différence de nature, entre les fonctions du cerveau et l'activité réflexe du système médullaire [...]. Plus se multiplieront ces cellules interposées (entre les arborisations terminales des fibres centripètes et les cellules motrices de la zone rolandique) [...], plus nombreuses et plus variées aussi seront les voies capables de s'ouvrir devant un même ébranlement venu de la périphérie » (H. Bergson, *Matière et mémoire* (1896) in *Œuvres*, Paris, PUF, 1970, p. 180).
3. F. Tinland, *La Différence anthropologique, op. cit.*, p. 174.

En tout cas personne ne conteste, à l'heure actuelle, que le cerveau des mammifères, tout spécialement celui de l'homme, est le lieu d'une programmation génétique partielle : seulement deux cinquièmes des gènes humains auraient un effet de déterminisme cortical, selon Wexler[1]. Mais ceci s'accompagne aussi d'une grande malléabilité neuronale. C'est ce que P. Karli analyse dans son ouvrage *Le Cerveau et la liberté*[2]. Rappelant les travaux de Katz et Callaway, l'auteur souligne, que dans le cortex des mammifères, l'architecture de base dans le sens vertical

> « répond à un déterminisme génétique assez strict, alors que la mise en place des relations horizontales entre les modules corticaux est beaucoup plus sujette à d'éventuelles modifications induites par leur activation fonctionnelle »[3].

Cette *plasticité* est notamment prouvée – comme Tinland le suggérait déjà – par les phénomènes de réorganisation fonctionnelle après traumatisme ou intervention expérimentale et par les exemples de transfert d'afférences d'une sensorialité sur une autre.

Dès lors, on est amené à envisager que, même s'il y existe une pré-programmation – que Karli appelle les « possibles programmés » –, les effets des expériences postérieures peuvent se trouver enregistrés, intégrés, particulièrement quand l'individu change radicalement d'environnement, c'est-à-dire pendant la phase néonatale et les mois qui suivent :

> « Le dialogue avec l'environnement est nécessaire à l'actualisation des potentialités génétiquement préprogrammées. Les capacités sensorielles, motrices et d'intégration sensori-motrice – caractéristiques de l'espèce – se développent sous l'influence des situations rencontrées et des facteurs environnementaux qu'elles fournissent. Il y a mise en place, selon un certain "programme", d'un ensemble de couplages

1. N. S. Wexler, E. A. Rose, D. E. Housman, « Molecular approach to hereditary diseases of the nervous system : Huntington's disease as a paradigm », *Annu, Rev. Neurosci.*, 1991, 14, p. 193-224.
2. P. Karli. *Le Cerveau et la liberté*, Paris, Odile Jacob, 1995.
3. *Ibid.*, p. 61.

entre des *états structuraux* du système nerveux, c'est-à-dire des configurations spatio-temporelles d'activités neuronales, et des *états structuraux* du milieu extérieur, c'est-à-dire des configurations d'énergies dans l'espace et dans le temps[1]. »

Ainsi, précise encore l'auteur,

« [le]dialogue avec l'environnement se singularise alors progressivement du fait qu'il s'adapte non seulement aux caractéristiques objectives d'un milieu particulier qui est propre à l'individu, mais aussi – et surtout – aux expériences que ce dernier vit et accumule dans ce milieu »[2].

Conclusion qui devrait conduire à examiner aussi – si ce n'est d'abord – l'impact du milieu de vie prénatale.

L'utilité d'une nouvelle dénomination. En tout cas, une dénomination générale serait maintenant utile pour éviter la confusion induite par la notion d'*aires associatives*. En effet, leur appellation courante peut donner le sentiment que tout est déjà en place et qu'il suffit de laisser faire la maturation, puis l'expérience. Elles seront ainsi de plus en plus l'objet de remaniements et de structurations conformément à ce qu'impliquent la stabilisation sélective et la plasticité neuronale. De ce fait, pour envisager globalement les vastes zones neuronales cérébrales qui prolifèrent au niveau humain et pour souligner leur indétermination génétique ainsi que leur qualité de matériau disponible, nous proposons l'appellation de « *Territoires Corticaux Libres* » (TCL).

DÉTERMINATION POSTNATALE OU LIBERTÉ ORIGINELLE ?

Quel peut être le devenir de ces territoires corticaux qui apportent autant de zones neuronales disponibles ; autrement dit, à quoi peuvent-ils servir ? Pour A. Bourguignon, ces zones sont

1. P. Karli, *Le Cerveau et la liberté, op. cit.*, p. 64.
2. *Ibid.*, p. 65.

consacrées au traitement de l'information, à l'élaboration des besoins, des désirs, des intentions et des choix dont dépendent les conduites. R. Houdart pense que des circuits neuronaux vont s'y créer après la naissance, par apprentissage. De même F. Tinland précise que

> « l'expansion cérébrale [...] n'est intelligible que dans son rapport avec la naissance et l'amplification de la culture »[1].

A. Prochianz note que

> « dans le cadre des grandes lignes tracées par les gènes, le détail de l'organisation synaptique est le résultat des contraintes épigénétiques telles qu'elles résultent de l'interaction de l'individu avec le monde qui l'entoure, y compris les autres membres de l'espèce avec lesquels, de sa naissance à sa mort, il est en contact »[2].

Damasio spécifie que

> « la force des connexions synaptiques, au sein des nombreux systèmes neuraux et d'un système neural à l'autre, varie en fonction des expériences vécues et qu'ainsi l'expérience vécue joue un rôle dans le modelage des circuits »[3].

P. Karli parle de « dialogue avec l'environnement ». Mais celui-ci est toujours considéré comme relevant du milieu extérieur et postnatal. J.-P. Changeux propose une interprétation générale :

> « Une ouverture sur le monde extérieur compense le relâchement d'un déterminisme purement interne. L'interaction avec l'environnement contribue désormais au déploiement d'une organisation neurale toujours plus complexe en dépit d'une mince évolution du patrimoine génétique. Cette structuration sélective de l'encéphale par l'environnement se renouvelle à chaque génération. [...] Le darwinisme des synapses prend le relais du darwinisme des gènes[4]. »

Ce qui revient à dire que l'homme est dans les mains de l'homme par la culture acquise et les apprentissages qui relèvent

---

1. F. Tinland, *La Différence ontologique, op. cit.*, p. 175.
2. A. Prochianz, *Les Stratégies de l'embryon, op. cit.*, p. 150.
3. A. R. Damasio, *L'Erreur de Descartes, la raison des émotions, op. cit.*, p. 151.
4. J.-P. Changeux, *L'Homme neuronal, op. cit.*, p. 359.

surtout de l'éducation. L'unanimité de ces prises de position est troublante, si ce n'est partisane. Pourquoi cantonner l'épigenèse à la période postnatale, exception faite pour les facteurs nocifs intervenant durant la grossesse ? Ce qui est contradictoire. Les neurones sont aussi, et d'abord, sensibles à l'environnement prénatal qui présente des caractères remarquables : la stabilité, l'homogénéité, la perfection des apports et de la protection vitale du fœtus. Ainsi, *dès avant la naissance, un milieu de vie spécifique peut imprimer sa marque et se transférer directement dans les Territoires Corticaux Libres*. Nous viendrions donc d'ailleurs en venant de nous-mêmes ! Hypothèse inacceptable qui fait refuser toute idée d'épigenèse prénatale. Mais en réalité c'est une liberté originelle qui y trouve sa structure ; la liberté commencerait dans les neurones. Or, à ce stade, les neurones sont accusés d'immaturité.

Chapitre 17

L'accusation d'immaturité

AIRES ASSOCIATIVES ou Territoires Corticaux libres, il s'agit de zones neuronales qui ne sont pas programmées génétiquement pour un usage ou une fonction déterminée. Sans doute, une mutation a introduit ce type de cellules dans le cortex et les a multipliées jusqu'au stade actuel. En tout cas, nul ne niera l'existence de ces neurones et leur abondance chez l'homme. Beaucoup se rangeront à l'opinion des auteurs précédemment cités, et qui s'accordent sur le fait que ce type de cellules sera à l'origine de la formation de réseaux associatifs résultants de l'expérience postnatale. Cette épigenèse prend le relais de la programmation génétique. L'homme aurait ainsi la possibilité de s'adapter à l'environnement réel et culturel dans lequel l'introduit sa venue au monde. Cela explique la capacité humaine d'apprentissages qui ne pouvaient pas être génétiquement prévus et qui relèvent pour une bonne part des progrès effectués et des modifications que l'homme a peu à peu introduites dans son entourage et ses conditions de vie. On imagine une bonne mère nature qui a pris soin de nous doter de provisions de voyage, c'est-à-dire de la matière cérébrale disponible pour ces acquisitions.

Cette explication finaliste est sujette à caution. D'autant qu'une question troublante se pose : comment se fait-il que nous naissions aussi peu adaptés à notre nouvel environnement et que tout se passe comme si nous avions perdu des capacités natales souvent présentes ailleurs dès la naissance ? Mais on a distingué les espèces nidifuges et les nidicoles, c'est-à-dire celles qui dès la naissance ont achevé ou non leur maturation pendant la période utérine de développement. Alors, une chose est de dire que nous avons un surplus neuronal pour nous perfectionner, autre chose est de constater notre imperfection en ce qui concerne l'adaptation natale.

Plutôt que de faire jouer l'opinion à propos de ces problématiques, il faut s'en tenir aux faits et commencer par examiner l'état de notre maturation au cours et à la suite de la vie prénatale. Si cette maturation est avancée, si donc nous sommes une espèce nidifuge, alors se posera plus justement la question de savoir pourquoi on ne tient pas compte de ces données, affirmant que les neurones libres ne peuvent entrer en fonction qu'après la naissance.

EXAMEN GLOBAL DE LA PRÉMATURATION PRÉNATALE

Si l'on se limite aux apparences extérieures, il est évident que le fœtus humain présente à la naissance un état d'immaturité natale. L'homme naîtrait inachevé. Le terme consacré est celui de « prématuration » introduit par Lacan en 1938 et dont l'emploi se généralisera par la suite. Au départ, il y avait la notion d'*impuissance* originelle développée par Freud dès 1895[1] et qu'il va considérer sous l'angle de la *détresse motrice*, source d'une *détresse psychique*

1. S. Freud (1895). *Esquisse d'une psychologie scientifique*, publié dans *La Naissance de la psychanalyse*, tr. fr., Paris, PUF, 1956, p. 336.

et responsable de formations névrotiques[1]. L. Bolk, anatomiste hollandais, apporte sa contribution en avançant la thèse de la *néoténie*[2] qui expliquerait une certaine fœtalisation de l'espèce et rendrait compte d'une immaturité natale ainsi que d'un inachèvement spécifique. Lacan reprend ces données et, considérant (comme Freud) que notre état natal résulte d'une vie intra-utérine abrégée, il affirme qu'il ne faut pas hésiter « à reconnaître au premier âge une déficience biologique positive, et à considérer l'homme comme un animal à naissance prématurée »[3]. Pendant quarante ans, Lacan reviendra souvent sur cette *prématuration* dont il revendique l'invention du terme[4].

C'est là qu'il faut tenir compte d'une remarque judicieuse de Merleau-Ponty. Il note que tout se passe comme si l'on recourait à un syllogisme consistant à dire :

> « La naissance est prématurée *puisque* l'enfant vient au monde dans un état tel que la vie indépendante dans ce milieu nouveau n'est pas possible pour lui[5]. »

En somme, c'est l'inadaptation natale de l'enfant qui, à elle seule, permet d'affirmer sa prématuration. Il faut donc vérifier scientifiquement ce qui semble relever du domaine de l'opinion.

L'exploration n'est pas aisée étant donné que le fœtus *in utero* est peu accessible. On compense ces difficultés par l'observation, notamment échographique, des mouvements fœtaux, des battements cardiaques, des fluctuations thoraciques, ou de la motilité oculaire qui tous témoignent d'une fonctionnalité précoce. Mais on sait que l'apparition des premiers mouvements est beaucoup

---

1. S. Freud (1926). *Inhibition, Symptôme et Angoisse*, tr. fr., Paris, PUF, 1951, p. 82-83.
2. L. Bolk (1926). *Das problem der Menshwerdung*, tr. fr., « Le problème de la genèse humaine », *Arguments*, 1960, p. 3-13 et *Rev. franç. de psychanalyse*, 1961, 25, 2.
3. J. Lacan, « Les complexes familiaux dans la formation de l'individu », *Encyclopédie française*, 1938, tome VIII ; rééd. sous ce titre, Paris, Navarin, 1984, p. 30.
4. Pour une revue générale de la question de la prématuration, voir notre ouvrage *Psychanalyse de la naissance*, Paris, Dunod, 2005, ch. 10, p. 79-90.
5. M. Merleau-Ponty (cours de 1935-1951), *Parcours*, Paris, Verdier, 1897, p. 204-205 (nous soulignons).

plus rapide qu'on ne l'avait cru (ils sont détectables aux alentours de la 7ᵉ ou 8ᵉ semaine de gestation, c'est-à-dire au moment de la formation du cortex cérébral). Par ailleurs, on connaît la mise en œuvre assez avancée des fonctions sensitives, cénesthésiques et sensorielles. Vers douze semaines post-conceptionnelles, on note l'apparition des capacités sensorielles propres au goût, à l'odorat, au tact et à l'équilibration. L'audition suivra et, à vingt semaines, la vision.

Si l'on passe dans le registre des données issues de la méthode utilisant les potentiels évoqués, on constate que l'indice moyen de maturité sensitive (mise en corrélation avec la durée de la gestation) passe de 0,75 chez le rat, à 0,88 chez le lapin, 0,94 chez le chat (ce sont des animaux nidicoles) et s'élève à 1,22 chez le cobaye, 1,88 chez le mouton (animaux nidifuges). L'indice de l'homme est de 1,66, juste après le mouton pour les espèces étudiées ; en tout cas ceci le classe sans hésiter parmi les nidifuges, c'est-à-dire les organismes qui ont achevé l'essentiel de leur maturation avant de naître[1]. D'où cette affirmation du neurophysiologiste R. Verley :

> « L'homme fait partie, selon les critères qui ont servi jusqu'ici, de ces espèces que nous avons qualifiées de "précoces"[2]. »

LA MATURATION NERVEUSE PRÉNATALE

Structures neuronales. En ce qui concerne le système nerveux central, il est induit au cours de la troisième semaine post-conceptionnelle par des signaux moléculaires provenant de gènes spécifiques, ce qui aboutit à la formation de la « plaque neurale » située à la face dorsale de l'embryon. Celle-ci se referme sous la forme d'un tube neural où les cellules se multiplient activement.

1. J.-M. Delassus, *La Nature du bébé*, Paris, Dunod, 1996, ch. 7, p. 101-119.
2. R. Verley, « Le développement des fonctions du système nerveux », in *Traité de physiologie nerveuse*, sous la dir. de C. Kayser, Paris, Flammarion, 1976, p. 429.

Les principales structures centrales sont individualisées dès la fin de la cinquième semaine ; pour ce qui nous importe, « *le cortex cérébral se forme à partir de la septième semaine* et la spécification précoce des aires corticales, d'ordre génétique, serait modulée ultérieurement par des influences environnementales »[1]. Mais cela pose ici la question du devenir des Territoires Corticaux Libres. Le programme génétique a assuré leur émergence globale mais sans leur assigner une place ou une fonction déterminées.

L'activité neuronale prénatale. On dira que cela n'a pas d'importance parce que les neurones n'ont pas encore acquis leur gaine de myéline, ce qui permet à nombre d'auteurs de croire qu'il ne se passe rien. L'objection selon laquelle il faut attendre la myélinisation n'est pas recevable. Car l'enrobement des axones par une gaine de myéline ne détermine pas la capacité fonctionnelle ; elle augmente seulement la vitesse de conduction des influx. Quant aux tracés électro-encéphalographiques, ils montrent une activité électrique évidente avec des modifications très rapides entre 28 et 40 semaines de gestation[2]. Le sommeil agité, qui va devenir le sommeil paradoxal de l'adulte, apparaît le premier. Mais les stades de sommeil ne sont pas différenciés avant 27 semaines[3]. Entre 24 et 27 semaines, on n'a observé aucune organisation cyclique du sommeil et celle-ci ne semble débuter qu'à la 28e semaine avec apparition de l'alternance du sommeil agité et du sommeil calme. Il faut attendre la 35e semaine pour qu'apparaisse un tracé de veille[4].

1. N. Delhaye-Bouchaud, « Développement du système nerveux central chez les mammifères » in *Neurophysiologie clinique*, 2001, avril, p. 63-82.
2. C. Amiel-Tison et A. Stewart, *L'Enfant nouveau-né ; un cerveau pour la vie*, (sous la dir. de), Éditions Inserm, 1995, Paris, p. 121.
3. L. Curzi-Dascalova, M. Mirmiran, *Manuel des techniques d'enregistrement et d'analyse des stades de veille et de sommeil chez le prématuré et le nouveau-né à terme*, Paris, Éd. de l'Inserm, 1996, p. 40-41. (Les chiffres sont donnés par les auteurs en termes d'âge conceptionnel « calculé à partir du premier jours des dernières règles », c'est donc un calcul en SA ! On retrouve encore ici la confusion entre conception/gestation et aménorrhée.)
4. *Ibid.*, p. 43.

Les mesures électro-encéphalographiques et l'observation des stades de sommeil et de veille ne sont pas les plus adaptées pour renseigner sur les débuts de l'activité corticale. Des recherches anatomiques sur des fœtus de primates ont montré que des connexions corticales commencent à se former pendant le deuxième trimestre de la grossesse[1]. En tout cas, s'il est difficile d'établir le moment du début de l'activité cérébrale, il ne faut pas attendre qu'elle soit observable et quantifiable. Bien avant, et dès que les cellules nerveuses se forment, elles ont une activité spontanée qui va se développer, notamment au niveau des informations sensorielles circulant dans le cortex et apportant les éléments d'une vie intérieure progressive.

Un début précoce de fonctionnement. La vraie question est plutôt la *disponibilité* des neurones par rapport au passage, voire à la capture de ces informations sensorielles. Voilà donc des neurones très tôt susceptibles d'être actifs, mais ils ne le seraient pas pour cause d'immaturité ou de défaut de myélinisation. On a vu que ces arguments ne tiennent pas. Par ailleurs, peut-on imaginer des cellules vivantes qui resteraient dans l'ombre, à part et comme au chômage, attendant indéfiniment d'être au monde pour entrer en action ? Cela paraît peu vraisemblable. D'ailleurs, la simple logique doit nous faire admettre qu'il ne peut y avoir de délai pour la mise en œuvre des activités corticales : comment des cellules, même en voie de formation, attendraient-elles un signal de départ ? Les neurones ne sont pas des fusées qui dépendent de leur mise à feu, il s'agit de matière vivante dès sa formation et de plus en plus compétente à mesure de sa maturation. Par conséquent, il faudrait envisager la nature de l'activité des cellules et des zones associatives avant même qu'elles ne soient immergées dans une relation avec le monde et même avant qu'on ne puisse clairement l'identifier. Or, la capacité liminale d'interaction de

1. C. Amiel-Tison et A. Steward, *L'Enfant nouveau-né ; un cerveau pour la vie, op. cit.*, p. 121.

notre cortex cérébral commencerait à être acquise vers les deux mois de l'embryon.

UNE IMMATURITÉ PARADOXALE

Malgré toutes ces données, qui établissent la réalité d'une maturation natale précoce, il faut reconnaître que le nouveau-né humain présente effectivement des signes de prématuration. Mais s'agit-il de ce que l'on dénomme ainsi ? Ce qui est par contre évident, c'est qu'il y a *comme* un inachèvement, en tout cas une inadaptation natale de l'homme. C'est elle qu'il faut interroger.

La réponse pourrait se trouver dans la prise en compte d'une activité de maturation intercurrente avec celle du programme génétique. Ne faut-il pas considérer ici la vie prénatale dans sa totalité ? La question est : qu'est-ce que sentir *in utero* ? C'est d'abord éprouver une atmosphère vitale qui, avant de s'individualiser par des voies fonctionnelles distinctes, est une donnée générale transmise par tous les circuits sensitifs et cénéthésiques. La transmodalité est la règle et son effet se traduit dans le vécu constant de l'*homogénéité de milieu*. Pendant la période fœtale, il n'y a pas de *relations d'objet*, qui n'apparaissent que plus tard sauf cas extrêmes et pathologiques ; il s'agit dans son ensemble d'une *relation de milieu* uniforme et stable.

De ce fait, il faut aller plus loin dans l'analyse car le milieu prénatal n'est pas seulement une sorte de terrain neutre, nutritif et protecteur. Il a ses caractères spécifiques qui entrent en jeu dans la vie qui s'y développe et l'information qu'il apporte aux Territoires Corticaux Libres. Ce qui ne les oriente pas nécessairement vers l'adaptation natale. C'est là le facteur essentiel qui nous distingue des animaux : ceux-ci traversent la vie prénatale sans coup férir et sans que leur développement, dépendant de la seule programmation génétique, ne soit affecté. Ils n'ont pas cette masse de neurones libres qui peuvent être influencés par la nature du milieu originel et ils sont ainsi déterminés dans un sens unique. Au contraire, *l'homme vit déjà une autre vie avant de naître* et il pourrait se trouver non seulement modifié mais, surtout, *constitué* d'une autre manière que les animaux. La genèse de l'homme commencerait ici.

En effet, si on fait entrer en ligne de compte la capacité sensorielle déjà bien liée à l'activité corticale, on peut imaginer que cela aura contribué au début de la mise en place d'un *réseau neuronal prénatal spécifique* en tant que reflet des caractères du milieu ambiant. Ce réseau est susceptible d'interférer avec le développement des fonctions programmées alors qu'il ne l'est pas lui-même. C'est comme un intrus, en tout cas un surplus. D'autant qu'il ne s'accompagne pas, sauf au niveau des fonctions végétatives, de connexions pré-établies avec ce que requiert le passage au monde de la naissance. Par conséquent, il peut devenir gênant au moment de la mise au monde car, dans son ensemble, il aurait déjà pris une autre direction. Nous aurions simultanément deux orientations natales peu compatibles et il faudra un certain temps, même assez long, pour qu'elles s'accordent et s'adaptent l'une à l'autre. En somme, ce qui paraît une *immaturité* natale ne serait pas autre chose qu'une *complication* natale propre à l'homme : l'existence de deux registres vitaux dont la différence se révèle à la naissance.

Ajoutons la possibilité d'un phénomène d'*exaptation*. Ce concept a été introduit par S.-J. Gould et E. Vrba en 1982[1] pour prendre en compte les changements de fonction ou les réajustements fonctionnels qui peuvent avoir lieu à tel ou tel stade de l'évolution ou du développement individuel, y compris dans le cadre de changements structuraux minimes. Ce qui revient à envisager qu'une partie des Territoires Corticaux Libres, celle qui est en train de se constituer ici en en réseau neural prénatal, peut évoluer vers un autre type d'individualisation qui se révélerait

---

1. S.-J. Gould, S. Vbra, « Exaptation, a missing term in the science of form ». *Paleobiology*, 1982, 8, 4-15. Voir également : S.-J. Gould (2002). *La Structure de la théorie de l'évolution*, tr. fr., Paris, Gallimard, 2006, notamment : p. 129 ; 1703 ; 1711 ; 1716 ; 1722 ; 1732.

distinct par rapport à ce que réalise la programmation natale générale. On peut donc voir là une raison complémentaire au fait qu'un organisme ayant acquis une maturité natale suffisante (il est nidifuge) puisse présenter néanmoins une inadaptation natale.

Au total, quelle que soit sa maturité, le fœtus ne serait peut-être plus tout à fait agencé de manière adaptée à sa naissance. L'immaturité constatée résulterait de la connexion problématique entre des orientations vitales, différentes mais concomitantes, et non d'une immaturité réelle. Il s'agirait d'une *immaturité paradoxale* car des discordances vécues obligeraient en quelque sorte à se mettre à la hauteur de la situation natale. Il y aurait un branle-bas de combat général et un raz-de-marée d'influences qui entraîneraient un remaniement neuronal et, nécessairement, la mise en place de liaisons non programmées. Il faut se faire à ce nouveau monde et, pour cela, il est utile de disposer d'un vaste territoire associatif qui va avoir à prendre en charge ces nouvelles données. Le programme génétique ne peut pas tout régler d'avance, il n'instaure que les grands lignes de l'agencement de l'organisme. Ensuite, il faut peaufiner, aménager les circuits et créer toutes les nouvelles lignes du réseau neuronal. Ce qui demandera beaucoup de temps chez l'homme étant donné la complexité qu'il a introduite dans le milieu extérieur.

LA NOUVELLE DISPOSITION CÉRÉBRALE HUMAINE

Si tel est le cas, non seulement il faut réviser nos conceptions de la prématuration natale, mais d'abord revoir sous un autre angle l'apparente évidence de l'immaturité natale. Pour résumer : une maturation corticale précoce, qui commence à être effective à deux mois de gestation, va informer les Territoires Corticaux Libres et les déterminer dans un sens qui n'était pas inscrit dans le potentiel génétique. *L'épigenèse humaine commence avant la naissance* et il n'y a aucune raison de l'écarter en se limitant à ne considérer que l'influence des facteurs d'expérience postnatale.

Mais alors il faut tenir compte du fait que le réseau neuronal qui s'individualise s'infiltre partout en tenant les rênes de l'équipage cerveau et corps. C'est en somme l'apparition d'un super cerveau, un cerveau du cerveau qui est en celui-ci mais en l'englobant, lui imposant de se maintenir dans la fonction d'homogénéité provenant de l'épigenèse prénatale. Ainsi, le cerveau humain ne comporterait pas seulement les fonctions cérébrales des aires spécifiques mais, au-delà, une organisation qui les fédère jusqu'à aboutir à nous doter d'une enveloppe cérébrale plénière : ce que nous appellerons la *structure neurontologique*.

Chapitre 18

La structure neurontologique

*L*E MOMENT EST VENU de faire le point et la synthèse sur ce qui constitue l'être humain et ce, dès sa vie prénatale. Rassemblons les éléments acquis et mettons-les en perspective pour comprendre leur interaction. Celle-ci fait intervenir plusieurs sortes de facteurs qui vont concourir à créer une structure cérébrale déterminante de notre origine et de notre type d'existence. Nous allons regrouper des faits que nous avons déjà été traités, mais il faudra y introduire l'analyse de la constitution en réseau des neurones libres. À partir de là, nous serons en mesure de concevoir l'état et le fonctionnement de l'axe qui conforme l'être humain, c'est-à-dire sa *structure neurontologique*. Il faudra donc distinguer le fonds commun apparenté à celui des espèces uniquement programmées (dont le modèle avait abouti à se méprendre sur notre prématuration natale) et l'épigenèse qui se rajoute ici en nous conformant d'une manière inédite : c'est une néogenèse.

1. Homogénéité prénatale. Nous nous trouvons d'abord dans un milieu prénatal qui réunit toutes les conditions d'une vie homogène. Celle-ci a été évoquée à plusieurs reprises dans les chapitres précédents. Le phénomène est apparemment simple et concerne les mammifères placentaires dont nous faisons partie. Il s'agit du fait que le milieu de vie prénatal correspond à l'existence totale de la vie comme milieu : elle est totale parce qu'elle est protégée et assurée par celle du corps qui la contient. La vie prénatale est ainsi *dans* la forteresse vivante du corps. Nous ne sommes pas un têtard qui dérive au fil de l'eau à ses risques et périls, ni un œuf pourvu de son paquetage alimentaire et protégé par une coquille. Nous sommes tout nus et sans protection particulière mais une formidable organisation utéro-plancentaire assure notre défense, notre alimentation et tous nos besoins.

Par conséquent, dans le cas habituel d'une grossesse physiologiquement normale, le fœtus va se trouver entouré et traversé de toutes parts par les constituants vitaux ici réunis comme *totalité vitale* permanente et constante. C'est-à-dire que *la vie est ici le milieu de vie.* On n'a pas l'habitude de considérer à sa juste importance ce phénomène que l'on retrouve d'ailleurs chez les autres mammifères placentaires. Il en va pour nous comme pour eux et l'on banalise cette acquisition phylogénétique, ne voyant là rien d'extraordinaire. Pourtant, elle a un effet impalpable, invisible, que nous ne saurions minimiser et qui est la production d'une *homogénéité de base.* Bien que d'autres espèces bénéficient aussi de cet état, en ce qui concerne l'homme on ne se demande pas ce qu'il en est, alors qu'il a la capacité de capter cette homogénéité en raison de ses compétences sensibles précoces, mais surtout de sa disponibilité neuronale. L'homogénéité est notre milieu originaire et elle va nous marquer à vie.

2. Convergence des compétences précoces. Dès le début de notre développement nous sommes comme dans un cocon, mais
c'est un cocon vivant qui nous perfuse de sa vie en même temps
que nous sommes sensibles à tout ce qui nous parvient de cet état
d'homogénéité active. Il faut donc commencer par rappeler le
développement précoce de nos sensibilités et de la cénesthésie,
tout en les concevant selon un modèle approprié, c'est-à-dire global. Car on ne peut pas déjà séparer les apports de la vision, de
l'audition, du goût, du tact ou de l'odorat. Leurs données ne sont
pas encore individualisées, mais constituent le support de la même
expérience vécue : celle de l'homogénéité ambiante. Elle est comme
un cristal dont les éclats procèdent de la même origine et diffu-
sent la même lumière. Quelle que soit la voie empruntée, il y a
convergence d'effet. C'est un état de transmodalité sensorielle et
sensitive où l'homogénéité est générale tout comme sa réception
est identique partout. Il n'y a pas ici de possibilité de relation
d'objet, c'est une relation de milieu. Nous sommes donc infusés
d'homogénéité et nous avons la compétence précoce de la ressentir comme une seule et même donnée. Celle-ci l'emporte sur toute
différence occasionnelle qui, si elle ne dépasse pas un certain seuil,
ne saurait prévaloir *in utero* par rapport à l'homogénéité totale et
constante.

3. Disponibilité neuronale. Notre cortex est inondé de cellules étranges, sans fonction déterminée, dont l'ensemble correspond à ce que nous avons appelé les Territoires Corticaux Libres,
c'est-à-dire vierges de toute information génétiquement programmée. On croit qu'il ne s'y passe encore rien. Cela introduit pourtant un espace neuronal indépendant, mais récepteur de ce qui le
traverse. Il est ainsi imprégné par les propriétés uniques du milieu fœtal, c'est-à-dire façonné par la conformité métabolique. La
vie, qui est fournie ici selon toutes ses conditions parfaitement et
constamment réunies, où tout est ajusté aux besoins et assuré sans

failles, est comme un rayonnement qui se répand dans tout le cerveau tout en étant retranscrite là où des neurones peuvent la recueillir telle qu'en elle-même ; ce qui n'est pas le cas pour les autres mammifères. Chez le fœtus humain, c'est d'un autre développement qu'il s'agit : la totalité ambiante qui provient de l'homogénéité vécue façonne les cellules disponibles où elle est mémorisée. Il s'ensuit que la *disponibilité* neuronale devient la possibilité d'un apprentissage épigénétique – où tout évolue dans un sens – et une conformité uniques, et c'est une énorme étendue cellulaire qui réceptionne un événement intérieur permanent par quoi elle est uniformément modelée. Il y a transfert de l'homogénéité qui passe de son état physiologique à un vécu de ressenti qui est l'amorce d'une évolution vers l'état psychologique. À ce niveau, toutes les données sont logées à la même enseigne ; elles sont échangeables et elles peuvent circuler dans les neurones libres de même nature, voire peut-être influencer les autres.

4. *Réseau neuronal épigénétique.* Mais les choses n'en restent pas là. Tout neurone libre, où qu'il soit, va progressivement se trouver associé à tous ceux qui ont la même conformation et se développent dans les mêmes conditions.

On retrouve déjà cette notion, il est vrai appliquée aux plantes, quand Darwin, dès 1859, parle de « l'union des parties homologues »[1]. Des auteurs récents l'étendent au vivant en général. En 2002, S.-J. Gould dira que « Les parties homologues non seulement varient ensemble, mais elles tendent aussi à s'unir et à se souder »[2]. G. M. Edelman (2004), prix Nobel de médecine, indique à propos des connexions neuronales que « les neurones qui s'éveillent ensemble se branchent ensemble durant les

1. C. Darwin, *L'Origine des espèces*, 1859, « Les parties homologues, comme l'ont fait remarquer certains auteurs, tendent à se souder […] ; rien n'est plus commun, en effet, chez les plantes normalement conformées, que l'union des parties homologues, comme, par exemple, la soudure des pétales de la corolle en un seul tube », tr. fr., p. 143-144.
2. S. J. Gould (2002) *La Structure de la théorie de l'évolution, op. cit.*, p. 466.

étapes embryonnaires et fœtales du développement »[1]. Leur indétermination première permet de vivre une expérience équivalente si ce n'est en tout point la même. C'est un vécu d'homogénéité vitale qui est ici la règle : répercuté par les diverses sensorialités en une polyphonie unifiée, il retentit de partout sous les voûtes corticales et sans aucune dissonance. De plus, comme le pense Stephen Rose : « Les neurones des aires d'association parlent seulement entre eux et à d'autres neurones du cortex ; ils ne se relient au monde extérieur que par la médiation de plusieurs autres neurones[2]. »

En somme, nous sommes en train d'acquérir un *double cerveau*. Il ne s'agit pas ici de rejoindre, même partiellement, les théorisations de Mac Lean qui, dans les années 50, démontrait que l'évolution avait doté l'homme d'un cerveau constitué sur trois plans successifs : reptilien, limbique et néocortical[3]. Quoi qu'il en soit de la réalité de ces présupposés, il s'agit là d'une vue d'ordre phylogénétique où l'auteur oppose le cerveau récent à ses parties anciennes, alors qu'ici nous soulignons que le néocortex humain va comme se partager en deux voies ou orientations nettement distinctes.

5. Espace de travail global. Cette perspective a été récemment introduite par les chercheurs en sciences cognitives sous la dénomination « d'espace global de travail »[4]. L. Naccache explique :

> « L'idée centrale de notre modèle postule l'existence de deux compartiments anatomiques et fonctionnels distincts au sein de l'architecture de notre cerveau. D'une part, une multitude de "petits" circuits cérébraux très spécialisés ne cessent d'élaborer à tout moment autant de

1. G. M. Edelman (2004). *Plus vaste que le ciel, une nouvelle théorie générale du cerveau*, tr. fr. Odile Jacob, 2004, p. 57.
2. S. Rose, *Le Cerveau conscient*, 1973, tr. fr. Paris, Éd. du Seuil, 1975, p. 179.
3. P. D. Mac Lean, *Les Trois cerveaux de l'homme* (textes choisis et commentés par R. Guyot), Paris, Robert Laffont, 1990.
4. La notion de « Conscious Global Workspace » (Espace de travail conscient) a été formulée par Stanislas Dehaene, Jean-Pierre Changeux, Michel Kersberg et Lionel Naccache dans deux articles publiés en 1998 et en 2001.

représentations mentales inconscientes, en parallèle les uns avec les autres. D'autre part, il existerait un réseau neuronal absolument différent de tous ces autres circuits […]. Nous appelons ce réseau neuronal unique en son genre "espace de travail global inconscient" […]. Ce réseau serait à l'échelle du cerveau lui-même. Le gigantisme anatomique de ce réseau serait ainsi à l'origine d'une première propriété importante : les neurones qui composent ce réseau infiltreraient un grand nombre de régions cérébrales, et donc un grand nombre de ces autres petits réseaux très spécialisés que nous avons décrits. […] Le modèle de l'espace de travail postule que les neurones de ce gigantesque réseau seraient massivement connectés entre eux[1]. »

Ce modèle peut s'appliquer d'emblée à notre vie prénatale. Alors, ce qui est « massivement connecté » au niveau des neurones libres constituerait précocement un *espace de travail global* qui aboutit à l'intégration de l'homogénéité vitale normalement prévalente. Tandis que les dispositions anatomiques et fonctionnelles innées nous font suivre l'évolution des espèces, cette structure introduit la dimension de l'esprit de l'être humain. Cette fois, le programme génétique n'est plus en cause, la formation est épigénétique, indépendante foncièrement, résultant essentiellement de la rencontre originelle entre une capacité neuronale étendue et l'environnement constitué par l'homogénéité de milieu. Ce que d'aucuns ont voulu prendre comme preuves de notre immaturité ne serait que le résultat de la méconnaissance de notre genèse et des effets de distorsion liés à l'interaction de ce qui devient une double orientation cérébrale.

STRUCTURE DE L'ÊTRE HUMAIN

Ainsi, les Territoires corticaux libres qui ensemençaient le cortex se trouvent reliés par leur similitude, leur identité commune et leurs renvois à eux-mêmes. C'est un jaillissement, un

1. L. Naccache, *Le Nouvel inconscient*, Paris, Odile Jacob, 2006, p. 272-274.

écoulement de la source où toutes les eaux vont dans le même lac, dans l'entrelacs neuronal aux eaux bleues, transparentes et sans fond. Nous contenons cet absolu de la vie qui nous irrigue en même temps que nous y sommes immergés.

Cet absolu est ressenti, réverbéré : c'est un monde où se forme un immense réseau qui câble tout ce qui est disponible dans le même esprit. Car c'est bien d'un esprit qu'il s'agit : celui d'une totalité illimitée du vécu neuronal libre. La totalité existait du fait des conditions d'homogénéité de vie ; elle imprègne maintenant ce réseau et le caractérise. C'est donc un autre type de cerveau qui se développe à l'intérieur de celui qui est génétiquement programmé. Cette nouveauté est le résultat d'une épigenèse corticale prénatale dont il n'est nul autre exemple ailleurs car les autres espèces n'ont pas les moyens d'engranger ce qui les traverse et qui ne sert alors qu'à assurer les conditions de leur développement. Chez le fœtus humain, c'est d'un autre développement qu'il s'agit : il concerne une néoformation qui ne vient d'aucune injonction génétique, qui est totalement imprévue et imprévisible, qui ne résulte que de la conjonction et de la réciprocité d'un milieu particulièrement homogène et de neurones capables de l'intégrer, comme de le refléter. C'est une odyssée. Nous arrivons à l'intérieur de soi comme dans une nouvelle terre : celle de l'être impalpable, invisible, insaisissable de la vie qui se réplique ici dans la forme neuronale qui l'a capté. Cet être est d'un genre particulier car, illimité à tout, il n'est pas limité à soi. En somme, l'homme est l'être qui s'est saisi de l'être de la vie et l'a intégré dans l'ensemble neuronal configuré par cette influence.

Porteurs de l'être et non plus seulement porté par lui, une opération se produit qui transforme notre réseau neuronal libre en une *structure* spécifique. Traversé d'une expérience unique et configurée par elle, le cerveau devient le lieu où l'être même de la vie, de son assemblage mystérieux produisant la vie, s'est transposé dans un substrat neuronal prêt à le recevoir et à l'intégrer mais où il y avait, incidemment, la place pour cela. Cela n'aboutit pas à une nouvelle localisation cérébrale mais à une structure d'ensemble qui est celle de l'être lui-même inhérent à cette conformation cérébrale. Il convient de lui donner une dénomination précise. Nous caractériserons donc cette formation spécifique et déterminante de l'être humain, comme étant *une structure neurontologique* (en abrégé, SNO), c'est-à-dire l'être fait de neurones et devenant l'être même de la vie. Nous nous étions imaginé avoir une « âme » ; c'est en réalité notre être, au sens plénier du terme, celui qui définit ce que nous pouvons maintenant définir comme *l'être humain*[1].

Naissance prénatale et vision intérieure

Nous voilà en présence de cette forme d'être qui avait été attribuée de manière inadéquate à la transcendance ou rabattue sur l'être de l'existence de ce qui est : mais l'*être humain* est être par soi-même. Sa néogenèse est une épigenèse prénatale qui produit une étendue « plus vaste que le ciel », comme le dit Edelman : plus vaste car elle contient plus que le ciel. C'est tout un monde constitué par les sensorialités qui convergent au niveau visuel où il n'y a rien à voir mais qui est donc libre de transformer en vision le ressenti de l'homogénéité. Cette *vision intérieure* est notre vrai monde prénatal. C'est là que l'homme naît avant de naître et c'est ce qu'il emporte avec lui lors de sa naissance physique.

Une soi-disant immaturité prénatale nous a caché l'influence des conditions de notre vie originelle et ses effets sur le corps embryo-fœtal, notamment au niveau de sa constitution neuronale. La nature prénatale de l'homme résulte de la conjugaison de ces facteurs. Bien sûr, on dira que tout cela tient quand même à des problèmes de maturation, plus exactement à des faits relevant

1. J.-M. Delassus (2005), *Les Logiciels de l'âme*, éd. Encre marine.

de l'immaturité natale ou prénatale. Il faut changer de terme. Celui d'immaturité n'est justifié qu'au regard d'une fonction à remplir et à un moment donné. Et si on parle néanmoins d'immaturité, il faut être sûr qu'une autre direction évolutive n'a pas été prise comme but à atteindre. L'immaturité n'est pas un vilain défaut, sur le plan biologique s'entend : ce n'est tout au plus qu'une éventuelle défectuosité, mais à condition de la considérer dans le cadre d'une finalité attendue et nécessaire. Le défaut, au contraire, peut venir d'une faille du raisonnement à son propos. On s'étonne que le nouveau-né humain soit aussi démuni et incapable d'assurer sa survie. C'est qu'on le compare aux nouveau-nés d'espèces voisines et il est vrai qu'ils nous surpassent infiniment dans leurs performances natales. Mais, pour en juger, s'est-on assuré que la nature humaine n'est pas d'un autre ordre, car c'est ici la constitution neurontologique qui compte et qui nous entraîne dans une autre direction évolutive qui retarde la mise en place de nos aptitudes natales ? Alors que nos membres fléchissent encore et pour longtemps, ne sommes-nous pas déjà capables, juste après être né, de regarder fixement un visage et comme d'y entrer, en tout cas de dialoguer avec lui ? Naître avec un regard qui interroge et s'attache aux yeux d'autrui, communiquer d'emblée avec eux, signe une constitution antérieure ; nous sommes bien nés avant de naître. Chez l'homme, la naissance est d'abord prénatale.

ORIGINE DE L'INCONSCIENT ET CONSCIENCE

Il reste à faire le pas hors de nous et de nous accommoder de cette bipolarité : dès que nous serons au monde, nous devrons intégrer d'autres repères qui ne sont plus nécessairement de l'ordre de l'homogénéité. Il y a là une disparité qui est à l'origine de notre fondamental inconscient : l'*inconscient primaire*, ontologique. Réfutons le sens restreint que l'on donne habituellement à notre naissance ; ouvrons-la à sa dimension développée secrètement, à l'abri de tout regard, de toute investigation objectivante, insaisissable dès le départ mais néanmoins réelle. C'est elle notre véritable inconscient, lequel est comme un poste de régulation qui étend l'ordre de l'homogénéité à tout l'organisme, établissant le *schéma corporel* de l'homme psychique.

À partir de là, l'être humain acquiert comme un « sixième sens » : le *sens de l'homogénéité*. Il est toujours en éveil, il est notre sensibilité constante, voire notre constante susceptibilité à l'origine de nos humeurs et de nos affects. On ne peut supporter la moindre atteinte à soi, on subit et ressent tout de suite la différence éventuelle par rapport à l'être que l'on est. Ce sens a ses conséquences et non des moindres car il détermine la formation de la *conscience*. Bien que nous interrogeant sur son origine, on n'a jamais hésité de parler de conscience et, d'abord, de la conscience de soi. Faut-il s'en étonner ? La conscience, que l'on n'arrive pas à définir, que l'on prend comme une capacité humaine mystérieuse, a son siège et sa fonction dans cette homogénéité vécue et agie : elle la pressent, elle en est la prescience et le désir. C'est à partir de cela que l'on prend position par rapport à ce que l'on se trouve exister et aux existences que l'on rencontre. D'où ce baromètre interne, les variations de la sensation de soi et, inévitablement, une comparaison entre ce que l'on vit et ce que l'on s'attend à être. Il y a là comme une différence de potentiel qui va nous amener, dès la naissance, à prendre conscience en raison de la Différence dans laquelle on se trouve introduit. Nous serons nous-mêmes, et en conscience, obligés de faire la Différence.

Quatrième partie

L'être humain postnatal

Chapitre 19

La Différence natale

*A*U TOTAL, qu'avons-nous à l'intérieur de notre cerveau comparé au modèle animal général ? Nous avons un autre cerveau, diffus, non originé pour lui-même, issu au hasard des effets d'un émetteur (l'homogénéité) sur un récepteur qualifié et disponible (les neurones libres). Dans notre cerveau initialement programmé, il y a un autre fondement cérébral. Celui-ci n'est pas préparé pour la venue au monde ; il a déjà son monde et il lui faudra s'adapter à celui qui advient maintenant, mais ce sera au prix de la confrontation et du heurt avec la Différence, laquelle doit maintenant être analysée et définie.

DIFFÉRENCE ENTRE ACCOUCHEMENT ET NAISSANCE

Mais il y a un préalable méthodologique à cette étude. Il faut d'abord éviter la confusion des termes ou, plutôt, prendre garde à ne pas faire l'amalgame entre l'accouchement et la naissance en les prenant l'un pour l'autre. C'est pourtant ce qui se produit habituellement. Quand on parle du jour et du lieu de la naissance, il s'agit bien entendu de l'accouchement. Mais on dira aussi bien que l'on est *né* ce jour-là et à cet endroit précis. Ainsi l'accouchement se transforme en l'acte de donner naissance. C'est dire que l'on ne conçoit ainsi qu'une naissance physique assimilée au fait de l'accouchement. C'est une double erreur : d'une part, on évite ou oblitère le sens psychique de la naissance et, d'autre part, on réduit la naissance à la mise physique d'un enfant au monde. Autre exemple : dans une maternité, on parle indifféremment de la « salle d'accouchement » et de la « salle de naissance ». Le dictionnaire ne fait pas mieux qui définit la naissance comme mise au monde d'un enfant, c'est-à-dire l'accouchement ; inversement le mot accouchement renvoie à naissance. Ce genre de confusion se retrouve dans l'usage juridique lorsque l'on réclame un « extrait de naissance »[1] !

En tout cas, le sens de la naissance humaine n'est pas compris en soi puisqu'il est déjà explicité par celui de l'accouchement. Si on s'accorde à reconnaître que celui-ci désigne effectivement un changement de monde, on limite à cela la différence et on ne la voit pas au niveau de la naissance, d'autant que la joie liée à l'arrivée du bébé va contribuer à atténuer et à faire oublier le plus rapidement possible la différence vécue dans les douleurs de l'accouchement.

LE CYCLE DE LA DIFFÉRENCE NATALE

Revenons à l'enfant qui vient de naître, c'est-à-dire à l'être qui est projeté hors de son monde habituel, celui de l'homogénéité qu'il a connue jusqu'ici et dont il est soudainement privé. Car c'est là que se joue la vraie Différence natale qui éclate alors et s'installe durablement. Sa question se pose au niveau de la structure neurontologique que l'on analysera sous quatre angles principaux.

1. Voir sur ce point : J.-M. Delassus (2005), *Psychanalyse de la naissance*, Paris, Dunod, p. 13.

Que se passerait-il en cas de panne de carburant alimentant la centrale neurontologique ? Le carburant, c'est l'homogénéité. Si elle vient à manquer, le moteur s'arrête ; toute une partie du cerveau est déconnectée, devient exsangue. En tout cas, on est entré dans le cycle de la Différence.

Le changement de monde. C'est le fait le plus apparent. Rien n'est plus comme avant et il n'y a plus ce milieu utérin, soutien de la vie mais surtout prodigue en homogénéité vitale. Tout se passe maintenant dans le dehors ; il n'y a que le sommeil qui instaure des pauses ; pour le reste, on est exposé à une immense discordance vitale que la mère s'ingénue à atténuer, parant aux déficiences les plus préjudiciables. Mais l'enfant respire, son cœur bat ; il est en somme assez semblable aux animaux couvés et dans leur nid. On minimise donc la différence natale. On ne la voit pas comme un véritable obstacle mais comme une situation transitoire.

La suspension neurontologique. Qu'on se détrompe, ce qui paraît naturel recouvre ici la pire des situations. Nous sommes à l'envers de la naissance. L'animal, tout en changeant de monde, garde ses dispositions antérieures adaptées ou préadaptées à la vie dans le monde. Il sait y faire, il sait s'y conduire. Chez l'homme, la naissance est le plus grand péril car elle le dissocie du support permanent jusqu'ici assuré par sa structure neurontologique. De ce fait, le nouveau-né est frappé dans son être qui est en suspens.

La fracture ontologique. L'enfant est soudain plongé comme dans une mort intérieure qui résulte d'une fissure de son être, voire de son anéantissement brutal, répétitif et imparable par ses propres moyens. Comme la foudre tombe sur un arbre et le fend dans toute sa longueur, de même la perte des afférences internes disloque le cerveau surajouté dont l'unité et la cohérence sont devenues aléatoires. Débranchée de ce qui la maintenait en activité, la structure neurontologique se rétracte dans un effet de vide qui retentit même sur les fonctions somatiques auxquelles elle insufflait sa vie.

La désorganisation comportementale. Le corps n'est plus qu'une une machine à crier. Il est atteint à son tour. La formation néocorticale s'étant en quelque sorte emboîtée dans la structure programmée de l'organisme en même temps qu'elle l'élevait à son niveau, il se produit une dissociation interne et le corps, de même que l'être qui s'y était développé, vont chacun de leur côté, déstabilisés, vacillants, incertains. On le constate dans l'altération des capacités motrices et l'atteinte éventuelle des fonctions végétatives ; on croit aussi le vérifier dans le phénomène apparent de prématuration natale.

N'oublions pas que l'on était déjà né à l'intérieur de soi-même. Dans ce cas, la moindre des choses est que le monde où l'on entre soit du même niveau de constance et de qualité que celui qui vient d'être quitté. Or ces quatre états de différence – inversion du monde originel, suspension de la structure neurontologique, fracture ontologique, désorganisation comportementale – forment une Différence globale où chaque élément réagit en boucle l'un sur l'autre. C'est un dérèglement général qui s'établit en raison de ce que l'on peut appeler le *cycle de la Différence*. Il peut être mortel.

Dès lors, on ne peut plus considérer la naissance comme un processus de mise au monde : c'est plutôt d'abord une noyade et une asphyxie. Il y a eu un accouchement, mais ce n'est pas une naissance. Ici, au niveau de l'être humain, la naissance prend le sens particulier d'un état critique qu'il s'agit de pouvoir aménager pour vivre dans des conditions qui ne sont plus celles qui avaient présidé à la première vie de l'être. L'homme n'est pas un organisme transférable au monde sans qu'en même temps il ne s'y accorde de manière ontologique : telle est la raison de la Différence natale.

Définition de la Différence natale

Il conviendrait de pouvoir nommer cette Différence de manière adéquate et précise, mais il est impossible de trouver à partir de quelle référence sémantique et linguistique forger un terme qui la signifie. Elle est hors de toute possibilité de conceptualisation. D'abord son vécu n'est pas individualisable par le nouveau-né qui est englouti par elle, disparaissant dans cette vague asphyxiante où il est comme mort pendant un moment sans durée déterminable car il ne relève pas de la temporalité que nous connaîtrons. Ceci se passe avant qu'il y ait le moindre mode de temps, c'est un gouffre. On est dans une évanescence de l'être qui *avait été* – ce qui renvoie à la formule de Sartre, déjà citée, selon laquelle « le néant est été »[1]. Mais le terme qui se rapprocherait le plus de ce qui se passe alors dans les soubassements de l'être est celui de « sidération ». Il y a une sidération subite des neurones libres, de leur réseau et de l'être humain dont ils sont le substrat.

Entre temps, c'est-à-dire jusqu'à ce que cette situation s'amende, il y a un blanc, une absence d'être dont le néant est la conséquence et que l'on pourrait caractériser aussi comme un *effondrement*, au sens que Winnicott confère à ce terme[2]. Il est tel que la Différence a absorbé l'être, le mettant hors circuit au point qu'il ne peut même pas l'éprouver. Là, il est mort. C'est de cela qu'il doit se sortir ou être sorti dans l'instant même ; c'est là qu'il doit être pris dans les bras, réchauffé, entouré et non pas être laissé tombé sur la terre. Il frissonnerait de tous ses membres, non de froid mais d'une impression trop violente qui l'évanouirait à

---

1. Sartre, *L'Être et le néant, op. cit.*, p. 58. Voir ici notre chapitre 9.
2. D. W. Winnicott, *La Crainte de l'effondrement et autres situations cliniques*, tr. fr., Paris, Gallimard, 2000, p. 205-216.

lui-même. Il y a un évanouissement natal. On ne s'en aperçoit pas puisque le corps est encore vivant, en est évanoui. Telle est la Différence natale, c'est-à-dire l'introduction dans un monde qui n'est plus celui de l'homogénéité nécessaire à l'existence de l'être que nous sommes devenus.

L'être, ici l'être *humain*, est exposé à souffrir en raison de la perte de l'homogénéité constitutionnelle qui s'effectue à la naissance et fait entrer dans la Différence.

L'EFFONDREMENT NATAL

L'homme n'est pas seulement l'être d'un organisme ; il est aussi une autre forme d'être qui résulte de la genèse prénatale d'une structure corticale spécifique. En ce qui concerne les organismes, les programmes génétiques sont aux commandes : ils informent et agencent les corps, dirigent leur développement et déterminent les comportements. Tous les vivants naissent en droite ligne de ce qui a préformé leur organisme. Seul l'homme provient d'une autre origine qui s'est superposée à sa destinée génétique ; seul l'homme est l'être qui ne naît pas dans les conditions de son être.

C'est précisément cela qui s'oppose à la venue humaine au monde et la rend déchirante. Au plan humain, la structure neurontologique ne peut rien ; elle ne dispose pas de moyens d'adaptation propre alors qu'elle se trouve dans la situation de ne plus être dans ses conditions normales de vie. On dira plus loin qu'elle n'a pas de « par-soi » naturel et que, laissée à elle-même, elle est plus proche du néant que de son être. Si la vie prénatale assure l'homogénéité, celle-ci se trouve suspendue, au moins dans sa continuité, dès l'entrée dans le monde. Comme une étoile se décrocherait du ciel et descendrait en tourbillonnant pour venir s'écraser sur la terre, ainsi en est-il du nouveau-né détaché du firmament et entrant dans l'orbite de la naissance que l'on ne saurait plus ici confondre avec l'accouchement. L'accouchement n'est pas en soi douloureux pour l'enfant ; la douleur vient ensuite et elle est pire que tout ce que l'on peut imaginer : c'est la douleur liée à la Différence vitale et au néant qu'elle introduit, et c'est un véritable effondrement.

Chez l'homme, le fait de naître n'a pas le même sens que partout ailleurs. Sa vie prénatale l'a constitué comme une vie en soi, fleurissant sur l'organisme en développement et le définissant. D'une certaine façon, naître est devenu inutile et c'est comme un accident durable. Le résultat est que l'être humain, toute sa vie durant, va baigner dans son sang. On comprend l'idée, ancrée dans les traditions, de devoir le baptiser, de le plonger dans les eaux lustrales. Ce n'est pas d'une faute qu'on veut le purifier, ceci n'est là qu'un prétexte ou, plutôt, un symbole : on doit le laver de la Différence.

On comprend l'urgence de ce que l'on appelle la *réanimation* du nouveau-né. L'usage fait que l'on restreint ce terme à des soins immédiats pour assurer le rétablissement des fonctions physiologiques fondamentales. Dans certains cas, on parlera de bébé cyanosé, né tout bleu. Mais, aux fondements, il y a un bébé tout blanc, blanc comme un linge et c'est le linge de la mort. Il faut tout de suite l'en sortir. Il faut établir des conditions natales dont l'effet immédiat sera l'apparition du sourire chez le nouveau-né : le sourire, cet acte que l'on ne trouve que dans l'espèce humaine.

Chapitre 20

Les conditions natales

*L*A NAISSANCE HUMAINE est un défi à la plus élémentaire logique de l'existence. Pour tout autre que nous, venir au monde n'est pas autre chose qu'un changement de milieu en prolongement de ce qui a été préparé au cours du développement embryo-fœtal. D'emblée, l'animal est sur la bonne route ; l'homme seul reste à la croisée des chemins – deux voies qu'il va devoir parcourir simultanément alors qu'elles s'orientent dans des directions opposées. Cette naissance n'est pas un traumatisme, c'est une vivisection.

Le mot n'est pas trop fort. D'une part, nous sommes en vue du monde extérieur ; parallèlement nous sommes expulsés d'un monde intérieur qui s'est structuré pendant la vie prénatale. L'un et l'autre pourraient s'accorder, mais ce serait à la condition que celui de la vie prénatale ne se trouve pas effondré par la perte de l'homogénéité qui est son milieu vital impératif. Certes, l'homéostasie organique végétative est maintenue dans la mesure du possible par les adaptations programmées du corps et les soins qui lui sont prodigués. Théoriquement, on peut survivre.

Mais l'intérieur de soi n'est plus accessible. Si, au moins, la structure de l'être avait disparu, mettant fin à ce qui n'aurait été qu'une parenthèse neurontologique ! Même s'il y a des instants de répit qui proviennent de l'action spécifique de la mère, la Différence persiste, deux mondes s'entrechoquent et, si on laissait les choses aller ainsi, l'enfant finirait par ne plus pouvoir tenir. On a l'impression que la structure neurontologique n'a eu pour effet que de créer un handicap qui nous met en danger quand nous arrivons au monde ; elle serait comme une bévue de la nature. Normalement, le nouveau-né humain devrait en mourir : cette espèce n'est pas normalement viable. Quelles peuvent être alors les conditions du rétablissement natal ?

L'ÉVASION LIBIDINALE DE LA DIFFÉRENCE

Commençons par mettre à part ce qui n'est pas réellement fondateur de la naissance mais donne seulement l'illusion de pouvoir momentanément se soustraire à la Différence qu'elle a introduite.

Pour cela, le fait majeur est la tendance à refluer en soi en s'engouffrant dans des satisfactions corporelles qui réactualisent l'homogénéité biologique. C'est, par exemple, l'effet de la caresse, du bercement, de la prise de nourriture ou, directement, du sucement du pouce jusqu'à la découverte de la masturbation. Pendant que durent ces jouissances, on n'est plus au monde, on est rétabli dans le corps prénatal de soi. On pourrait donc croire que l'un des moyens d'assurer la naissance est la possibilité de revenir aux conditions physiologiques de l'homogénéité prénatale. C'est d'ailleurs une des fonctions maternelles que de permettre périodiquement ce retour à l'état antérieur, en tout cas de ne pas rompre avec le besoin qu'on en a et l'effet libidinal qu'on en obtient. Il y a donc des moyens d'échapper à la Différence. On peut s'y soustraire de cette manière. On en usera jusqu'à en abuser et l'enfant réclame ces rémissions de la Différence qui préfigurent les satisfactions sexuelles[1]. Mais encore faut-il en évaluer l'utilité et les conséquences.

L'utilité immédiate est de pallier le fait que nous n'avons pas les mouvements adaptatifs naturels pour nous mouvoir dans le monde. On s'en détourne donc, on s'en remet au corps et on annule la naissance par ce biais. Mais tout acte de ce genre est éphémère. On a beau y recourir chaque fois que cela est possible, à chaque fois on finit par retourner au monde. La chair, l'investissement de la chair a ses limites. On déplace donc le besoin sur la personne qui nous a initié à notre propre corps. On va dépendre d'elle, elle devient l'image même du retour à soi. D'où la nécessité impérieuse de la présence maternelle qui procure la nourriture, la chaleur et la protection ; tout cela et tout ce qu'elle peut donner réalisent l'enveloppement dans une homogénéité faite sur mesure et devant constituer une sorte d'équivalent de l'homogénéité utérine. On apprend par là qu'il y a une ressource et, avant même que l'on ne distingue qu'elle est un effet de l'action d'autrui, on investit cette *pulsion* de retour organique, de rétablissement de soi – mais il s'agit du corps global, sans que se précise le sentiment de soi.

C'est pour cela qu'il y aurait une *sexualité infantile* et il est fort heureux que Freud ait insisté sur ce point, sur ce développement de pulsions qui ne sont pas seulement des effets organiques simples mais des réactions à la frustration natale. C'est là, pour une bonne part, l'origine de l'énergie libidinale. Cependant toute sexualité est ambiguë : elle va contre la naissance psychique en même temps qu'elle raffermit la sensation corporelle de soi. C'est donc un remède contre la Différence mais aussi le risque de son

---

1. « Lorsqu'on voit un enfant rassasié quitter le sein en se laissant choir la tête en arrière et s'endormir, les joues rouges, avec un sourire bienheureux, on ne peut manquer de se dire que cette image reste le prototype de la satisfaction sexuelle dans l'existence ultérieure » (Freud (1905-1925), *Trois essais sur la théorie sexuelle*, tr. fr., Paris, Gallimard, 1987, p. 105).

aggravation, car elle détourne de l'effort d'avoir à maintenir l'existence au-dehors. Comme pour le travail du rêve, il y a un travail de la libido ; mais par rapport à la naissance, il ne s'agit que d'un recours de substitution.

L'INVESTISSEMENT DE LA RELATION MATERNELLE

Ce n'est pas une raison pour priver l'enfant de sa mère. Le lien mère-enfant est une condition primordiale de notre existence, bien que l'essentiel se joue à un autre niveau. Comme l'a écrit Winnicott, « un bébé tout seul, ça n'existe pas », et d'ailleurs ça ne pourrait pas exister. Ce qui n'exclut pas le père et sa part de fonction maternelle. De la mère, on a tout dit, et plus qu'il ne faut : on l'a astreinte à des règles, des lois morales et des compétences nécessaires que certains rattachent aux effets de l'instinct. Cette allégation ne nous dit pas ce qui, venant d'elle, transforme le handicap natal humain en adaptation natale.

Si l'état de naissance est sans doute compensé par le maintien de certaines conditions physiques prénatales, il l'est surtout par la communication qui s'élabore par elles et au-delà. On dit d'ailleurs que l'enfant est au *sein*. Il s'agit cette fois d'un autre état du sein, de l'enveloppe psychique nécessaire pour répondre aux besoins spécifiques de la structure neurontologique, celle de notre second cerveau. Pour cela, la présence maternelle ne saurait se limiter à ses apports biologiques, elle suppose une relation réciproque et des échanges qui doivent toucher jusqu'à cette structure. Qu'est-ce à dire ? Le problème n'est peut-être pas si difficile à comprendre. *In utero*, le fœtus recevait de son propre corps des informations sensibles résultant de l'immersion dans le milieu d'homogénéité ambiant. Maintenant ces informations viennent de tout le corps de la mère, de tout ce qui, sensible, émane d'elle. C'est sa chaleur, son portage, son lait, sa voix. Si les constantes prénatales sont reconstituées, elles sont aussi amplifiées, étendues et transposées dans une dimension supérieure constituée par l'intentionnalité maternelle. C'est une texture émotionnelle et un frémissement qui parcourent la surface de l'homogénéité et créent des ondes qui reprennent à voix haute ce que l'enfant a pu déjà ressentir pendant la vie fœtale. Ce qui pourrait faire croire que la naissance a lieu. Elle n'est seulement que préparée.

LE PREMIER RETOURNEMENT NATAL

Tout n'est encore qu'externe, il faut que cela devienne interne et que la structure neurontologique se trouve elle-même activement rattachée, et non plus passivement enveloppée. Autrement on ne ferait que proroger un séjour dans les limbes. Parler à l'enfant, serait-ce suffisant ? Non car il ne saurait saisir le sens, c'est-à-dire s'en saisir comme un lieu pour soi ; il resterait bercé de mélopée, il ne se déplacerait pas vers le monde ; en somme, il ne naîtrait pas. Les mille attentions tendres de la mère auraient d'ailleurs le même effet partiel. Il n'y a qu'une chose qui change tout, c'est le regard. Le nouveau-né, très vite ouvre les yeux. Ce *proto-regard*[1] est celui de l'étonnement et de l'angoisse invasive qui résultent du manque soudain de la *vision intérieure*, laquelle voyait la totalité au-delà de toute forme. Sans doute l'œil fœtal n'avait rien à voir, mais il était ouvert à l'immensité abstraite qui lui était donnée. Ici, l'œil du nouveau-né traduit une intensité douloureuse et inquiète ; il bute sur le monde et sa Différence, il se heurte à l'incongruité première de la naissance. Il n'est pas au monde, il reste en deçà et peut se figer dans l'horreur d'être réduit à néant. Tout, absolument tout, est la Différence natale. Sauf que le regard maternel l'absorbe. La mère n'essuie pas le sang ; elle efface la Différence qui fait place à la possibilité de communiquer avec l'environnement. La mère

---

1. Cf. J.-M. Delassus, *Psychanalyse de la naissance*, chap. 14, p. 117-124, Paris, Dunod, 2005.

homogénéise le monde que l'enfant ne ressent plus alors comme un danger mortel ; au contraire, il y perçoit ce qui l'accueille et où il peut s'aventurer.

D'où un premier retournement natal : il y a au-dehors ce qui est en train de manquer au-dedans. La vie prénatale bascule dans une autre modalité qui s'offre à la fonction vitale en cause. Si on veut résumer d'une phrase et d'une image, on dira que le cordon ombilical est rétabli ; mais ce n'est pas un cordon biologique, c'est le lieu et le moyen de l'accès à l'homogénéité nécessaire à la naissance et à son extension au monde. Du coup, la structure neurontologique retrouve sa cohérence. Face à ce qui est perçu, elle devient un organe psychologique et elle pense. Elle pense par l'étonnement : elle s'étonne que quelque chose est et elle s'accorde à l'identité ontologique de ce qui est. La mère a annulé, au moins momentanément, l'épouvante du rapport à ce qui ne paraissait que Différence. C'est par cette pensée étonnée[1] que se font les premiers pas de la naissance.

Nous ne sommes en effet qu'à mi-parcours d'un processus plus étendu. Si nous en restions là nous verrions s'installer une dépendance chez le nouveau-né. C'est vrai qu'il est introduit au monde. Mais est-ce assez pour tenir avec constance et se sentir soi ? Il manque pourtant, au-delà de la mère comme déclencheur de naissance, une assurance intime d'un ordre que l'on n'analyse pas, que l'on ne soupçonne pas, mais qui est l'autre moitié de la naissance et sa plus réelle assise. Dès lors, la naissance se profile comme le rétablissement d'un grand malade : si l'enfant peut se risquer au-dehors, c'est en raison de l'avènement d'un visage qu'il pénètre par les yeux comme pour rentrer chez soi. Mais il ne s'y retrouvera pas seul.

1. Cf. Platon, *Théétète*, 155d : « Il est tout à fait d'un philosophe, ce sentiment : s'étonner. La philosophie n'a pas d'autre origine. » Nous dirons que la naissance non plus et que ce processus psychologique est un objet philosophique essentiel, bien que trop négligé.

Car les choses ne s'arrêtent pas à ce niveau. Nous n'avons décrit jusqu'ici qu'une naissance partielle : l'enfant entrant au monde comme dans une extension de son dedans sans pour autant que sa structure soit retrouvée. Il manque donc une liaison essentielle : l'accord avec soi qui prolonge et reprend à son compte l'accord avec la mère. Cela s'accomplira du fait que *la mère, enveloppante par son regard, ranime directement le processus de vision intérieure*. Elle a ici un effet qui dépasse celui de l'introduction au monde.

Au-delà de toutes les émotions sensuelles et sensorielles que la présence de la mère éveille en halo autour de l'enfant, il y a la rencontre répétée des regards, leur *entrevue*, qui est un langage simultané. Le message du regard maternel croise en chemin celui de l'enfant vers elle. Dans l'instantané de leur communication, ils établissent un monde commun où la mère et l'enfant ne font qu'un et sont en parfaite intelligence. Le monde prénatal qui se bouclait et se maintenait sur lui-même, parcourait l'ellipse en quoi il se tenait ; à présent s'installe une interactivité des parcours de communication qui aboutit à la formation d'un premier objet : un *objet primordial* sous la forme d'une interface. C'est un saisissement, si ce n'est un ravissement. La mère y apparaît comme figure de sauvetage tandis que l'enfant se découvre lui-même par le ressenti de cette figure. Grâce à la mère, on est aussi face à soi. Il n'en faut pas plus, mais il faut cela pour remettre la structure neurontologique en ordre de marche. Elle retrouve alors toutes ses capacités ontologiques dès lors appliquées à un objet interne adéquat à son fonctionnement. C'est une résurrection, ce qui veut dire que le fondement de la naissance est en cours d'acquisition.

Cela va répondre au besoin de rester dans la continuité de soi car il se produit un changement de provenance de l'homogénéité vitale. Elle ne tient plus seulement à des sensations du corps, elle n'est plus seulement une homogénéité d'ambiance, elle est aussi ce *vers quoi* la structure neurontologique peut se tourner tout entière et s'attacher comme à ce qui correspond à son être même. L'événement natal, c'est cela : *l'être même de cette structure devient l'objet de la sensibilité interne.* C'est-à-dire que la structure neurontologique ne se limite plus à être une chambre d'écho, elle s'étend aussi à l'élaboration du rapport de soi à soi. L'enfant qui voit la mère, et qui est vu par elle, se sent être d'être vu par elle. Elle lui indique ce quelque chose en lui qu'il s'éprouvait être, mais dont la perception interne s'était interrompue à la naissance. Cela revient à présent sous la forme d'une connexion à soi-même sur le modèle du lien que la mère établit avec lui. Il y a la mère et, en même temps, il y a soi : ces deux instances communiquent entre elles par la même identité qui devient l'objet de la structure neurontologique en même temps que sa figuration. Cette évolution va se révéler salutaire : on est, de soi à soi et à l'intérieur de soi, une relation d'homogénéité active. Tout se passe comme si la structure neurontologique devenue relationnelle produisait elle-même son énergie de maintenance.

LE DEUXIÈME RETOURNEMENT NATAL

Du coup, ce qui aurait pu se fixer en pulsions libidinales et en évitement de la naissance va se mettre à évoluer. On apprend à revenir à soi parce qu'on devient assuré que la chose est en soi[1]. D'abord parce que la structure neurontologique, qui n'avait pas de forme sensible, prend en somme un visage ; elle est figurée et ce n'est pas, comme le dit Sartre à propos du pour-soi, en raison d'un effet de néant[2]. C'est tout le contraire. On ne reflue plus

---

1. R. Barbaras : « L'Être n'est rien d'autre que l'expérience sensible elle-même, ressaisie selon toutes ses implications. » *De l'être du phénomène, Sur l'ontologique de Merleau-Ponty.* Grenoble, éditions Jérôme Millon, 2001, p. 352.
2. Cf. *L'Être et le néant*, p. 120-124, (pages citées ici au chapitre 10).

dans un univers immémorial, mais *on ressent en soi une attache avec l'être de soi* à l'instar de celle qui s'est établie avec le visage d'autrui. Il y a un visage en moi : ce que je n'étais plus en raison de la Différence, réapparaît comme un être que je porte en moi, qui ne me lâche pas et que je ne lâche pas. Extraordinaire report sur soi de l'expérience faite avec le personnage maternel ; inversion et interaction des positions. Je suis comme elle, comme la mère et je peux d'autant plus m'y attacher qu'elle est la figuration de mon attachement à moi en tant que je me porte *comme on porte un enfant.*

En effet, l'enfant, tout en étant au début de sa perception du monde comme extension de son dedans, a quelque chose à voir qui est tout autre : c'est lui-même qui est au bout de sa vue, qui, strictement, apparaît. C'est l'*apparition de soi à soi.* Jusque-là cela se faisait dans le senti, maintenant il y a une perception intérieure qui se génère et permet de se concevoir. L'idée vient qu'il existe un autre que soi, mais qui est aussi le même ; il est en soi et, en même temps, devient l'objet de soi. De ce fait, la naissance n'est pas seulement un rapport à la mère que l'on a, mais aussi une sensation profonde de soi qui échappe à la Différence. C'est le *deuxième retournement natal.*

L'*Urkind* et le rapport à l'autre de soi

Ainsi, et bâti sur le modèle de l'expérience relationnelle avec la mère, le résultat est un être maternel de soi qui est en même temps l'enfant de soi. À ce stade, à ce niveau, mère et enfant ne se distinguent pas, ce sont deux versants complémentaires de l'être humain et l'origine de sa force, de sa capacité de résistance pour vivre. Naître est donc le contraire de se perdre, c'est acquérir l'intelligence de soi, c'est-à-dire l'aptitude du rapport à soi. Par contre, cet enfant de soi en soi n'est pas dénommé comme tel ; c'est un affermissement de l'âme, sans doute projetée par la suite dans une entité divine, mais d'abord imaginée comme un *ange gardien*. Il faut être plus précis.

En effet, la structure neurontologique prend la forme d'un enfant qui est en chacun de soi. Le nouveau-né humain paraît être lui-même une structure maternelle d'autant plus sensible qu'elle est en intelligence réciproque avec l'atmosphère maternelle. Il y a là une maternité précoce, quasi instantanée, qui correspond à un état personnel de naissance en tant qu'elle est la naissance de soi en soi et du rapport intime avec l'être originaire de soi. Dès lors, je me parle au-dedans quand je me perds, je me raccroche à lui car il me fait me savoir à moi-même, j'existe unifié dans le vécu précoce d'être mère. Ainsi, ce qui sauve de l'épreuve de la naissance, c'est non seulement d'avoir une mère mais, en même temps, de *la devenir soi-même*. De ce fait, quelles que soient les nouvelles et incessantes apparitions de la Différence, je suis armé contre celle-ci. On ne peut rien contre moi si je suis mère, c'est-à-dire si je porte comme enfant de moi l'être que la Différence menace maintenant sans succès. À cet enfant essentiel, il faut donner un nom plutôt que de le caractériser par une périphrase ; nous l'appellerons l'*Urkind*. Il s'agit de l'enfant que l'on aurait originairement en soi, qui est à la fois le ressenti de la structure neurontologique lié à notre expérience prénatale, mais qui se trouve maintenant explicité et confirmé comme instance du rapport avec soi.

Un des inconvénients majeurs de la naissance, son plus grand danger même, était une *fracture ontologique* du nouveau-né à laquelle il n'aurait pas survécu. Tout le défi est là : dans la possibilité de récupération de l'origine rendue sensible et qui peut être intérieurement visualisée. Loin de la chose abstraite et du réseau neuronal muet que nous avons eu d'abord à envisager, il s'agit à présent d'un enfant de soi en soi et à soi, et c'est notre image à laquelle nous avons secrètement accès. La structure neurontologique que retrouvait notre analyse est ainsi transférable à la vie natale et elle devient un vis-à-vis auquel on peut s'adresser. On ne dira pas autre chose quand on s'exclamera « mon dieu ! », ce qui se rapporte à l'idée de l'*Urkind* qui aura germé en soi. La structure neurontologique devient relationnelle dès qu'elle s'est rétablie et elle ne se dédouble que pour ne faire qu'un. On se retrouve en devenant le rapport avec le double de soi.

Une naissance d'un nouveau genre

Ce qui donc est en jeu dans la naissance de l'être humain n'est pas tant le devenir d'un organisme que les mères auront à mettre au monde, puis à nourrir et soigner à l'instar de ce que l'on observe dans le maternage animal. Chez nous, la question fondamentale est tout autre.

Il se produit une évolution essentielle : l'être fœtal qui était branché sur les afférences d'homogénéité vitale interne se métamorphose dans la mesure où il se rattache simultanément à l'intentionnalité de l'homogénéité maternelle et à ce qui en retentit en lui. L'être n'est plus alors un récepteur passif mais le principe de sa propre activité. D'abord formé dans le secret du dedans qui a été exposé au risque de la naissance et de la Différence, il se conforte maintenant de la référence à soi-même selon un métabolisme qui est à l'origine de l'*esprit natal*.

De ce fait, la structure neurontologique n'est plus uniquement la résultante du vécu utérin et l'état préalable de l'être humain ; elle devient l'esprit de soi qui se rapporte à soi et dont elle est le lieu du dialogue. Mais cette pensée ne peut seulement rester au-dedans, on veut l'étendre au-dehors et se débarrasser de la Différence. Ce qui revient à *naître soi-même* pour que l'enfant du dedans, l'*Urkind*, puisse être au monde. Aussi paradoxal que cela puisse paraître, c'est ce désir d'enfant qui accomplit la naissance – une naissance d'un nouveau genre. *L'enfant ne naît pas parce qu'il a une mère, mais parce qu'il se sent mère de la part essentielle de soi.*

La naissance, qui avait commencé dans l'étonnement, se parachève dans l'acquisition de l'intelligence intime de cette *relation d'homogénéité*. La Différence a été effacée : à l'extérieur, il y a l'autre semblable à soi et, à l'intérieur, la figure même de soi. C'est par cette conjonction que l'enfant se trouve, d'ores et déjà, sain et sauf.

Chapitre 21

Sain et sauf

*L*A STRUCTURE NEURONTOLOGIQUE a maintenant son assise : c'est l'image de soi ressentie en soi sous la forme de l'*Urkind*. Il ne s'agit pas d'une impression mais de ce qui doit devenir réel en venant au monde ; ce qui implique notre naissance. Au-delà de l'homogénéité d'ambiance, se produit une homogénéité substantielle qui prend corps. L'enfant natal débute à la synthèse de l'être de soi en rapport avec l'être du monde : l'être de soi est celui qui ne peut pas ne pas être car il est notre cause absolue ; l'être du monde est cela avec quoi on doit être en accord pour qu'il participe à l'attente de soi.

Dans cet ensemble, la structure neurontologique est le lieu qui fait le lien. Toute ouverte à tout, à ce qui lui est semblable comme totalité, cette structure est d'abord une conscience préréflexive. Elle est au pur apparaître de la perception pure, en même temps qu'elle anime le vécu du corps global par quoi le schéma corporel prend forme. C'est ainsi que l'on est sain et sauf, ayant traversé la Différence, l'ayant dépassé même si elle peut réapparaître momentanément sans plus d'effet qu'un nuage de passage.

Telle semble la réalité de nos premières étapes au monde pour autant que l'homogénéité préside à notre existence et ne présente pas encore de signes durables de défaillance.

La conscience pré-reflexive de soi

La venue au monde a d'abord été le fait d'être tombé au plus bas, dans le néant subit de soi. Cependant la mère nous relève ; elle est la médiatrice par quoi la structure ontologique n'est plus une donnée intérieure qui échappe à toute conscience, mais au contraire s'éprouve comme intentionnalité de soi. Ce qui nous constitue à présent est un rapport avec ce que nous ne sommes plus de manière spontanément accomplie mais qui demeure dans la mesure où nous en avons la conscience pré-reflexive.

En effet, le regard que le nouveau-né a pour lui-même n'est plus obscurci par la Différence ; il est la perception de ce qui est en lui. C'est la totalité de soi perceptible à soi. C'est donc bien la structure neurontologique qui apparaît à soi, non pas comme un objet ou un composé anatomique, mais comme la personne de soi dont le mode d'apparaître, sous-tendu par le substrat neuronal, n'est plus ce réseau métabolique, mais son effet comme être de soi en soi. Ce n'est pas un rapport indifférencié ; il fait très bien la différence, mais il écarte le négatif. Ce qui a pour conséquence d'établir un rapport par lequel l'individu, bien qu'ayant été ébranlé par la naissance, se trouve déterminé comme relation à la permanence de soi.

Il ne sait rien de tout cela et n'en a aucune idée, car cette expérience précède le concept. Se penser est d'abord s'expérimenter et nous sommes ici dans une expérience originaire. Quand Descartes doute et efface tout par le doute, il se replace à cet endroit où quelque chose échappe au doute : il bute sur soi comme existence indéniable puisqu'il pense. Mais ici, il ne s'agit pas de cette modalité de l'*ego*. À l'origine de notre vie natale, ce qui paraît similaire est en fait d'une autre nature, car au bout de soi il y a justement soi : la présence de la totalité de soi. Et de cela on ne doute pas car le regard de la mère a permis, pénétrant en lui et renvoyé par lui, d'éprouver la réalité de soi. Avant le *Cogito* et avant tout autre chose, il y a un *Credo*.

Nous sommes hors de doute (comme on dit hors de danger), nous avons dépassé l'effondrement, franchi l'étape natale et nous sommes arrivés de l'autre côté du rivage. Bientôt le long combat avec la Différence reprendra, mais ce n'est pas encore le moment. L'essentiel pour l'instant c'est que puisse avoir lieu une sorte de substitution natale où la structure neurontologique privée de son univers originel aurait très bien pu se rabougrir et s'effacer ; en réalité, elle est normalement ranimée par les actes de la mère à notre égard car ils trouvent en nous un écho fournissant l'équivalent du milieu prénatal. La structure ontologique s'en sort bien, sa flamme ne s'est pas éteinte au premier souffle venu du monde de la naissance.

Cette situation est distincte du raisonnement par quoi Sartre avait introduit la notion du pour-soi. L'auteur mettait en évidence que l'en-soi est si plein, si total, qu'il empêcherait l'existence d'un pour-soi et de toute conscience de soi : il les absorberait. Le raisonnement peut conduire jusque-là. Mais il faudrait pour cela qu'il y ait d'abord un sentiment de soi qui en viendrait à se défendre contre le fait de disparaître dans l'en-soi. Or, c'est le contraire qui se produit. Ce qui s'impose au nouveau-né – moyennant que la mère l'y ait reconduit – c'est la totalité de soi qu'il pressent comme en étant lui-même porteur. La rejoindre devient le but et le sens de la vie humaine. C'est ce qu'on appellera son existence.

Autant dire que l'on est entré dans l'impossible, tout en étant sur les rails de cette possibilité que l'on désire accomplir. Son objet véritable est la totalité de soi. L'homme n'est pas l'être-pourla-mort mais pour cette vie absolue. L'homme n'est pas agi par une pulsion de vie organique ; il est animé par une pulsion psychique qui nécessite de se tenir dans la perspective de l'être de soi. La question n'est plus le danger de l'anéantissement qui s'est limité à un effondrement passager, mais dont on se relève parce que l'on vient de trouver les moyens par quoi la totalité est en vue. On n'y arrive jamais, mais on est sauvé du moment que cette orientation est gardée en étant maintenue dans la relation avec l'*Urkind*. Ce qui est le sens de la liberté humaine.

La liberté humaine n'a qu'un sens et ne se disperse pas dans les actes et les moyens d'action qui peuvent faire dire qu'il n'y a pas d'essence en dehors de ce que nous aurons fait de notre existence. Cette idée moderne se débrouille mal avec le terme d'essence qu'elle s'obstine à conserver. En fait, il n'a pas de sens, sauf à le rétrograder à la notion de programme génétique. Mais alors il faudrait expliquer comment l'individu déterminé que nous serions en viendrait à vouloir intervenir sur son programme et le modifier ? En tout cas on imagine mal une existence qui se conduirait d'elle-même : selon quelle force et quel principe de vie ? À moins d'être un animal ainsi organisé, il faut que la pulsion de vie humaine soit initialement posée comme une nécessité d'un autre ordre et il faut définir ce que l'on entend par « essence ». Ce terme métaphysique est dépassé[1], il appartient à la cohorte des mots qui impliquent une transcendance et qui ont reporté notre origine dans la toute-puissance d'un Être absolu et créateur. Ce n'est pas Lui qui est à l'origine de notre existence, mais une dynamique

---

1. Cf. Hegel : « Le bien connu en général, pour la raison qu'il est *bien connu*, n'est pas connu. C'est la façon la plus commune de se tromper et de tromper les autres, à propos du connaître, que de présupposer quelque chose comme bien connu, et de l'accepter ainsi : avec tout ce discours à tort et à travers, un tel savoir, sans savoir comment cela lui advient, ne bouge pas de place. Le sujet et l'objet, etc., Dieu, Nature, l'entendement, la sensibilité, etc., se trouvent sans autre considération placés au fondement comme bien connus et comme quelque chose, et constituent des points fixes de la sortie aussi bien que du retour » (*Phénoménologie de l'esprit* (1807) tr. G. Jarczyk et P.-J. Labarrière, Gallimard, 1993, coll. « Essais », tome I, p. 45).

neuronale libre qui introduit en nous un monde de totalité qui nous définit avant même d'avoir commencé à agir. Ainsi, ce n'est pas une essence qui fait l'existence, mais le rapport à notre structure d'être qui a pris la figure d'un être de soi, cet enfant de soi que désigne le terme d'*Urkind*. Ainsi se déterminent l'existence et la conscience pré-réflexives où s'articulent les deux versants de soi.

À partir de là, le saut natal est accompli. Sain et sauf, nous entrons dans la liberté de mener le débat entre la Différence qui menace et la préservation de ce qui s'est constitué comme notre être *humain*. Pour commencer, nous avons toutes nos armes : la perception pure et le vécu du corps global qui s'unissent dans la conscience pré-réflexive de notre totalité.

La perception pure

Le vécu dans le milieu utérin impliquait une vision totale et sans formes. C'était une plénitude qui se manifestait par elle-même. Il n'y avait ni jour ni nuit : pas de temps mais un espace illimité auquel on participait. La venue au monde a taillé dans cette unité originelle menacée de Différence mortelle et y a installé ce qui deviendra la charnière de la conscience.

Voir n'est pas savoir, mais c'est d'abord un acte qui se suffit à lui-même et engage l'être de soi dans l'apparaître du monde. Va-t-on tenir pour rien que les choses soient – formes, couleurs, et mouvements confondus – ce qui déploie une magie vécue comme le dévoilement de ce que la vision intérieure apportait sans limites ? Cette vision des choses du monde est un rapport total avec ce qui est et se donne pour tel. Chaque élément apparaît à la conscience pré-réflexive à la fois en dehors de tout savoir et en cohérence avec l'être qui le perçoit. Les formes qui fascinent renvoient à l'être de soi et le manifestent.

On voit l'être, qui est un autre être que soi mais tout entier accordé à soi avant que la connaissance ne pose, elle, ses limites.

En tout cas, le rapport avec soi peut passer par les choses quand elles ne sont pas *autre chose*. Avec ce qui est laissé en son simple apparaître, on peut s'entendre. Et l'on comprend ainsi qu'entendre et voir, percevoir et sentir sont comme l'étoffe de l'être de soi qui s'ouvre à l'apparition du monde. Ce que nous avions appelé l'apparaître de l'être[1] est le phénomène de *perception pure*.

Cette « perception pure »[2] est un état de l'homogénéité non seulement au niveau de ce qui est vu, mais aussi parce que ce que l'on voit est du même sens, du même être, pourrait-on dire, que soi-même. C'est une révélation totale, d'autant plus intense que ne s'y mêle encore aucun savoir. Par ce spectacle aux facettes multiples, l'enfant est médusé. Soi devient visible dans les éclats du monde environnant. Le *Credo* se confirme dans la perception du monde où l'on voit avant de savoir et par un savoir sans nom qui fait voir. La perception préalable au sens n'en est que plus fascinante ; c'est, pour reprendre l'expression de Descartes, la *passion admirative* à laquelle il accorde la première place[3], en droit fil de ce que Platon dans le *Théétète* caractérisait comme l'étonnement[4].

Bergson va introduire la notion de perception pure, mais sous un angle hypothétique. Il commence par dire :

« En fait, il n'y a pas de perception qui ne soit imprégnée de souvenirs. »

Mais il argumente :

« Rien n'empêche de substituer à cette perception, toute pénétrée de notre passé, la perception qu'aurait une conscience adulte et formée,

1. Cf. chapitre 6.
2. Descartes avait déjà évoqué ce sujet sous la dénomination de « l'intellection pure » : « ces traces qui nous reconnaissons comme nouvelles par l'intellection pure » (*Lettre à Arnauld* du 29 juillet 1648).
3. Descartes, *Les Passions de l'âme*, article 53 : « Lorsque la première rencontre de quelque objet nous surprend, et que nous le jugeons être nouveau […] cela fait que nous l'admirons et en sommes *étonnés* ; et parce que cela peut arriver avant que nous connaissions aucunement si cet objet nous est convenable ou s'il ne l'est pas, il me semble que *l'admiration est la première de toutes les passions* » (nous soulignons).
4. Platon, *Théétète*, 155d, (*op. cit.* dans le chapitre précédent, note 1). Rappelons que le verbe grec « *Thaumazein* » signifie à la fois s'étonner et admirer.

mais enfermée dans le présent, et absorbée, à l'exclusion de tout autre travail, dans la tâche de se mouler sur l'objet extérieur. »

Il s'agirait alors d'une

« perception *pure*, une perception qui existe en droit plutôt qu'en fait, celle qu'aurait un être placé où je suis, vivant comme je vis, mais absorbé dans le présent et capable, par l'élimination de la mémoire sous toutes ses formes, d'obtenir de la matière une *vision à la fois immédiate et instantanée* »[1].

Hypothèse sans doute, mais intuition géniale si on l'applique à l'enfant dans son premier âge. Il a alors la possibilité de cette vision avant d'entrer dans l'obligation de mémoire conceptuelle qui reconstruira l'unité du monde selon un mode empêchant de conserver la mémoire de son premier état de totalité : effet, croit-on, de ce que l'on appellera l'amnésie infantile. En tout cas, bien que Bergson souligne qu'une telle perception « existe en droit plutôt qu'en fait », ici, dans cette aube de la vie, ce *droit* est un fait de la perception pure dans la continuité des jours.

La perception pure illumine à jamais : c'est la forme de notre prise de possession du monde et exactement l'inverse de la Différence. C'est comme si le petit enfant baignait dans un environnement natal où tout est là pour lui, selon lui, en accord avec lui. Les contrariétés et les chagrins sont en général absorbés par la permanence de soi incorporée au monde que garantit la présence maternelle.

LE CORPS GLOBAL

Ce qui fait ainsi le corps du monde a le même effet sur le corps propre de l'enfant. Il était global dès la vie intra-utérine, il le redeviendra dans la vie postnatale dans la mesure où il n'est pas instrumentalisé mais, lui aussi, laissé à l'état pur.

1. H. Bergson, *Matière et mémoire*, 1896, in *Œuvres*, Paris, Puf, 1970, p. 183-185 (nous soulignons).

Nous ne savons pas imaginer le corps vivant. On ne fait que constater qu'il présente des signes de vie, ce qui est autre chose. À partir de considérations évidentes, on néglige de se poser une question plus essentielle : le corps – et nous parlons ici du corps humain – a-t-il, est-il, ce dont émane une vie d'un genre nouveau ? Autrement dit, y a-t-il une présence spécifique qui se dégage du corps et dont l'enfant aurait la sensation pure qui le ramène à la plénitude de soi ?

Voilà une expérience que l'être humain n'a pas classée dans la nomenclature des événements importants ; on la tient pour marginale, plus exactement comme insignifiante, on ne lui accorde aucune attention et elle passe inaperçue. La perception pure est négligée parce qu'elle ne sert à rien ; de même pour la sensation du corps global, souvent réduite au fait de « se sentir bien dans sa peau », d'avoir « bonne mine » et d'être capable d'agir. Ainsi on considère le corps autrement que selon son être propre. On le réduit à un substrat pour être et un instrument pour agir ; c'est le corps fonctionnel et non le corps global, en tout cas l'objet majeur qui est à notre service. C'est un ouvrier qui n'est pas considéré selon son être, en somme un esclave.

On ne parle que des apparences et on écarte l'apparaître. De même, on idolâtre la beauté formelle des corps et on l'aliène pour en faire des supports de publicité, mais on ne voit plus rien dans le corps que ce qui renvoie à des pulsions sexuelles redirigées vers des produits à vendre. Ce corps, d'ailleurs, est à vendre et il est vendu ; c'est un corps d'usage. Quant au sexe lui-même dont on fait grand bruit, il est l'objet de tous les interdits comme de toutes les provocations, l'essentiel étant qu'il détourne de la vision de l'être. Ainsi exhibée ou voilée, la nudité devient le meilleur moyen de ne plus percevoir le corps global et, surtout, d'ignorer son existence.

Cet être réel du corps, nous l'appelons le *corps global*[1]. Il ne s'agit pas d'une prise en considération généralisée de ses fonctionnalités et de leur intrication, mais du fait que l'ensemble est plus que la somme de ses parties. Le corps de l'être humain est global par nature car la structure neurontologique qui a recueilli l'homogénéité vitale prénatale ambiante se déverse en lui et l'infuse, le conforme à sa mesure. Elle y introduit une forme de cohérence inédite, une liaison interne qui dépasse tout état programmé. Elle provoque un remaniement du schéma corporel, y compris en y insérant des espaces nouveaux, notamment celui qui relève de l'élaboration de l'autre de soi qui est en soi, c'est-à-dire de l'*Urkind*.

Mais d'abord, ce corps humain est global parce qu'il est dans le prolongement d'une structure neuronale qui l'intègre au fait d'être autrement qu'organique. *Le corps global est ontologique.* De moyen vital simple, il est devenu le lieu d'habitation de l'être humain et, en même temps, le clavier de ses moyens d'expression. C'est un corps transfiguré d'où émane un éclat, plus précisément une *aura* que tout autre peut ressentir et en être lui-même ranimé. Il y a un langage du corps global, et c'est le langage du sacré[2]. Mais on a fait intervenir les vertus de la personne là où il s'agit de l'esprit qui émane de son corps. En tout cas, c'est le corps glorieux, c'est-à-dire le corps global. Le corps animal est ici métamorphosé et accède à la dignité d'un corps humain transcendant. C'est une intensité vive et, si elle n'était pas dévoyée, elle serait bouleversante[3] au point que les idées reçues sur le mode habituel de vivre s'effondreraient.

Le corps du petit enfant figure au mieux cette transfiguration du corps dans la mesure où on le voit nu, sans doute, mais d'abord parce qu'il n'est pris dans aucune fonction, aucun acte,

---

1. J.-M. Delassus (2008), *Le Corps du désir, psychanalyse de la grossesse*, 2ᵉ éd., Paris, Dunod, 3ᵉ partie.
2. C'est peut-être la raison de cette auréole dorée dont on entoure le visage des saints et des martyrs.
3. *La Cérémonie des corps, op. cit.*

aucun asservissement organique fonctionnel. Tout au plus, on accepte de représenter le corps global chez le bébé en imaginant les petits anges flotter autour des divinités ou des martyrs. On se sert de l'innocence pour représenter la vertu. Mais par là on a égaré le sens de l'apparaître du corps. On ne le laisse pas faire effet de lui-même dont on ne veut rien savoir. Il n'empêche que l'enfant est totalement un corps global : c'est le corps à l'état pur comme la perception pure était totalement l'apparaître.

On comprend mieux maintenant combien et comment l'enfant naît *sain et sauf*. La naissance accomplie est celle où s'établit – par la transfiguration du regard et du corps – la conscience préréflexive, libre d'être selon la réalité de l'être *humain*. Dans tout cela, dans ces premières années – mises à part des complications libidinales éventuelles et les interférences possibles avec les problématiques parentales ou leurs implications transgénérationnelles – il s'agit de la vie de notre être réel, défini par la relation d'homogénéité avant qu'il ne soit ressaisi par un nouveau déferlement de la Différence, comme on le verra plus loin. Mais l'homogénéité demeure la règle : il y a un principe humain d'homogénéité.

Chapitre 22

Le principe d'homogénéité

L'ENFANT EST VIVANT, il est né. Depuis le premier fonctionnement neuronal jusqu'à l'accomplissement de la naissance psychique et toute la vie durant un même facteur est à l'œuvre ; nous
l'appellerons le *principe d'homogénéité.*

On s'étonnera sans doute du recours fréquent que nous avons
été amené à faire d'un terme d'usage courant et de signification
somme toute assez banale. On comprend aisément ce que l'homogénéité veut dire, mais ici sa signification a progressivement
évolué et elle s'est étoffée jusqu'à prendre une dimension inattendue. Elle est devenue un concept-clé pour l'analyse neuroscientifique de la genèse de l'être humain et de son devenir. Il faut
donc la penser le plus clairement possible et l'introduire selon la
nouvelle signification qu'il convient de lui reconnaître. On procédera par étapes qui, partant du sens commun et des notions appa-
rentées, conduiront à individualiser l'homogénéité neuronale, puis
à caractériser la relation d'homogénéité qu'elle requiert, jusqu'à
définir ce que l'on peut appeler l'homogénéité ontologique.

Résumons succinctement ce qui relève de la compréhension habituelle de l'homogénéité. Dans ce cas, homogénéité ne correspond pas à autre chose que de très banal. De même que l'on dit d'un bois qu'il est lisse, on parlera d'une surface liquide qui paraît homogène. Il n'empêche qu'il est difficile de définir l'homogénéité ; on recourt d'ailleurs à des procédés tautologiques : « L'homogénéité désigne le fait d'être homogène » disent les dictionnaires. On s'en serait douté. Nous voilà renvoyé à ce qui est homogène, c'est-à-dire présente les caractères d'uniformité, de correspondance et de concordance. On imagine assez bien un milieu ou une chose où tout est semblable, sans différence interne. C'est ce qui est le même, par constitution, apparence ou appartenance, et aussi pour des raisons fonctionnelles. L'homogénéité est un fait univoque. Elle est exacte ou se constate par assimilation ; elle est localisée ou étendue, on parlera alors d'*homogénéité ambiante*.

Une remarque, cependant. Cette homogénéité est une qualité observée bien qu'insaisissable. On ne ramasse pas l'homogénéité, elle ne tient pas dans le creux de la main. Réelle par ses substrats, elle n'est effective que par l'idée qu'on en a. Plus qu'elle n'ait un sens en elle-même, elle introduit de la signification dans l'éprouvé variable que l'on en peut avoir ou dans les constatations que l'on fait. Rassurante dans la lumière dorée du matin, elle peut devenir inquiétante quand le jour sombre dans les ténèbres.

NOTIONS APPARENTÉES

L'homéostasie. La coordination des organes et des fonctions, leur complémentarité et l'équilibre de leurs échanges, assurent la stabilité physiologique des organismes vivants. C'est un agencement interne résultant de processus évolutifs qui ont abouti aux innombrables modalités de l'existence animée. Les individuations végétales et les individus animaux doivent disposer d'un milieu où trouver de quoi se développer, se nourrir et se reproduire. Moyennant l'assimilation d'éléments divers, une concordance s'établit entre l'organisme et sa capacité vitale.

L'homéostasie est somme toute un concept assez récent. Certes, elle avait été pressentie par Cl. Bernard en 1865[1] qui invoquait un « équilibre du milieu intérieur » pour caractériser les rapports d'échanges et d'ajustements permettant la constance de ce milieu dans le cadre de ses limites naturelles. Mais c'est W. B. Cannon qui introduit le terme en 1932. Il entend par là une fonction fondamentale assurée par un ensemble de processus dynamiques visant à la maintenance du milieu interne et de ses nécessaires constantes vitales. E. Morin résumera ces données et définira l'homéostasie comme

> « le processus qui produit et maintient une constance dans la composition et l'organisation des constituants physico-chimiques d'un organisme »[2].

Il y a donc un aspect métabolique de l'homéostasie. Des choses sont en mouvement qui est soit désordonné, incohérent, aléatoire, comme il peut être stable ou répété, continu et ayant le même effet. Ces mouvements peuvent interagir les uns sur les autres et provoquer des modifications qui, en retour, se répercutent sur leurs causes. Il en résulte des équilibres, des fluctuations régulières qui délimitent des milieux spécifiques et assurent leur permanence. Il en va ainsi des constantes vitales. Le manque d'oxygène accélère le fonctionnement cardiaque et accroît l'activité pulmonaire. De même, une augmentation de l'acidité dans le sang déclenche une correction qui rétablit la valeur habituelle de ce que l'on appelle le pH (potentiel hydrogène). On peut multiplier les exemples de ce genre et on aboutit à la notion d'*homogénéité vitale* qui caractérise

---

1. Cl. Bernard. *Introduction à l'étude de la médecine expérimentale*, 1865 ; réédition, Paris, Flammarion, coll. « Champs », 1984.
2. E. Morin, *Science et conscience*, Paris, A. Fayard, 1982, p. 193.

le fait d'être en bonne santé. Dans d'autres domaines, on retrouve des effets similaires dans l'ordonnance cybernétique par quoi l'on fait fonctionner des machines. Dans tous ces cas, un milieu qui n'existe pas de lui-même prend forme par les interactions de ses composants et correspond à un état d'homéostasie.

L'homogénéisation. Là encore la définition est tautologique. Il s'agit de l'action de rendre homogène et nous revenons au sens commun du terme évoqué plus haut. Mais c'est ici le résultat d'un acte et il y a là une manière de faire qui consiste à éliminer la différence ; c'est ainsi que l'on parle de « lait homogénéisé ». On établit ou rétablit l'homogénéité d'une chose ou d'un ensemble : on rend homogène. Ce qui n'a rien d'extraordinaire, mais qui peut prendre dans certains cas une grande importance. Sur le plan des travaux en sciences physiques, sur celui des matériaux qui doivent se prêter à divers usages (par exemple le béton, dans la construction) mais qui peut aller bien au-delà quand il s'agit de retrouver un état vital dont on avait perdu l'état naturel préalable. On en verra l'application dans ces pulsions de retour à un état homogène du corps dont la Différence nous avait privé. On parle alors de pulsions libidinales.

Mais l'homogénéisation a aussi un versant logique. On ne vit pas dans le désordre et encore moins dans le chaos. Ce serait perdre la possibilité de recourir à nos programmes d'adaptation. Tout vivant se trouverait dans une situation mettant en danger sa vie. Il doit pouvoir bénéficier d'une homogénéité de milieu suffisante, quitte à l'aménager en conséquence. Chez l'homme, cette nécessité prend une très grande importance. Il va découper le monde en entités qu'il conceptualise et qu'il nomme. Nous voilà dans un univers défini et où l'on peut se repérer. Mais les choses ne sont pas côte à côte et sans lieu. Nous n'aurions que des juxtapositions et le chaos n'en serait pas réduit pour autant. Il faut relier ce qui est séparé, en faire des ensembles plus ou moins étendus mais au moins cohérents. Il se produit une action adaptative de *syntaxe*. On introduit le verbe qui fait la phrase et le sens, c'est-à-dire des énoncés d'homogénéisation. Tous les verbes servent à cela, même s'ils sont sous-entendus, même s'ils dérivent tous du verbe être. Mais c'est l'être au sens commun du terme. Il veut dire existence et il fait être ensemble ce qui, autrement, serait resté séparé.

Il y a donc une fonction psychologique d'homogénéisation qui est à l'origine du langage et qui va permettre de communiquer entre êtres humains, c'est-à-dire de pouvoir utiliser la langue et de s'exprimer en partageant la signification communément reconnue. Ce qui revient à homogénéiser les relations, du moins à les rendre possibles. Ainsi, au-delà de la satisfaction libidinale et de ses insuffisances, un saut est nécessaire. Il s'agit de passer de la vie biologique à l'existence psychologique qui est la sensibilité critique et opératoire par rapport au milieu dans lequel on se trouve ou que l'on se représente.

L'HOMOGÉNÉITÉ NEURONALE

Voilà, brossé à grands traits, ce que l'on entend généralement par homogénéité, y compris dans les acceptions voisines ou les extensions du terme. Tout le monde comprend de quoi il s'agit et on sera surpris qu'elle puisse être envisagée autrement et dans un milieu qui n'est pas habituellement mentionné quand on parle d'homogénéité : il s'agit du milieu neuronal. On ne voit d'ailleurs pas bien ce qu'elle pourrait y faire.

Ici tout fonctionne apparemment selon les programmations génétiques qui ordonnent les métabolismes et les réactions d'adaptation. Il s'agit d'un câblage pré-établi qui est tel que le vivant, même s'il a besoin de son milieu vital approprié aux besoins de l'espèce, est en somme tout monté d'avance. On retrouve là cet aspect général de l'homogénéité et on la comprend sans difficulté. Mais c'est sans tenir compte du fait que l'homme dispose d'une réserve très importante de neurones qui échappent à cette programmation. Alors là, c'est le trou noir. L'opinion générale est qu'il ne s'y passe rien et qu'il faut attendre les expériences natales pour que se forment des connexions et associations adaptatives.

Pourtant, peut-on éviter d'envisager l'influence du milieu prénatal ? Il a justement pour caractère général d'être un milieu d'une homogénéité vitale totale. Celle-ci est utile pour que le développement du fœtus se fasse dans les meilleures conditions, mais ce n'est pas une raison suffisante pour laisser ignoré ce qu'il en est dès ce stade au niveau des neurones libres qui baignent eux aussi dans cette homogénéité première. Et là, si on veut bien considérer la question, tout bascule. Car ces neurones, étant vierges de toute programmation ou prédestination, sont justement libres d'une part, d'enregistrer l'homogénéité ambiante et, d'autre part, d'être conformés par elle. Le grand changement est que nous passons ici à une autre conception des choses, celle de l'*homogénéité structurante*.

En effet, l'homogénéité a son effet propre. Pourvu que demeurent les conditions qui la réalisent et dans la mesure où elle trouve un terrain à la fois libre et sensible, elle laisse sa trace. C'est comme une matrice imprimante. Si le substrat s'y prête, elle y pose son empreinte et il se conforme dans ce sens. C'est ce qui se passe pendant la vie intra-utérine humaine, quand le flux homogène des données vitales se déverse dans le territoire neuronal non programmé et disponible à la duplication. Ce qui était un espace biologique indéterminé devient le lieu d'inscription de l'homogénéité ambiante dont le flux sans cesse renouvelé se fixe et devient une nouvelle structure de l'être : la structure neurontologique. Ainsi, l'être en gestation acquiert la structure de l'être de la vie par le biais de l'homogénéité qu'elle apporte. C'est donc un nouveau type d'être qui apparaît : un être neuronal qui est l'homogénéité faite être. L'homme est fondamentalement cet être et non plus un être animal. L'homogénéité neuronale ainsi créée a pour effet d'engendrer l'être plénier qui devient ici l'être humain.

Mais le fait de naître porte atteinte à la structure neurontologique qui est sans moyens propres d'adaptation, qui ne peut vivre que si elle demeure dans un cadre d'homogénéité ; sinon elle est aussitôt suspendue. C'est comme une crise cardiaque ; c'est-à-dire une crise cérébrale qui, si elle se prolonge, devient mortelle. Néanmoins, la structure neurontologique désarmée n'est pas sans effets. On est au stade de l'en soi du corps où la nécessité du maintien des conditions biologiques d'homogénéité constitue une force d'appel aux jouissances du corps. C'est ce que traduisent les pulsions libidinales. Mais, eu égard à ce nouvel état de l'être, elles sont insuffisantes : l'homogénéité sombrerait dans le gavage par homogénéisation. Il faut, d'urgence, un milieu d'appoint.

La relation d'homogénéité

L'accès à l'homogénéité comme être propre et dynamisant par lui-même demande d'autres conditions qui doivent être adaptées à la vie natale. Pour le moment la structure neurontologique est encore comme une lampe qui s'allume ou s'éteint selon l'état du milieu ambiant. Si elle n'est pas animée, elle creuse un trou d'être qui fait éprouver une sensation mordante d'inachevé. À cette structure, il faut après la naissance le milieu qui convienne à son actualisation. Or, l'homogénéité n'est pas un air que l'on respire naturellement une fois que l'on est passé dans le monde extérieur ; elle n'a aucune forme natale stable correspondant à une configuration de choses. Ce n'est rien de matériel et une simple homogénéisation vitale ne donnera que l'accès au bien-être, qui n'est pas l'être. L'homogénéité qui émanait d'une configuration interne de soi nécessite de devenir relationnelle. Il lui faut un milieu humain. Sans doute on parle au nouveau-né, mais il ne peut rien comprendre en dehors de la mélopée et des intonations qu'il entend. Cela forme un cocon sonore, mais ce n'est pas encore le milieu que nous cherchons et qui ne peut être qu'une réelle relation d'homogénéité. Comment cela se peut-il ? Il faut que ce soit un échange de l'être. Le principe d'homogénéité devient celui des êtres communicants.

Le seul fait d'échanger un regard exprimant et reconnaissant l'existence – chez soi ou autrui – de cet être essentiel, va le rendre sensible pour chacun et dans leur intervalle. Il ne suffit pas de « faire les beaux yeux » car l'homogénéité est ici au-delà de la relation psychologique et elle est ce qui se passe entre deux êtres qui ont entre eux la question de l'homogénéité de manière effective et positive. Mais dire que l'homogénéité est « ce qui se passe entre » est trop imprécis. On pourrait y voir une sorte de courant électrique, en tout cas une énergie produite entre deux pôles, avec cette différence qu'ils ne sont pas de sens opposés, positif et négatif, mais identiques. C'est cette identité qui passe mais, s'agissant de l'être de chacun, elle est une *transparence*. Ni substance ni chose, elle n'en est pas moins réelle, comme principe et comme fait.

Il faut ajouter une précision. Si la relation en question nécessite qu'elle s'établisse avec autrui, celui-ci peut ne pas être une autre personne, mais soi-même en tant que relation avec l'*Urkind*. Alors, c'est de soi-même et en soi-même que l'on parvient à faire être l'être que l'on est : ce qui n'est pas un acte solitaire, mais la réciprocité existentielle en soi. C'est d'ailleurs à partir de là qu'autrui pourra être le lieu de la projection de l'être que l'on est. À condition toutefois que le monde ne s'interpose pas, que la Différence ne conduise pas à renforcer le moi et à se réfugier dans son image. Cette identité forgée serait une superposition de soi à soi. On retomberait alors dans l'homogénéisation et sa conséquence : l'engluement dans la volonté d'être soi malgré tout, si ce n'est envers et contre tout.

Bien au contraire, si l'homogénéité de l'être, cet élément vital interpersonnel et interindividuel, est effective, alors on ne reste pas enfermé en elle, elle se dilate et se communique à la totalité du monde en même temps que de soi-même. Ce sentiment s'étend à tout ce qui est perçu qui devient signifiant de la totalité, sous quelque forme que ce soit. Cette homogénéité est créatrice de monde où l'être peut être selon son être dans sa forme ontologique qui repose sur la transparence partagée. Ce qui, dans un sens souvent dévoyé par les interprétations mystiques que l'on y rajoute, a été appelé l'extase qui n'est pas ici la révélation d'une transcendance mais la réalité de l'immanence ontologique de l'homme ouvert à l'homogénéité, comme l'a démontré l'expérience de la perception pure.

Homogénéité ontologique et intermittences de l'être

Ce que l'on vient d'analyser est complexe, mais peut être résumé en retenant que *si l'homogénéité biologique produit la structure neurontologique, celle-ci doit hausser son niveau métabolique jusqu'à ce qui s'échange entre les êtres.* Il faut cependant compter avec les variations de l'homogénéité. Quand elle faiblit, devient moins sensible, voire absente, la structure neurontologique en subit les contrecoups jusqu'à l'anéantissement. C'est alors l'épreuve du vide. Au contraire, quand l'homogénéité ontologique est réalisée, on accède à une existence plénière.

C'est en effet la structure neurontologique qui voit et non seulement les fonctions sensorielles et les capacités cognitives. Elles ne sont tout au plus que des dispositions anatomiques ou intellectuelles et elles dépendent du rayonnement de notre structure de fond. Rien n'est plus subjectif que nos perceptions : elles oscillent entre l'apparaître de l'être ou son absorption dans l'apparence des choses. Mais l'être est notre nature et l'homogénéité sa condition. Le regard, tous nos sens, nos pensées et jusqu'à nos rêves, respirent selon l'état de ce poumon d'être. Ainsi, *le principe d'homogénéité est le principe vital de l'homme.* Si la sève ou le sang et l'air irriguent les organismes, ici l'homogénéité accomplie insuffle la possibilité de l'esprit jusqu'à l'étendre au corps.

Malgré tout, c'est une condition instable ; inévitablement il y a des intermittences de l'être ; nous sommes au gré de nos souffles intérieurs et de la correspondance trouvée avec autrui. Cette situation qui reste précaire est comme un renouvellement perpétuel de la Différence : la roue de l'existence à laquelle nous sommes attachés ne cesse de tourner, nous plongeant la tête dans l'eau ou nous ramenant à l'air libre. C'est pourquoi l'homogénéité ontologique, absolument distincte de l'homogénéité au sens commun du terme, ne saurait rester une donnée aléatoire ; il lui faut un support.

Heureusement, le principe d'homogénéité s'étend au-delà de ce qui constitue l'être humain : il le dote de la *parole* par quoi se manifeste et se tient en réserve l'homogénéité essentielle.

Chapitre 23 – L'émergence de la parole

Chapitre 23

L'émergence de la parole

L'ACCÈS À LA PAROLE n'attend pas le nombre des années. Dès sa naissance, l'enfant parle et nous allons nous en expliquer. Ce qui a contribué à tromper et à faire ignorer la grande précocité de la parole, c'est sans doute l'usage en français d'un mot très ancien qui désigne l'être humain pendant ses premières années comme un « enfant ». Ce terme provient du latin *infans* signifiant « qui ne parle pas » (*in*, préfixe négatif et *fari*, le verbe parler). En grec, le mot correspondant est « *pais, paidos* » d'où l'on a tiré *paideia*, c'est-à-dire l'action d'élever, d'éduquer. Bien plus tard, au cours du XIXe siècle, le tout petit enfant est devenu un *bébé*, ce qui revient à employer une onomatopée rappelant que ce bébé qui babille est encore inapte au langage. L'ensemble de ces significations est concordant et conduit à la pire des définitions que l'on puisse donner de l'enfant en bas âge : il ne parle pas, c'est-à-dire qu'il ne sait rien et qu'il n'a rien à dire. Sans doute, la parole ne sait pas nécessairement ce qu'elle dit, mais elle le dit. Ne pas tenir compte de cela, c'est prendre l'enfant à rebours, à partir d'un point de vue ultérieur que consacre l'usage adulte de la parole engloutie dans le langage.

Dangereuse confusion, car le *langage* est tout autre chose et, souvent, un éloignement de la *parole*. Il est performant dans la transmission des informations, l'accumulation des savoirs, leur stockage. Il redit le monde à sa manière, l'intègre à notre vie comme il nous y intègre. C'est un instrument d'analyse et de correspondance et, finalement, l'outil privilégié de la raison. C'est à cette mesure, sur ce modèle que l'on juge de la parole de l'enfant, celui dont on dit qu'il « ne parle pas ». Or, c'est plutôt nous, les adultes, qui avons des difficultés pour en parler. Nous avons tellement l'habitude de notre langage que nous n'imaginons pas ce que peut être la parole à l'origine, comment l'enfant produit et investit la parole. Très vite, on passe à l'étude du langage et l'abord linguistique l'emporte sur ce qui devrait être l'analyse d'un trait spécifiquement humain : l'émergence de la parole.

L<small>E SOUBASSEMENT PHONATOIRE</small>

Le fait de pouvoir parler – qu'il s'agisse de parole, de langage ou de langue – a été attribué à des dispositions de différents ordres, d'abord génétiques et anatomiques, qui semblent faire l'unanimité mais qui ne sont peut-être pas aussi assurées qu'elles le paraissent.

Une programmation affirmée. L'exploration neurophysiologique a depuis longtemps mis en évidence chez l'homme des zones corticales qui, chez des individus atteints de troubles du langage, montrent des lésions au niveau, notamment, de ce que l'on a appelé les aires de Broca et de Wernicke. Leur origine génétique ne faisant pas de doute, on n'a plus à comprendre pourquoi l'homme est doué de parole : on constate une programmation. Toutes les expérimentations vont dans ce sens et les ablations éventuelles confirment le rôle primordial de ces zones. Si nous parlons, c'est parce que nous avons des zones corticales spécifiques et dédiées à cet usage. Il n'y a plus qu'à relier ces centres de commande aux organes d'exécution. L'anatomie phonatoire serait le lieu d'application du programme génétique. Dès lors, l'enfant utilise ces dispositions naturelles et il ne lui reste qu'à acquérir le sens des mots et la logique syntaxique, ce qui demande des mois et des années.

La croyance aux organes de la parole. Or, contrairement à l'opinion reçue, il n'y aurait pas chez l'homme d'organe spécifique qui correspondrait au fait de pouvoir parler. C'est ce qu'indique B. Malmberg :

> « L'homme n'a pas à proprement parler d'organes de la parole. Les organes que l'on a l'habitude d'appeler ainsi ont tous des fonctions purement biologiques (de respiration, de consommation de nourriture, etc.) et ont été adaptés secondairement à la fonction communicative[1]. »

Certains ajoutent que c'est une descente du larynx qui favoriserait l'augmentation de son volume et, ainsi, permettrait le développement de la capacité vocalisante. Mais cette hypothèse est contestée.

Un phénomène d'exaptation. Par contre, il semble que nous ayons là un exemple particulièrement intéressant d'*exaptation*,

---

1. Bertil Malmberg, « Le circuit de la parole » in *Le Langage*, Encyclopédie de la Pléiade, Paris, Gallimard, 1968, p. 57-58. L'auteur détaille : « Notre appareil respiratoire comporte trois parties : l'appareil respiratoire qui fournit le courant d'air nécessaire à la production des sons du langage ; le larynx qui crée l'image sonore utilisée dans la parole ; et les cavités supraglottiques qui jouent le rôle de résonateurs où se produisent la plupart des bruits utilisés dans la parole. Ce sont surtout ces cavités-là qui, en modifiant le courant d'air et le ton laryngien, permettent la modulation et l'extrême variation du matériel sonore qui conditionnent le mécanisme même du langage. C'est donc à ces trois niveaux qu'il faut chercher les conditions physiologiques de la différenciation de l'onde sonore utilisée dans la parole. » Il précise que « les cavités supraglottiques sont le pharynx, la cavité de la bouche et les fosses nasales. La cavité formée par la projection et l'arrondissement des lèvres peut être regardée comme un quatrième résonateur. C'est essentiellement grâce aux mouvements de la langue qu'il est possible de changer la forme et le volume, et par là l'effet résonateur, du pharynx et de la cavité buccale ».

terme introduit en 1982 par S. J. Gould et E. Vbra (cités ici au chapitre 17). Ces auteurs entendent par là que des

> « structures apparaissant originellement de façon adaptative en raison d'une certaine utilité étaient ultérieurement cooptées en fonction d'une autre utilité »[1].

Il s'agirait donc de la « conversion d'une fonction dans une autre » et d'un « changement imprévu de fonction ». Gould, dans un ouvrage récent, précise :

> « En termes opérationnels, il faut reconnaître par-dessus tout que des altérations fonctionnelles majeures peuvent être dues à des changements structuraux très minimes (et dans les cas extrêmes, pratiquement nuls)[2]. »

Ainsi, selon cette théorisation, si nous parlons ce n'est pas que nous ayons d'emblée les mécanismes nécessaires, mais parce que des fonctions organiques déjà établies ont été captées à cet effet. Reste à savoir les raisons d'une telle exaptation. Selon cette perspective, parole et langage se confondent et la parole ne ferait qu'apporter les mots nécessaires au langage. Ce serait un point de vue réducteur si on ne donne à la parole qu'une fonction secondaire, lui enlevant tout effet dynamique propre. Plutôt que ce processus mécanique, envisageons l'inverse.

LE VIF DE LA PAROLE

La parole dans la perspective du principe d'homogénéité. D'autres facteurs, même au niveau cortical, peuvent entrer en jeu et, notamment, le remaniement neurontologique qui a eu lieu et dont on ne tient pas compte. Pourtant, c'est ici qu'il faut faire intervenir l'homogénéité ontologique et pour une double raison :

---

1. S. J. Gould, S. Vrba : « Exaptation, a missing terme in the science of form ». *Paleobiology*, 1982, 8, p. 4-15.
2. S. K. Gould, (2002). *La Structure de la théorie de l'évolution*, tr. fr., Paris, Gallimard, 2006, p. 129, 1703, 1711.

elle conforme notre structure neurontologique et celle-ci génère le besoin d'un maintien de l'homogénéité conformément à l'être que nous sommes devenus.

Nous étions nés à ce monde-là ; à partir de la naissance, nous en éprouvons la nécessité et nous le recherchons. Qu'il manque ou que soudain nous le retrouvions ne nous laisse pas insensibles : c'est notre affect de base. Nous réagissons à l'absence d'homogénéité et nous nous réjouissons de la ressaisir. Dans les deux cas, nous nous exprimons – et ce sont les premières paroles –, le non et le oui, le refus ou l'acquiescement, ne serait-ce que sans rien prononcer, simplement en manifestant corporellement le désaccord ou l'accord. Il s'agit de manifestations vitales primordiales de notre être exilé dans sa forme natale.

C'est d'homogénéité qu'il s'agit et, comme par l'effet d'un baromètre intérieur, c'est elle, selon ses variations, voire ses altérations, qui est traduite. Entre l'homogénéité et la parole, il n'y a pas d'écart, mais une continuité directe qui s'exprime. Nous voilà en situation de « langage ». Mais n'allons pas trop vite car le mot a un sens trop large ; ici on a affaire à ce qui le précède et qui est le rapport immédiat à l'être en soi et à son homogénéité vécue. De même, gardons-nous de privilégier dans cette parole son contexte relationnel. Il existe, on lui donnera toute son importance, mais cela ne fait pas l'essentiel. En deçà, il y a la transposition d'un ressenti intime.

Le cycle originaire de la parole. La mère est d'ordinaire très attentive à ces messages premiers : elle les attend, elle y répond et de toutes sortes de manière, la parole s'échange avec elle. Nous sommes bien dans la parole, même si sa forme est d'avant tout langage. Le bébé s'adresse à autrui comme il s'adresse à soi-même, c'est-à-dire à l'*Urkind* en lui qui évolue en parallèle avec la présence de la mère, et ces deux directions se recoupent, s'entrecroisent, formant un cycle originaire de la parole. Celui-ci organise toute une cosmologie d'intentionnalité, un univers où la parole est la lumière de l'échange ou au contraire la nuit du refus. Le oui et le non sont déjà là, mais ce ne sont pas des mots, ce sont des comportements qui constituent une parole *totale*, avant toute division et toute distinction.

Mais le cycle a deux niveaux. D'une part, il faut concevoir que l'être, au sens humain du terme, ne parle pas : il ne se prononce pas, il est prononcé par le fait même de la parole, il est rendu manifeste par elle et c'est ainsi qu'il repose en elle, qu'il y trouve son substrat. L'être qui n'est rien d'apparent s'amarre au support de la parole. Parler, au sens de parole, c'est être et se le confirmer à soi-même en même temps qu'il interpelle autrui. Par contre, il se dévoile à travers ce qu'il fait percevoir, et ce qu'il montre nous le traduisons en parole. Ainsi la parole démontre, alors que le langage dénombre. Le langage tient un discours où il a besoin du verbe être pour assurer la syntaxe, tandis que la parole résulte d'un état d'être qui se dévoile directement par la perception ontologique. Par conséquent, il ne s'agit pas du même être dans le langage et dans l'effet de parole. Par la parole comme médiation de son être, le petit enfant se situe d'emblée en deçà du langage. Ce n'est pas une raison pour considérer qu'il ne parle pas : il n'est pas cet *infans* que l'on croit.

L'antériorité de la parole. Alors qu'est-ce que cette parole qui au début n'a l'air de rien ? Ce n'est apparemment que quelques ébauches de sons, à peine des phonèmes et encore loin d'être des onomatopées qui, bien que précoces, ne viendront qu'après. Mais c'est la parole la plus antérieure, celle qui est au plus près de l'être : en somme, la *parole ontologique*. Il en va de même pour la mise en œuvre du corps global qui devient (nouvelle exaptation), le terrain où s'exprime aussi bien l'adhésion à l'homogénéité que la révolte contre son manque. Ainsi la parole effusive peut aussi être exclusive jusqu'à la crispation sur soi et le détournement par rapport à autrui.

La parole du bébé, surtout quand elle est effusive, ne relève pas de mots qu'il ne connaît pas encore et elle n'est pas d'abord de niveau informatif : elle est seulement libératoire d'un éprouvé de soi qui se transforme dans un phénomène locutoire élémentaire. Si l'homogénéité prédomine, l'enfant babille et, avant même, il gazouille. C'est comme un oiseau qui chante dans son arbre. Avant tout mot constitué, l'enfant qui entre en parole savoure son bonheur dans la simple émission de phonèmes par quoi s'exhale le souffle de l'être rendu à soi. C'est d'abord une *exclamation* de surprise et une *expression* spontanée. Cette première parole se manifeste aussi dans le regard, les sourires apparemment sans cause (on dit que le bébé sourit aux anges), les mouvements des extrémités du corps, les petits jeux des mains et des doigts.

Rousseau avait eu l'intuition de cette antériorité de la parole :

> « Les besoins déterminent les premiers gestes, les passions arrachèrent les premières *voix* […] ; peut-être faut-il raisonner sur l'origine des langues tout autrement qu'on a fait jusqu'ici. […] On nous fait du langage des premiers hommes des langues de géomètres, et nous voyons que ce furent des *langues de poètes*. Cela dut être. On ne commença pas par raisonner, mais par sentir. […] D'où peut donc venir cette origine ? Des besoins moraux, des *passions*[1]. »

À quoi Rousseau ajoute que

> « ce n'est ni la faim, ni la soif, mais l'amour, la haine, la pitié, la colère qui leur ont [aux hommes] arraché les premières voix »[2].

Il n'empêche que ces « premières voix » ont été rattachées aux sentiments bien que l'auteur y voit une « langue de poètes ». La question de l'homogénéité se trouve alors confondue avec les affects qu'elle génère. On les considère, comme des principes actifs, des causes en soi, des affections autonomes qui lient des êtres ou

---

1. J.-J. Rousseau, (1781). *Essai sur l'origine des langues*, chap. II.
2. Nous soulignons.

les éloignent. On se contente de ce genre d'explication au lieu de comprendre que ces sentiments viennent du vécu, réel ou contrarié, de l'homogénéité ontologique. On devrait aussi y considérer la vocation des poètes et l'explication de l'origine de l'art. Tout art véritable est primitif parce qu'il est originaire. Et c'est en ce sens, comme *passion de l'homogénéité*, qu'il faut apprécier l'antériorité de la parole de même que l'élan qui anime le créateur. Cézanne disait : « Je vais au motif. »

LA PULSION DE PAROLE

C'est ainsi qu'il faut reconnaître la première passion qui est celle de l'homogénéité ; tellement première et puissante, tellement générale et vitale que cette passion est une *pulsion* qu'il ne faut pas restreindre au sens animal. Passion et pulsion se rejoignent alors selon le sens de ce qui nous structure comme être humain et qui s'exprime avant tout par la parole.

Pourtant, on ne voit pas l'homme à ses débuts, on n'imagine pas qu'il est avant tout une structure neurontologique atteinte par la naissance et l'entrée dans la Différence. Cette structure n'est pas en soi déficiente pour autant, seule son activité est suspendue. C'est une souffrance qu'apaiseront les satisfactions qu'apportent les soins donnés au corps ou le retour dans le sommeil, mais ce n'est pas assez. Ce n'est pas ce que veut l'enfant. Il veut sa propre totalité ontologique ici limitée dans le fait de l'attendre. Quand elle revient, quand l'enfant la ressent à nouveau, c'est un ébranlement qui, comme une grande onde, le parcourt tout entier. C'est alors qu'il s'exclame, que des mouvements de langue se produisent et que le corps est mis en branle. Il n'y a aucune intentionnalité, même si on peut croire observer des réponses adressées à la mère. Il n'y a pas non plus de mimétisme à l'égard de celle qui lui parle, qui se fait la voix chantante et douce. Certes, l'enfant y est sensible et il va correspondre avec elle, mais c'est autant parce qu'il renoue avec son être revenant à la vie, retrouvant sa pléni-tude. De même, il réagit quand son être fait défaut et il crie, forme accablée de la parole.

C'est alors une *pulsion* qui s'empare de lui : une *pulsion neurontologique* qui le fait se mettre à parler comme il peut. Mais ce n'est pas parler qu'il désire ; c'est une autre force qui l'anime, l'extraordinaire mouvement de transposition de soi dans les sons qu'il émet. Il pleure sans doute quand il se trouve à distance de soi, mais surtout il a besoin de chanter et il ga-zouille. C'est l'oiseau sur sa branche retrouvée, sauf qu'il s'agit ici de son être propre, de son être fondateur et c'est le poumon neurontologique – pourrait-on dire – qui se gonfle, qui respire ; c'est-à-dire qu'il vibre à l'élan de son propre être. La parole, et même déjà dans ses rudiments, vient de là : c'est une pulsion qui se met en place et qui a pour objet l'être de soi[1].

LA PAROLE COMME SÉJOUR DE L'ÊTRE

Ceci a une conséquence essentielle : l'homogénéité cherchée trouve son lieu et se dispose selon cette nouvelle dimension et cette nouvelle propriété qu'est la parole. Dès lors, l'homogénéité a son séjour et sa forme : dans cette parole qui constituera la ré-serve vitale contre la Différence. La structure neurontologique est comme sortie de son ghetto : le lien avec l'*Urkind* est réactivé et c'est à deux, c'est-à-dire avec soi en parole, que l'on crée l'univers nécessaire à l'être de soi. L'être est à portée de parole.

L'homme naissant, bien que démuni de son environnement originel, le reconstitue parce qu'il en conserve la structure qui

---

1. On trouve là l'explication de certaines expressions courantes qui, à première vue, peuvent sembler étonnantes. On dit : « Je vous donne ma parole », ou « Croyez-moi sur parole ». N'est-ce pas un exemple du fait que l'on se fait représenter comme individu et son être par sa propre parole ? La parole n'a l'air de rien, un simple effet sonore mais, comme par l'effet d'une intuition, c'est à ce vocable que l'on recourt pour signifier le plus intime et le plus vrai de soi.

fournit le substrat à la formation de la parole. L'homogénéité ontologique se transpose dans la formation de la parole et s'y dépose. Contre la Différence, et pour maintenir son être, l'homme a la parole. Et contre tout, avec tout, malgré tout, il pourra disposer de cette fonction de survie. Ainsi, *la structure neurontologique évolue en puissance de parole.* Cette parole touche à tout, peut tout redéfinir et, surtout, nous garder en vie ; c'est comme une mère. Nous allons vivre dans la matrice originaire de la parole qui est notre séjour natal. Cette parole est un acte de vision exprimée en un souffle qui se raccorde à la vision intérieure.

La parole commence à la naissance. Elle ne fait pas de phrases et n'a pas besoin du verbe être. L'être est énoncé directement, par sa présence ou en raison de son absence ; mais c'est de lui qu'il s'agit. Par contre, dans le langage, l'être aura une fonction de liaison, ce qui viendra interférer avec l'être humain natal, si ce n'est l'obscurcir. Mais il n'y a de naissance que sur parole.

Chapitre 24

Le retour de la Différence

On CROYAIT en avoir fini avec les difficultés de la naissance. Ce qui est loin d'être le cas. Tout au plus, on a acquis la constitution qui permet un rapport avec le monde : la structure neurontologique s'y est ouverte, la perception pure nous le montre en conformité avec notre être, la sensation du corps global s'y retrouve, la relation avec l'*Urkind* s'y maintient et le tout s'appuie sur la présence et le regard de la mère. Moyennant ces ajustements, l'enfant n'est plus exposé à la Différence. On a reconquis l'homogénéité première et elle a été transposée au monde. Soi-même, on est au monde.

Néanmoins une difficulté se profile dans ce que nous venons d'étudier : *le rapport avec soi, comme représentant de l'être que nous sommes, constitue un monde interne adéquat à l'existence humaine, mais à la condition qu'il s'inscrive dans une conformité suffisante du monde extérieur avec cet être.* Le bébé est sain et sauf, il est né et apte à vivre ; encore faut-il à présent que le monde s'y prête. C'est sans compter avec le fait que le monde ne va pas tout d'un coup se transformer pour lui ; il va reprendre le dessus et ne plus nous lâcher. Il va au contraire se révéler de plus en plus étranger, si ce n'est souvent hostile. Et, chose incroyable, la mère elle-même ne va plus assurer la présence qu'il nous fallait au monde. C'est le retour de la Différence.

Nouvelles formes de la Différence

Ainsi s'amenuise et s'efface la rondeur de la douceur des jours. Maintenant ils nous attaquent. Nous qui sommes arrivés à être d'une force à toute épreuve, chaque jour nous trébuchons, nous nous heurtons à des obstacles auxquels la conscience pré-réflexive n'est pas en mesure de pouvoir s'opposer. Elle bute sur des apparences hétérogènes qui ne sont perçues que sous un angle négatif, qui ne correspondent pas à l'innocence visuelle première, qui la heurtent par ce qu'elles comportent de contrainte ou de contrariété. On les refuse ou on subit de les voir. Le mouvement de la vision intérieure ne peut pas les admettre. Il y a des choses ou des états qui font mal. La conscience pré-réflexive faiblit, son regard se trouble, elle devient myope d'être entre deux mondes. Elle est obligée de voir à l'envers de ce qu'elle prévoyait, à l'inverse de ce en quoi elle croyait. On ne gagne rien contre l'ordre des choses qui existent et qui résistent. Si l'on obtient quelque petite victoire à un moment donné, dans une circonstance minime, aussitôt le mal ressurgit ailleurs, sous une autre forme, imprévisible et terrifiante. Nous voilà dans l'univers de *L'Enfant et les sortilèges*[1], dans un monde où tout s'anime et se retourne contre soi, où les mécaniques se détraquent et nous persécutent, où les animaux familiers deviennent sauvages, où il n'y a plus de recoins pour se réfugier et où, pour finir, il ne reste plus qu'à lancer l'appel désespéré à la mère absente.

---

1. Texte de Colette qui a donné lieu à une transposition musicale de M. Ravel.

C'est à ce niveau que la mère fait encore le lien ; non seulement en favorisant le développement de comportements adaptés au changement de monde, mais aussi en aménageant le milieu extérieur pour qu'il présente des qualités suffisamment analogues à celles qui précédaient la naissance. La mère est le pivot de ce passage, on pourrait dire qu'elle est le support d'une illusion que le monde puisse correspondre à l'enfant. Or, c'est là que vont se multiplier les heurts avec une différence à la fois ponctuelle et irréductible sur le fond. Quoi que l'on puisse faire ou dire, quoi que l'on puisse même fantasmer, le monde restera ce qu'il est et il n'est pas, en soi, un monde natal. Les moments de perception pure se feront plus rares, la réalité sera plus offensive, le corps global moins effectif et, pour finir, c'est la mère elle-même qui, en raison des contraintes liées à l'éducation qu'il lui faut bien assurer, va changer et se montrer sous un autre jour.

Car, surtout, l'enfant doit obéir. Voilà une chose nouvelle et inacceptable, surtout quand l'injonction vient de la mère. Elle qui nous donnait tout, qui était l'écrin de notre corps, voilà qu'elle nous surveille, met des interdits partout et semble nous lâcher – tout en ne nous lâchant plus. On n'aurait jamais cru cela d'elle. Elle nous trahit et on la rend responsable de tous nos nouveaux malheurs. Elle en vient à représenter elle-même la Différence. Son visage se ferme, ses yeux semblent nous épier et elle est à l'affût de la moindre incartade ; ce qui indispose l'enfant et le met dans tous ses états. Il s'insurge et se raidit, il pleure et il crie. De la confiance spontanée, il passe à la résistance, il fait face à la Différence en somme réapparue, mais redoublée jusqu'à atteindre un point extrêmement sensible, névralgique : le lien vital d'identité qui s'était établi entre la mère et lui.

La mère a fait un rêve. Elle s'est imaginé mettre au monde l'*Urkind* qu'elle a en elle et en pensée depuis longtemps, qu'il allait devenir un enfant réel qu'elle tiendrait dans ses bras, auquel elle pourrait s'adresser et qui lui répondrait. Entre eux, il y aurait le monde qui manque dans le monde et qu'elle n'a jamais cessé de pressentir. Elle a pris le relais de ce qui s'était (normalement) passé avec sa propre mère et elle est dans la lignée des mères ; de celles qui transmettent la vie aussi bien pour leur enfant que pour elles-mêmes.

La mère sait qu'il va falloir s'occuper de l'enfant. C'est alors comme si elle le composait à mains nues : l'allaitant, le réchauffant, le portant, l'endormant et le comblant de tout ce qu'il faut pour que l'enfant tienne au monde, vive et grandisse. Mais la mère ne sait pas ce qu'elle fait en même temps. Elle ignore que l'essentiel de sa fonction est d'opérer à l'intérieur de l'enfant et d'y faire se développer des formations psychiques natales. En fait, tout en voulant le mettre au monde, elle le conforme pour que, malgré la naissance, le nouveau-né reste coordonné avec le milieu auquel il était préalablement adapté. Elle fait sa cuisine de mère, elle prend les légumes à l'état brut et les accommode de telle manière qu'ils soient toujours en état de bonne conservation après qu'ils aient été « déplantés ». La mère replante ses bébés, elle leur apporte tous les soins nécessaires à ce niveau et fait surgir de nouvelles pousses : perception pure, corps global animé de soi, idée de soi déplacée dans celle de l'*Urkind* au sein de soi. De manière simpliste, si ce n'est triviale, disons que tout se passe comme s'il fallait assurer une bonne conservation ; ce que l'on a appelé l'enfant sain et sauf. Il a été traité maternellement pour être durable. On reconnaît la « bonne mère ». Elle n'est aucunement maltraitante selon les apparences.

Par contre, la mère, les mères ne savent pas qu'elles commettent une gigantesque erreur. Elles ne se rendent pas compte que les enfants ont été « replantés » dans une terre qui ne leur convient pas. Ils risquent de mal pousser, de se rabougrir, de perdre leur éclat. Ils ont été déplacés pour être mis en terre (et cette expression évoque la mort !) là où ils pourront d'autant moins survivre que leur première adaptation natale se faisait sur le modèle prénatal, sur l'idée et le fait que le monde serait bon pour eux comme l'était le milieu utérin. Alors, les acquis de la naissance se retournent contre le bébé et, n'était la période transitoire de soins maternels, ils deviennent de véritables handicaps à l'insertion dans le milieu externe. Le bébé éprouve le besoin de rester au sein le plus longtemps possible. Utopie, il va falloir que cette période cesse : elle ne servait pas à l'acclimatation mais au prolongement de la vie antérieure. C'est une inconséquence. Un jour viendra où l'on ne pourra que déchanter. On ne peut plus être un bébé au sein et dans cette petite vie dorlotée ; on est à nouveau face à la Différence. À cela nous ne sommes pas prêts, bien au contraire ; surtout si la mère est surtout préoccupée par les progrès nécessaires, l'intégration des principes éducatifs et la bonne conduite selon les valeurs sociales qui la requiert.

LE MATRICIDE

C'est l'entrée dans la période d'opposition, une crise prolongée où l'enfant va découvrir sa mère sous un autre jour. Il commence par lui reprocher, et de plus en plus, qu'elle ne donne pas assez, qu'elle devient distante et exigeante. C'est l'image d'un sein bienfaisant qui s'effrite et se disloque. L'enfant n'y va pas par quatre chemins, il lui dit : « Tu n'es plus ma mère ! » Il a beau jouer à faire des boules de glaise, ce n'est pas la chair maternelle. En un mot, et tout est là : la terre n'est pas la mère. Tout l'acquis natal se retourne contre la personne jugée responsable d'un exil cruel. Avec, comme première conséquence le fait que la mère et l'*Urkind* de l'enfant ne sont plus compatibles. Il faut choisir. L'enfant prend son propre parti et le voilà seul contre tous, notamment contre sa mère. Il dira : « Maman, je veux des câlins », ce qui signifie : « Je veux le monde de ton sein et pas celui de cette terre où tu m'abandonnes. » Le retour de la Différence prend alors des proportions démesurées et c'est à nouveau le mal absolu, tout au moins un autre état de l'effondrement.

Il n'y a pas d'autre solution que faire un constat de décès. La mère est morte, l'enfant l'a tuée. Il s'est produit ce qu'il faut bien appeler un « matricide ». Terme que l'on ose à peine employer et qui est pourtant inévitable au vu de ce qui se passe dans l'esprit de l'enfant. D'ailleurs, il ne se sent pas responsable, ce n'est pas lui qui a agi ainsi, il ne pouvait pas faire autrement ; c'est le destin qui l'a voulu et l'enfant n'est pas en cause. Il a été poignardé dans le dos. La mère sera rendue responsable de cette trahison. Non seulement elle n'est plus comme avant, mais elle est accusée de nous avoir rejeté du monde partagé jusque-là avec elle et de nous avoir précipité aux Enfers. C'est alors la mauvaise mère, la sorcière de l'enfance. Tout est de sa faute. Le ton monte. La conséquence est inévitable : il faut supprimer la mère. Le matricide est l'acte fantasmatique de vengeance et de libération qui, seul, peut éviter l'impasse d'une dépendance devenue nuisible pour l'existence. Cela n'empêche pas que la mère réelle demeure, mais en marge.

Il est trop tard, le drame de la séparation de fond a eu lieu, la mère a bien été supprimée, elle n'est plus là comme dans le lien de jadis. L'enfant lui-même est menacé de mort, il craint la vengeance maternelle, se met à haïr sa mère. Mais on ne hait pas les défunts, on les enterre. La mère retourne au sein de la terre maudite dans laquelle elle a transplanté son enfant.

Il ne reste que la rage contre celle qui nous a ainsi trahi et abandonné. Tous les enfants sont abandonnés. S'ils s'y opposent, ils s'installent dans une soumission délétère et ils vivent comme des fantômes, des êtres d'un passé révolu qu'ils veulent maintenir.

Ils n'ont plus alors à leur disposition les formations psychiques issues de la naissance, ils perdent leurs liens vitaux et ils deviennent comme des plantes sèches, des racines dévitalisées. L'enfant n'est porteur que de sa disparition, en tout cas de son anéantissement contre quoi il réagit en se renfermant sur soi par l'investissement du Moi qu'il devient. Il aurait fallu que la mère sache que mettre au monde un enfant devenu viable c'est aussi l'introduire dans un milieu non viable. Mais nous qui sommes au monde, nous ne voulons pas savoir cela, la plupart des mères non plus. De telle sorte que cette ignorance se perpétue comme une faute originelle ou un fait inéluctable. On enseigne que la vie est dure, qu'il faut se battre, mais on ne va pas plus loin. L'homme devient le martyr de la vie qu'il n'aura pas su concevoir dans le prolongement de son être natal.

Radicalisation de la Différence et totalisation

L'examen du parcours de l'être humain a fait buter à plusieurs reprises sur des difficultés dont la cause principale tient au fait que nous sommes particulièrement vulnérables à l'état de notre milieu vital. La Différence était jusqu'ici le manque d'homogénéité ou son instabilité. Nous avons dû nous réorganiser, nous reconstruire sur des bases qui permettent d'être au monde selon notre être. La mère était la médiatrice de ces adaptations. Maintenant qu'elle est congédiée, nous ne sommes plus que face à une Différence incontournable, sauf par la rêverie ; mais celle-ci n'est pas le monde.

Le changement va être radical, il se joue sur deux plans à la fois complémentaires et opposés. Il faut trouver les moyens de s'annexer l'homogénéité et ceux d'intégrer la Différence. Mais, dans les deux cas, le résultat est le même : notre être falsifié se transforme en celui d'un sujet qui n'a plus pour objectif que la maîtrise des choses et du monde.

Annexion de l'homogénéité. Cette prise de position ne vise qu'à réduire la Différence en faisant que chacun de ses éléments participe à un ensemble. Au lieu de la totalité première, il y aura la totalisation. Ce processus implique plusieurs opérations. D'abord, tout ce qui est se trouvera lié à d'autres choses qui sont. Elles seront triées, classées, ordonnées selon leurs qualités, valeurs ou apparences. Le *concept* qui les découpe ainsi nécessitera le recours au verbe *être* qui ne permet plus l'accès à la pensée de l'être *humain* mais devient le principe de l'identité forcée et de l'organisation d'une syntaxe d'homogénéisation. Du coup, on ne parle plus de la même manière, on en perd la parole, et c'est le mécanisme du *langage* qui s'interpose en établissant les relations qui ordonnent le monde comme nos rapports avec autrui. L'homogénéité change de visage ; elle résulte d'une d'*homogénéisation* généralisée, laquelle m'appartient en droit et, dans la mesure du possible, en fait. J'en suis le *sujet*, lequel évacue l'être en soi qui devient l'être *de* soi, c'est-à-dire un Moi qui prendra la place laissée libre par la mère évincée. En même temps, ce Moi se superpose à l'*Urkind* qui est renvoyé à l'inconscient le plus fondamental, mais dans un rapport inextricable avec les pulsions que l'on se doit de refouler pour ne pas être détourné de la volonté d'être sujet.

Utilisation de la Différence. Le nouvel état de la Différence sera entre le monde et moi et dans la différence qui règne entre les choses ou les êtres. C'est de la matière et elle est utilisable. On la manipule, on s'y démène et on s'y active. Agir sera l'équivalent pratique de l'être perdu ou devenu inaccessible ; il ne sera plus une conscience pré-réflexive mais une *conscience d'objet*. On s'attend à ce que cela rapporte : des biens et leur symbole universel qu'est l'argent. L'homme monétaire se construit de cette mascarade qui produit une homogénéisation indiscutable qui aura ses lois et sa logique. Le matricide nous a jeté dans le monde ; on reprend ce monde à pleines mains et l'on veut grandir pour être en possession de tous les moyens de maîtrise utiles. Le Moi se fortifie, il a des vues sur tout ce qui peut lui servir. Il y tient d'autant plus qu'il ne voudrait pas revenir en arrière, soit dans la dépendance à la mère, soit dans la disponibilité à être le soi originel. Je suis – en tant que cet être pensant et parlant de la sorte – au principe du monde. Je ne me tiens plus dans la relation élationnelle avec mon *Urkind* ; je me change en mon propre Moi et je dis « Je » par rapport au monde entier des choses où je règne. L'ordre syntaxique est au complet : le sujet, le verbe et ses compléments.

La Différence absorbée par le temps. Mais le sujet est-il vraiment ? Il faut attendre. Pour le moment ce n'est qu'un projet de soi : le *pour-soi* qui se considère dans le futur. D'où cette nouvelle instance qui est le temps que l'on se donne pour arriver à être l'être du sujet que l'on se conçoit. Ce petit enfant tendre et tremblant, confit dans sa naïveté et son innocence, a mis fin sans le savoir à sa première enfance. De ce fait, il est autrement qu'à ses débuts, il est devenu le Moi et la volonté de son accomplissement. Car le *temps* est né, il vient d'être créé. Ce fameux problème, d'être ce que je ne suis pas et de ne pas être ce que je suis, n'est plus l'évidence liée à la conscience pré-réflexive, il relève de la conscience temporelle du Moi et de ses objectifs. Je suis celui qui dit que je suis et qui existe comme la perspective du soi devenu un Moi. Le reste passe à la trappe de l'inconscient : je suis l'homme de raison et de mes raisons.

L'ÊTRE DE LA PULSION DE MORT

La Différence au principe de l'être. On en a fini avec le principe d'homogénéité qui ne s'appliquera qu'à des états de chose. L'être qui s'opposait à la Différence va devenir celui qui l'intègre, qui en ajoute les cordes à son arc, qui devient le combattant au nom d'une autre différence qu'il impose comme la caractéristique humaine essentielle. *Je suis la Différence.* J'ai comme identité, non pas l'être que je fus et qui me constituait comme être humain ; au contraire ce que je suis devra pouvoir affirmer sa différence. La Différence est un état soluble dans l'absolu du Moi. Je ne suis pas moi-même comme l'être qui s'ouvrait à la totalité du monde, mais un autre type de conscience : cette conscience d'objet qui ne veut pas autre chose que d'avoir raison du monde, de l'ordonner selon le repérage de la différence qu'on y fait et à quoi j'adhère. Le monde devient l'empire du *concept.*

Légitimité du meurtre. Seule restriction, j'ai quand même besoin d'homogénéité, même si c'est sous la forme défigurée de l'homogénéisation. En fait, je dois régner. L'homogénéité viendra de moi et j'en serai le maître. Alors, gare à celui ou à cela qui s'y opposeraient. La guerre est déclarée. Je suis peut-être né, mais c'était pour vaincre la Différence, pour être le plus fort, pour être le maître de toute existence. Les autres ne seront que des esclaves et des objets. La conscience qui est la mienne saura en venir à bout par le concept, sinon par le *meurtre.* Il me hante depuis que j'ai procédé au matricide qui, d'ailleurs, m'a sauvé la vie ; je ne vois pas pourquoi je ne l'étendrais pas à la conduite de l'existence. Seulement, comme tout le monde veut le meurtre, il faut le réglementer. La loi survient qui dit celui qui est en droit de tuer et dans quelles circonstances ; lesquelles peuvent s'appliquer et se partager, notamment dans le cadre de la Cité ou de l'État. Pour le reste, il faudra s'accommoder des hypocrisies qui permettent de tuer sans que cela se sache ou puisse se voir. Le secret du meurtre remplace le secret de la relation avec soi et surtout étend le secret du matricide à tout l'ordre social. Même si l'homme et le monde en viennent à s'opposer, le meurtre consacre la légitimité de la Différence dont il est l'acte retourné à l'avantage du Moi.

Cinquième partie

Neuropsychologie de l'existence

Chapitre 25

Le par-soi

*L*A NEUROSCIENCE de l'être humain aboutit à la mise à jour d'une forte structure ontologique qui le détermine mais qu'il est bien difficile de mettre en œuvre. La Différence ontologique natale provisoirement apaisée et ses effets, même aménagés en capacité vitale, demeurent un obstacle permanent ou qui ne cesse de ressurgir. Comment vivre ? Une neuropsychologie peut-elle nous éclairer sur cette situation et déterminer ce que pourrait et devrait être notre existence ? Quels enseignements peut-on tirer de la prise de conscience d'une structure fondamentale jusque-là ignorée ?

La principale difficulté à laquelle on se heurte est bien sûr la méconnaissance ancestrale de ce qui nous constitue comme être. On ne s'est pas désespéré pour autant et on a fait face, confondant les niveaux et les sens de l'être et nous insurgeant pour exister néanmoins. Dès lors, un être qui ignore son *être* va s'obstiner pour l'être quand même et il se proclame comme *sujet*.

On est alors face à une nouvelle difficulté. Est-ce qu'il suffit de s'occuper de soi en permanence en s'investissant comme *sujet* ?

Ce « souci de soi »[1] demande une vigilance de tous les instants et les satisfactions ponctuelles ne sont que des répits qui ne changent rien au contexte. On a beau avoir acquis les leviers de l'homogénéité, ils sont invalidés par cette nouvelle Différence. Notre regard est à plat dans le monde, sans possibilité de retour à ce qui est devenu l'*inconscient* de soi. Le principe d'homogénéité n'est plus d'actualité, sauf à être transposé dans la nécessité constante de l'*homogénéisation* des états de la Différence.

La loi est maintenant de prendre la Différence comme milieu et matière d'être. Même l'échappatoire, qui consiste à se dire qu'avec le temps les choses vont s'arranger, ne tient pas. La Différence est intérieure, elle est de soi à soi. Ce qui manque, c'est de pouvoir être notre être originel, mais *par soi-même*. On s'y efforce en vain, car c'est dans le cadre d'une tautologie stérile où le moi représente au sujet l'être qu'il n'est pas et qu'il veut être. Ainsi le moi n'est encore (sera-t-il jamais autre chose ?) qu'un par-soi imaginaire.

Qu'est-ce qu'un sujet ?

Du sujet originaire au sujet déchu. L'histoire raconte comment les choses se sont passées. « Soudain, ils se virent nus » dit la Genèse en parlant d'Adam et Ève. C'est la conséquence d'avoir goûté du fruit défendu dont Dieu s'était réservé l'exclusivité. De même ici la mère avait l'exclusivité de l'homogénéité et elle la représentait. La transgression commise par l'enfant qui effectue le matricide équivaut à se sentir nu, à ne plus bénéficier d'une image de soi dont la totalité et la permanence incluait le par-soi dans l'être de soi. Maintenant, le par-soi n'est plus un attribut de l'être. Sans doute, sur le moment on ne s'est aperçu de rien, on était tout à l'image que l'on avait de soi et que l'on empruntait à celle de la mère et de ses pouvoirs. On a cru qu'il suffisait du matricide

---

1. Notion longuement réfléchie par M. Foucault dans *Herméneutique du sujet* ; voir note 2 p. 257.

pour accéder à la réalité personnelle de soi. On s'imaginait être le Sujet absolu qui pouvait disposer du monde.

Mais très vite, après avoir touché au fruit défendu, on déchante ; on devient un sujet déchu. Le matricide, sans doute nécessaire pour être autonome, est un acte imprudent. Il nous enlève davantage qu'il ne nous apporte, il nous renvoie à une dépendance plus grave que celle dont on a voulu se débarrasser. À présent, on ne relève plus que de soi, c'est-à-dire d'un être qui ne sait pas être soi, qui n'a pas de par-soi – ou qui n'en a plus. On n'est pas le sujet dont on avait eu la vision et que l'on croyait être l'aboutissement de soi.

L'hypothèse du sujet. Mais qu'est-ce qu'un sujet ? Apparemment, rien de plus banal. Tout le monde comprend ce dont il s'agit, car on se reporte aux usages courants que l'on fait de ce terme. On distingue le sujet qui est objet de nos préoccupations et de nos réflexions ; le sujet qui dépend d'autrui et, à l'opposé, le sujet comme être et maître de soi-même. Dans ce dernier cas, les définitions sont vagues et elles reviennent toutes à dire qu'il s'agit de « l'être connaissant, considéré en tant que tel et par opposition aux choses »[1]. Il faut bien admettre les limites de cette explication et l'on manque curieusement d'études exhaustives[2].

En tout cas, le « Sujet » est un thème philosophique complexe et une réalité psychologique obscure. Avouons qu'on s'y embrouille ; on a affaire à un concept de référence que l'on emploie en s'accordant sur une signification vague. Freud, lui-même l'évite le plus souvent et c'est plutôt le moi qui, dans son œuvre, est le thème favori. À vrai dire, on les prend facilement l'un pour l'autre, sujet et moi, sans bien savoir ce qui pourrait les distinguer. D'une

---

1. P. Foulquié, *Dictionnaire de la langue philosophique*, Paris, PUF, 1969.
2. On citera néanmoins l'ouvrage de M. Foucault *L'Herméneutique du sujet*, édité par F. Gros à partir des interventions effectuées par l'auteur lors de ses cours au Collège de France (1982), Paris, Gallimard, Seuil, 2001. Mais le point de vue adopté n'aborde la question du sujet que dans la perspective de la pensée antique, c'est-à-dire en tant que « souci de soi ».

certaine manière, le *sujet* a le sens d'une vision de l'individu dans sa réalité globale, effective ou potentielle ; ce que l'on a vite fait d'assimiler à une rêverie ou à une utopie, alors qu'on donne plus de réalité au moi. Le moi fait partie des systèmes psychologiques que l'on analyse, le sujet est plutôt un concept de philosophie abstrait, si ce n'est hypothétique.

Le sujet comme cause de soi. Le sujet dont nous parlons ici est l'aboutissement d'un long itinéraire qui, à partir d'une origine idéalisée, franchit la Différence natale jusqu'à devenir le simulacre de l'être réel de soi. Celui-ci reste avec sa structure neuronale acquise, en général confortée par les événements antérieurs, mais sans les moyens d'être par soi-même ce qu'il avait pris l'habitude d'être. C'est alors qu'il se récapitule et se décrète le *sujet* de ce qu'il entend demeurer néanmoins. Tout se passe comme s'il déclarait : « Je suis ce que je *devrais* être ; je le suis quelles que soient les apparences ou les réalités auxquelles je me heurte. » Il y a là un passage subtil et une prétention qui paraît irrecevable ; en tout cas une revendication qui outrepasse les règles du bon sens et de la logique ; c'est une outrance. Prise comme un excès, on y verra un effet de la toute-puissance infantile ; considérée comme un abus, on la prendra pour une faute morale. On jugera alors cette conduite comme une intempérance et l'on s'empressera de remettre l'enfant à sa place selon son statut de « sujet » socialement *assujetti*.

Ce serait se méprendre sur la nature de l'ordre de pensée où se produit cet avènement du sujet. Celui-ci ne tient pas compte de la réalité objective ; au contraire il s'y oppose selon une raison particulière qui est la *raison d'être*. À ce niveau, il est exact que je suis ce qui doit être et non pas ce à quoi les circonstances issues du matricide me réduisent à être. À cela je réagis, je ne peux accepter cette réduction d'être, en somme cette « castration ». Penser activement son être devient une nécessité, une question de survie. Le penser le fait être, il est l'évidence de la pensée. Seulement, ce n'est plus mon être naturel spontanément issu du vécu d'homogénéité, c'est l'être comme *objet* de pensée et je me l'approprie directement. Le mot l'indique : c'est *moi*. Et moi qui suis-je ? Je suis le sujet de ce moi. À ce titre, on est *cause de soi*.

LA NÉCESSITÉ DU PAR-SOI

La cause en mal de moyens. Fort bien, mais on se retrouve sujet sans savoir pourquoi ni comment. Ce qui se traduit par le fait que l'on ne sait pas *comment être*. Sur ce plan, on n'est pas régulé par le programme inné qui ne pouvait intégrer d'avance les effets de l'épigenèse prénatale ; on ne l'est pas non plus par la structure neurontologique qui, malgré le principe d'homogénéité qui l'anime, ne fournit aucune indication de conduite. Ainsi, être est un appel en soi, un besoin, qui n'indique pas ce qu'il faut faire pour y répondre. La mère s'en chargeait, maintenant c'est à moi de trouver. Tout se passe comme si l'on était au bord d'un précipice. L'urgence absolue est de se donner une consistance. On n'en voit pas d'autre que de se replier sur soi. Ce mouvement forme comme une enceinte de résistance à l'intérieur de laquelle l'enfant fantasme son bastion d'existence et dit : c'est « Moi ». Mais ce n'est qu'une assertion. Elle est *véridique* parce qu'elle est un acte vrai ; elle n'est pas *valide* sous l'angle de ses résultats. Elle doit le devenir. Le sujet ne peut pas être seulement proclamé, mais doit être effectif.

La forteresse vide. Mais par quel moyen ? C'est là que se révèle un défaut qui accable. Car il y a quelque chose qui cloche, qui ne va pas, qui nous fait tourner en rond : ce sujet s'en remet au moi et le moi dépend du sujet. En fait, on a commis une erreur en croyant qu'il suffisait d'avoir l'homogénéité, de s'en emparer, pour devenir sujet. Le sujet dont on parle habituellement est un faux sujet, ou insuffisamment accompli. Il croit que pour être c'est assez d'avoir. Or, il a tout ce qu'il avait voulu, désiré, envié – chez la mère notamment –, mais ce n'est pas suffisant pour être effectivement sujet. Sujet, il sent qu'il l'est, mais il va s'employer à le vérifier, à s'en donner les insignes et s'en faire attribuer les honneurs. Comme tel, c'est une baudruche. Il manque ce qui est capital et qui, cette fois, rendrait le sujet effectif : c'est de pouvoir *être sujet par soi-même* ; c'est-à-dire d'être *un sujet-par-soi*. Il ne s'agit pas ici du pour-soi qui s'envisage dans le temps et selon l'action par rapport au monde, il s'agit d'un sujet qui, du seul fait qu'il est et qu'il pense, serait ainsi son par-soi. Il aurait la capacité d'user de l'homogénéité précédemment accaparée et il saurait se faire être, à partir d'elle, par soi-même.

Or, le point d'application des forces s'est déplacé : on ne se réfère plus à l'*Urkind* comme l'instance originaire de soi mais sur ce qui maintenant dépend du sujet que l'on s'imagine être. Le sujet était d'un effet immédiat tant qu'il prenait appui sur l'*Urkind*, maintenant le moi apparaît comme sa projection dans le temps. Ainsi, le moi change de sens après le matricide : il n'est plus un réflexe d'affirmation de soi, mais le sujet tel qu'il se projette dans le devenir. On est en train d'installer et de supporter une distance de soi à soi. On entre dans le temps, on fait intervenir la temporalité. C'est-à-dire que l'on apprend à attendre. Ce qu'on s'est mis alors à appeler moi n'est pas autre chose que le sujet accompli, réel et tel qu'il devrait être. On est passé du sujet auto-proclamé et « en exclusion interne à son objet », comme le dit Lacan, au sujet en cours de réalisation selon la configuration qu'il se donne par son moi. Cependant ce moi, qui résulte de la décision de soi-même par rapport à soi-même, est encore une coquille vide. Et elle est sonore, elle résonne de la révolte d'être soi sans l'être, de n'être que la prétention d'être un sujet ; ce qui déclenche la période de la *crise d'opposition*.

L'armée des ombres. On se met en position de combat : la volonté d'être soi en tant que moi va devenir le nerf de la guerre. Mais d'où vient cette volonté ? De la structure neurontologique qui, pourtant inapte à nous conduire, n'est pas prête à céder et à s'effacer. La cohésion neuronale produit la volonté, elle est en quelque sorte chevillée au corps par l'homogénéité qui a été intégrée. Ensuite, comme un métal forgé, c'est une volonté trempée par la naissance aboutie en vécu de l'homogénéité partagée. En somme, la volonté n'est pas un mystère – au sens où Schopenhauer la considère comme clé de la nature – mais ce qui s'explique par le fait que l'homme est l'être formé par l'homogénéité vécue et non seulement selon l'agencement de son organisme. En somme, si l'homme n'a pas de par-soi programmé, il jette toutes ses forces dans la bataille en s'appuyant sur le fantasme du moi dont il ne peut faire l'économie. Ainsi, *le moi fait office de par-soi*.

LA PROBLÉMATIQUE DU MOI IMAGINAIRE

L'idéalisme du moi. On voit que le moi est imaginaire ; c'est une présomption. Il ne vient pas des fondements de soi, de son être réel, mais de la prétention d'être selon l'idée qu'on en a. C'est donc un être conceptuel réduit à la conscience de soi, laquelle n'est même plus le sentiment ou l'éprouvé de soi mais de l'appropriation du monde à la *volonté* du sujet d'être moi. Cette volonté aura pour effet de bloquer la possibilité d'être en vérité de soi.

Il aurait fallu un véritable par-soi qui vienne en droite ligne du fait d'être selon l'être originel. Sur ce plan, il n'y en a aucun, mais seulement la volonté d'être ce moi et, de là, de pouvoir se retrouver comme sujet. On n'en est pas loin, puisqu'on le pense, mais il faudrait en même temps se référer à un par-soi qui le représente réellement et qui puisse ainsi nous maintenir dans notre être originel. C'est ce qui manque, et pourtant il faudrait que cela soit. Le sujet s'apparaît à lui-même face à soi, mais dans l'ignorance de son propre mode d'emploi et, ainsi, dans l'angoisse de ne pas savoir comment être soi. L'homme est réduit à sa propre affirmation déléguée à l'efficacité du moi à être le par-soi.

L'imposture du moi. On serait cependant en pleine utopie si on rajoutait simplement à notre être la condition du par-soi. Cela relève de la magie divine[1]. Nous sommes hommes et on ne peut d'un claquement de doigt nous faire être, comme Dieu a fait être le ciel et la terre. L'être humain est soumis à disposer de moyens effectifs pour mettre en œuvre le par-soi de sorte que le milieu de vie se prête à ce que nous puissions être réellement et donc œuvrer dans le monde et dans ce sens. À cet égard, l'homogénéité ne peut rien faire, elle ne saurait préserver d'elle-même un état de vie suffisant pour être : au contraire, il faudra toujours resté préoccupé, sur ses gardes, ce qui détourne de pouvoir la vivre. De même, l'idée du moi est factice : l'éclat de cette planète lointaine ne peut être un par-soi que par imposture : en s'imposant comme la solution idéale. Ainsi, on retrouve toujours la question du souci de soi. Ce souci se retourne contre le sujet car elle le prive de la continuité de l'homogénéité.

Le par-soi et le paradoxe de la liberté

Le détournement de soi. Ce ne sont pas ces difficultés qui auront raison de la volonté d'être soi. Le sujet est le détenteur de son être, c'est en cela qu'il est sujet, c'est-à-dire qu'il est par-soi. Mais cela n'est qu'une déclaration d'intention : l'homme veut être ce sujet bien qu'il ne puisse l'être par soi. Être sujet est donc l'utopie de l'être *humain*. Mais c'est une utopie ancrée au fond de nous : elle a des antécédents vécus à la fois dans le milieu utérin et

---

1. Descartes examine cette question. Évoquant la nature divine, il note que « puisque ayant la vertu d'être et d'exister *par soi*, elle doit aussi posséder la puissance de posséder toutes les perfections dont elle conçoit les idées, c'est-à-dire toutes celles que je conçois être en Dieu ». Descartes, *Méditations métaphysiques*, Méditation III, édition G. Lewis, Paris, Vrin, 1953, p. 50 (nous soulignons).

pendant la petite enfance quand la mère était là. Tout s'est résumé dans l'illumination de soi qui accompagnait le matricide. Le par-soi devait nous revenir de droit. Ce qui n'a pas été le cas. Le sujet effectif reste donc impossible : au pire, c'est une illusion, au mieux c'est une utopie.

Cependant la parole, qui n'est plus entendue ni prononçable, est transférée dans le langage qui offre le moyen d'accéder à une homogénéité formelle et conceptuelle ; mais elle n'est qu'un dépannage. L'enfant s'engouffre dans cette échappatoire comme s'il avait acquis un outil universel d'existence ; il ne va pas s'en priver, d'autant que les rapports d'où émanait une homogénéité ontologique vivante se trouvent palliés par les transactions formelles avec autrui et le monde. Mais c'est un détournement de soi. On joue comme en récréation, on construit sur les sables de l'imaginaire.

En tout cas, nous aboutissons à ce point crucial : le retour de la Différence met au jour le fait que la structure neurontologique ne comporte pas les moyens de se rendre effective. Il n'y a pas, à ce niveau, de dispositions innées à être au monde. *Ce qui manque à l'être humain, c'est un par-soi véritable qui lui signifie son essence.*

Liberté du sujet et principe d'homogénéisation. Sans rames ni aviron, sans programmation de son adaptation natale, la structure neurontologique ne peut donc se conduire selon son être. C'est à ce moment qu'elle se ressaisit en s'opposant à son effondrement. De tout elle-même, elle nie qu'elle ne puisse pas être. Dès lors, c'est un sujet. Il n'a pas d'autre objectif que d'être par-soi, mais toujours sans en avoir les moyens. Sauf un : celui de s'imaginer comme être *libre* et de poser la liberté comme l'essence de son être. Dès lors, on peut tout être et être tout. *L'idée de liberté devient le relais du sujet qui veut être par soi.* Si le sujet est une utopie de droit, celle-ci se convertit en réalité dans l'investissement de la *liberté*.

S'imaginer comme liberté, telle est la nécessité du sujet. Le besoin d'être s'est cristallisé sur le fait d'être libre : cette idée, ce rêve semblent être la meilleure représentation de la totalité de soi. Non accomplie mais déjà existante comme un possible ; non accomplie mais réalisée dans le fait même de la concevoir et de se l'attribuer. Je suis un sujet libre ; c'est-à-dire d'être ce que je suis. Je ne sais pas qui je suis, et cela n'a pas d'importance puisque ma liberté de sujet me donne la capacité d'être tout et par tout. Le par-soi se trouve ainsi jusqu'à renverser l'être dans la Différence devenue son champ de bataille et le territoire du meurtre généralisé. C'est autre chose que le pour-soi sartrien où la liberté est considérée comme « l'être de l'homme, c'est-à-dire son néant d'être » (EN, 516), alors qu'elle est une puissance de néantisation.

Néanmoins, c'est un mirage. Dès qu'on veut en faire une réalité effective, la liberté est terrible. Elle risque le néant de ne pas savoir quoi faire ni comment faire. Par conséquent, la liberté cherche des raisons d'agir pour démontrer l'existence du sujet. D'où deux possibilités : soit elle se soumet à un ordre existant et elle n'est plus qu'une liberté paradoxale qui aime à obéir ; soit elle cherche des raisons qui la pousseront à agir en étant sollicitée par tout ce qu'elle peut normaliser pour en éliminer la Différence. Cette liberté est paradoxale car elle rompt avec l'homogénéité : elle est totalitaire et c'est un *principe d'homogénéisation* qui engage à exister dans un monde étranger à l'être que nous sommes. Il va falloir mettre la main à la pâte et vivre dans *l'absurde* que l'on combat.

Chapitre 26

La nécessité de l'absurde

ON L'A VU, l'homme fait pour le bonheur, vraiment agencé pour cela par son épigenèse neurontologique prénatale, a été détruit par la naissance. Après une période d'accalmie temporaire, il a été remis à la solitude de soi et il se bâtit alors à contre-pied de la réalité de son être. Il n'a pas de par-soi qui le protège mais seulement, et sous la forme du moi, ce qui le pousse à refaire sa vie en se débattant avec le monde. Contrairement à ce que l'on pourrait croire, l'homme tient à l'absurde plus qu'il ne veille à sa propre homogénéité. Tout se passe comme si au lieu de vivre à l'endroit de soi, il lui fallait s'inverser et entrer dans l'absurde qui est sa création.

Pour comprendre la stratégie de l'absurde, il faut l'attaquer avec la pointe et le marteau ; il faut détacher des blocs qui se sont agglutinés avec le temps et ne forment plus qu'une seule masse. On y confond l'absurde du raisonnement par rapport à la logique binaire, l'absurde d'une existence dont on ne voit pas le sens, et l'absurde de situation affectant l'exercice de notre liberté ou en résultant.

L'absurde englobe tout, même l'homme qui croit se reconnaître comme être de raison. Mais on déploie l'étendard de la vérité et l'absurde semble absorbé par le progrès. Par conséquent, il conviendrait d'écarter la question de l'existence absurde ; d'ailleurs, elle n'aurait été qu'une mode philosophique passagère. Depuis, on s'en est bien remis. On s'est même accommodé de l'absurde de situation : il en appelle à notre action, il la rend nécessaire pour être justifié et, ce faisant, il conforme une existence sur mesure d'où nous concluons à notre essence. Voilà la vie trouvée, adaptée au défaut de par-soi. À lui, et au moi qu'il détermine, d'agir en conséquence.

L'EXPÉRIENCE DE L'ABSURDE

Une expérience intérieure. Mais on ne peut pas s'en tirer à si bon compte : l'absurde est avant tout une expérience humaine intérieure. On n'est plus qu'une sensation de vide ou d'indifférence par rapport au monde comme par rapport à soi. On se dédouble et on s'observe avec une curiosité inquiète qui tourne au dégoût. On est loin du lien à l'*Urkind* par quoi est conservée l'intégralité de soi. Au contraire : cette distance révèle un état d'absurdité ontologique. En même temps, on renie le monde : on ne ressent plus d'élan à son égard, plus d'appel et pas d'accord. C'est soi seul et sans reconnaissance de soi. C'est une étrangeté radicale. Le soi n'est même plus valide pour constater le manque de soi. On assiste à son désastre. L'âme du mort parcourt ses décombres. Tenace cependant, car elle s'accroche à ce qui lui reste : la désolation. On laisse mijoter la torture, on prend un bain de sang. Il n'empêche que l'on est alors au plus près de la vérité que l'on voulait se cacher. On a détruit la chair pour ne conserver que les ossements. Ce *syndrome du cadavre anticipé* est l'évidence de l'absurde.

Doit-on en déduire que l'absurde est l'expérience de la mort ? Pas exactement ; c'est le constat d'une vie qui ne fait que recouvrir son agonie. Cela veut dire que depuis que nous sommes venus au monde, le lien avec ce que nous sommes, avec l'être de l'homogénéité humaine, peut se distendre ou s'effacer en nous précipitant dans la perte de notre être. Telle est, pour l'essentiel, l'expérience de l'absurde. Elle a ses variantes mais aussi des possibilités de recours.

Une condition seconde. La question est de savoir dans quel sens va pencher l'équilibre : vers le monde qui l'emporte par sa facticité contraignante, ou vers soi en tant que structure neurontologique qui tient bon quitte à réorienter le regard ? Dans le premier cas, on troque notre être réel pour celui de la matière où l'on est aliéné par l'ordre binaire de la raison ; dans le second, on ne trouve pas de raison d'être évidente et on se déporte sur la nécessité d'agir dans le cadre des idéalismes moraux et culturels. Entre ces deux voies, on n'arrête pas de tergiverser. On ne sait pas comment les unir, les accorder ; on tombe en arrêt, suspendu dans l'expérience de l'absurde. Il souffle, passe dessous les portes, fait éclater les fenêtres et nous sommes nus et transis dans des pièces où nous grelottons sans aucune assistance du monde. L'absurde est notre condition seconde qui l'emporte le plus souvent sur notre constitution première, jusqu'à ne plus pouvoir la concevoir. Contrairement au vœu de Camus, on ne peut pas « imaginer Sisyphe heureux ».

L'absurde va à l'encontre du bon sens et c'est en principe l'inacceptable. Mais il est difficile d'affirmer que la vie a un sens ou qu'elle n'en a pas. Elle est subordonnée à autre chose qu'elle, sans que l'on puisse déterminer de quoi il s'agit. Elle est jugée sans préavis et par un personnage masqué. L'homme qui juge la vie est ce personnage masqué ; il ne sait pas qui il est ni ce qu'il veut. Qu'il estime la vie absurde ou qu'elle soit juste, qu'il la croit mauvaise ou bonne revient au même et c'est toujours une position énigmatique. L'homme décide de ce qu'il est, mais sans le savoir. Il se détermine au hasard de ce qu'il éprouve suivant les circonstances. Il n'est pas plus avancé pour autant. Agissant ainsi, l'homme est absurde par l'effet d'une condition seconde dont il ne sait plus se détacher.

Analytique de l'homme absurde

L'insatisfaction vitale. L'homme fait des reproches à la vie parce qu'elle ne lui convient presque jamais et, quand elle le satisfait, ce n'est que par instants. Il lui reproche donc sa discontinuité qu'il généralise. Mais l'absurdité de cette position se renforce du fait que l'homme tient à la vie qui le fait être. Sans elle, il ne serait rien, ce qui est une évidence. Mais ce déplacement ne résout rien. La vie n'est pas une mère et elle n'a pas à fournir autre chose que des moyens naturels qui servent à vivre. L'animal les utilise selon son programme d'adaptation au monde, l'homme se révolte de ne pas être aussi bien loti, c'est-à-dire de ne pas être directement adapté au milieu extérieur.

L'incohérence de cette situation ne lui échappe pas, mais il n'en démord pas : la vie est mauvaise, elle semble manquer à tous ses devoirs envers lui et il lui en veut. Or, elle ne peut et ne doit être que bonne. En tout cas, cette absurdité de la vie qu'il décrète lui cache qu'il se conduit de manière absurde. Ne voyant pas que c'est à lui qu'il revient de s'expliquer avec son existence, l'homme reporte les choses ailleurs. Soit il imagine une transcendance responsable de tout et qu'il s'agit d'amadouer, soit il adhère à la matière et troque sa propre existence avec celle, plus constante et modelable, des choses dont il peut s'emparer et mettre à son service. Tout revient à la lutte pour les accaparer, ce qui établit la nécessité d'un par-soi validé par une volonté d'être réduite à l'existence matérielle. Mais l'absurdité la plus grande est de ne pas pouvoir ou savoir, ni même vouloir se confronter au fait d'être soi.

L'obstination à ne pas entendre. Cependant, l'homme est le lieu d'un *appel* à être qui s'étend à l'exigence qu'on lui réponde.

C'est par ce rapport que prit forme une existence natale à laquelle on a été amené à mettre fin. Mais il n'y a pas plus sourd que celui qui ne veut pas entendre, ni plus absurde que celui qui se détourne de l'appel dont il est l'objet. Passe encore si c'est une sorte d'appel de la transcendance à notre égard, ce qui renvoie à l'expérience de la totalité antérieure ; mais si c'est un appel de soi à soi, qui émane de la nature de soi, on s'estime dans une situation insupportable parce que cela reviendrait à devoir y trouver l'entente de notre existence. Nous voulons recevoir et trouver naturellement la vie, mais nous ne voulons pas nous modeler à ce qui fait appel en nous. Ce serait tomber au fond de soi, confronté à notre vraie raison d'être plutôt que se laisser aller à l'indolence de l'exiger d'ailleurs. Ainsi, notre réalité est celle d'un *appel* auquel nous n'arrivons pas à répondre parce que nous craignons de le comprendre.

La seule vraie réalité qui peut nous délivrer de cette situation est de savoir ce qui nous appelle et même seulement de reconnaître qu'appel il y a. Voilà la vraie question philosophique : *pourquoi et comment l'homme est dans son être l'instance d'un appel* ? Allons même plus loin et demandons avec Camus « s'il est possible de vivre sans appel »[1]. En tout cas, ne l'éprouver qu'indistinctement et ne pas savoir ce qu'il signifie quant à notre existence, tel est le fondement de la vie absurde, à moins qu'elle ne soit réduite au fonctionnement organique ou à la logique matérielle.

L'ABSURDE COMME RAISON D'ÊTRE

L'attachement à l'absurde. Mais nous investissons l'absurde parce qu'en fait nous en avons besoin ; c'est en somme notre *premier moteur.* Là où nous serions découragés et désespérés de ne pas avoir de raison d'être, il nous fait agir. L'absurde provoque

---

1. A. Camus, *Le Myhe de Sisyphe, op. cit.*, p. 76.

notre nécessité d'être. Qu'il cesse ou s'estompe, l'homme est désemparé : il lui semble que sa vie s'effiloche et lui échappe. Nous ne pouvons rester sans rien faire et le par-soi est ici constamment sollicité parce qu'il y a toujours quelque chose à faire. Si ce n'est pas aujourd'hui, ce sera demain : l'homme s'allie au temps et il compte sur lui pour aboutir à ce qu'il croit être, veut être, espère être. C'est sans doute un mauvais calcul que de s'en remettre au temps ; à force de se poser dans l'avenir de soi on n'est jamais soi et on retombe dans la double impasse : ne pas être ce que l'on est, être ce que l'on n'est pas. Un être qui n'est pas son être au présent, mais le projette dans le temps à venir, est un être absurde[1]. C'est précisément ce qu'il veut être : *l'homme a besoin de l'absurde pour maintenir hors de lui l'être réel qu'il craint de devoir être.*

Cette inconséquence n'est qu'apparente : elle est l'assurance de ne pas manquer de choses à faire, même s'il faut combattre et rester toujours sur le pied de guerre. Au moins, le travail, l'inquiétude, la préoccupation sont là, face à nous, et nous réquisitionnent sans nous laisser le temps ni la possibilité de revenir à la question angoissante de notre être. Elle est résolue par l'existence pratique. Et, quoique l'on puisse souffrir ou se lamenter sur un sort misérable, on y découvre une satisfaction réparatrice. On est dans la situation du plaignant : on porte plainte contre une vie qui ne correspond pas à ce que l'on s'estime en droit d'attendre. L'homme est comme un animal qui lèche ses blessures. Même lésé jusqu'à la lésion, il confirme la puissance de l'absurde dont il paraît évident qu'il ne peut pas se détacher.

Valeur paradoxale de l'absurde. Ainsi, malgré ces inconvénients, l'absurde est aussi une raison d'être. En tout cas, sortons de ce truisme en réalité erroné selon lequel il faut un minimum de raison logique pour vivre. Ce n'est pas une logique de la vie

---

1. A. Camus : « L'homme absurde est celui qui ne se sépare pas du temps » (*Le Mythe de Sisyphe, op. cit*, p. 100).

qui nous maintient en vie, c'est la logique des choses qui nous contraint. Nous avons précédemment établi que, contrairement à l'animal, l'homme n'a pas les moyens d'être son être de manière innée. Il n'a pas de ponts adaptatifs entre l'être acquis lors de la vie prénatale et ce qu'il devrait être ensuite. Son homogénéité n'est plus que ponctuelle et toujours aléatoire. D'où la valeur de l'absurde qui nous sort d'une condition apparemment sans issue.

Il faut donc adhérer à cette constatation lapidaire plusieurs fois citée : « L'homme est l'être qu'il n'est pas et il n'est pas l'être qu'il est. » Sartre justifie la situation en démontrant que c'est de l'absurde que nous tirons notre liberté : il n'y a plus d'essence, celle-ci ne sera que le résultat de ce que nous ferons de notre existence. S'il y a quelque essence ou en-soi, il faut de toute façon s'en libérer pour ne pas être absorbé par ce genre de détermination afin de demeurer en tant que pour-soi et conscience de soi. Remarquons au passage qu'ont été introduits des concepts d'une métaphysique qui ne dit pas son nom : la liberté, l'essence, la conscience. Peu importe, l'homme est sauf et l'absurdité de sa condition se révèle comme l'excellence de son destin qui est d'être par-soi un pour-soi face à l'en-soi qui nous engloutirait.

Nous ne pouvons cependant adhérer à cette démonstration pour la bonne raison que le terme d'en-soi se réfère à la notion d'être *humain*, lequel repose sur des bases neurontologiques plus que probables. Dès lors le raisonnement lui-même tourne à l'absurde fondamental car il revient à dire que, pour être humain, il faut se dégager de ce qui nous dispose à être *humain*. Si l'on pose néanmoins la question de savoir comment exister dans ces conditions, Sartre nous renvoie à plus tard : la dernière phrase de *L'Être et le néant* étant tout à fait significative : « Toutes ces questions [...] ne peuvent trouver leur réponse que sur le terrain moral. Nous y consacrerons un prochain ouvrage[1]. » En attendant, on

---

1. J.-P. Sartre, *L'Être et le néant, op. cit.*, p. 722.

ne donne à l'absurde qu'une valeur paradoxale qui tient son efficacité de ne pas avoir à tenir compte de notre être réel, mais d'agir
selon l'être qui nous semble bon.

LE MAINTIEN DE L'EXISTENCE PAR L'ABSURDE

Le bien le plus précieux. La question de l'absurde posée au
niveau de l'existence n'est pas identique à celle d'un énoncé absurde. Tout se passe comme s'il y avait un autre raisonnement
sous-entendu qui relativise les choses : « Certes, l'existence est absurde, mais cela n'empêche pas que je sois en vie. » Il y a là une
valeur invoquée, celle de la vie, qui l'emporte sur le non-sens
supposé, si ce n'est admis, de notre vie. Les philosophies ont généralement visé ce résultat et tenté de justifier la vie ; de même les
thérapies, notamment la psychanalyse, s'évertuent de détecter ce
qui gène l'existence, de combattre ce qui peut la rendre invivable,
amère ou contraignante. Jadis, on se référait à la faute originelle,
au pouvoir maléfique du diable, à l'existence du mal en soi : la
question de l'absurdité était déplacée et évacuée. En somme, on
se disait : « La vie est le bien le plus précieux, donc le reste, le mal
et la souffrance jusqu'à l'absurdité, ne sont que peu de chose par
rapport à ce bien le plus précieux. »

Nous touchons là au dogme de base auquel il faut adhérer
pour être admis dans la société des hommes : *la vie est le plus grand
bien*, elle ne saurait être remise en question. On peut débattre des
conditions matérielles et sociales de la vie, mais rien ne doit empêcher de sauver la vie dans toutes les circonstances, y compris les
maladies incurables et les agonies douloureuses. Et, du coup, on
s'inflige à soi-même, comme aux autres, l'obligation de vivre. Peu
importe l'absurde, cela ne change rien au dogme que *la vie est bonne*.

L'absurde comme élément humain. Pour envisager réellement
la question de l'absurdité de la vie humaine, il faut donc avoir

d'autres bases. Observons que si la vie n'était pas absurde, elle ne nous donnerait pas l'occasion d'exercer notre liberté. Les contraintes, le mal sont nécessaires à l'existence du sujet. Un sujet dans un monde tout fait et parfait ne serait plus qu'un automate, mais certainement pas un sujet. Par contre, la structure neurontologique qui nous fait être humain, dévoile le point nodal de l'absurdité : nous ne sommes pas ce que nous sommes. Si on veut bien en convenir, le problème devient alors, non pas de refuser cette vie amputée qui est la nôtre, mais de chercher à savoir comment l'aménager pour qu'elle soit possible conformément à la structure qui l'anime. Sur quoi l'appuyer ?

En fait, l'absurde est pour l'homme un « élément » au sens où les Anciens en retenaient quatre : le feu, l'eau, l'air et la terre. Mais pourquoi y rajouter l'absurde ? C'est incontestablement de l'homogénéité qu'il devrait s'agir. Milieu de notre vie prénatale, condition de notre structure psychique acquise, c'est elle que nous recherchons par la suite. Or, elle s'est altérée dans une homogénéisation où la Différence cristallisée s'avère à présent être l'absurde. Comment réagir à cette dérive de manière appropriée si l'on n'a pas en soi la possibilité de se référer à un par-soi conforme au soi véritable ? On crie et on survit, sans même être le sujet réel de cette révolte. La structure de soi erre dans les nuages comme une déesse échevelée et égarée. Alors, comment faire ? Camus note que « l'absurde dépend autant de l'homme que du monde. Il est pour le moment leur seul lien »[1].

Finalement, l'absurde apparaît plus indispensable à la conduite de la vie que la permanence de l'être *humain* réel ; il en est l'élément de substitution et le substrat d'une existence désormais occupée à s'opposer à la Différence. Est-ce inéluctable ? Faut-il se résigner à l'absurde ? Cette optique a ses limites.

---

1. A. Camus, *Le Mythe de Sisyphe*, op. cit., p. 37.

Chapitre 27

Les voies de la vie morte

*I*L N'Y A PAS D'ABSURDITÉ NATURELLE. Un orage violent ou un tremblement de terre ne sont pas absurdes, mais effrayants et dangereux. L'absurde est ce qui apparaît comme tel au regard de l'homme. C'est lui qui en juge et l'évalue. Mais il peut tout aussi bien l'ignorer et considérer comme normal ce que d'autres estimeront absurde. L'absurde est ici un concept contingent. Tout dépend des circonstances, des règles en vigueur et de ce que l'on admet comme acceptable. L'absurde n'est pas l'anormal, mais l'inacceptable, ce qui ne devrait pas être. Il n'empêche que l'on peut aussi l'accepter, il suffit de le considérer sous un autre angle. Il en va ainsi de la vie humaine dont on a souvent dit qu'elle était absurde alors qu'en même temps on la désire.

N'étant plus capable d'être selon son être, l'homme se donne une existence en se confrontant avec l'*absurde occasionnel*. Il pallie le manque d'homogénéité par l'homogénéisation ; il ne redoute plus la Différence qui est devenue l'occasion de fortifier le par-soi et de s'éprouver comme sujet. Mais il est passé dans un rapport de force où domine la vie matérielle, où l'on est réduit au moi, où la parole s'est changée en un langage de signaux impératifs, où l'absurde est menaçant. Ainsi, l'homme se déforme et s'engage dans la vie morte.

Mais la question de l'absurde ne s'arrête pas là. Elle connaît un rebondissement quand c'est au tour de l'homme de faire être des modalités de l'absurde qu'il impose à autrui. On est alors sous le joug d'une pression qui porte atteinte à notre existence. Cette fois, on n'y peut rien : l'absurde n'est plus le moteur de l'action mais le mobile d'une insurrection effrontée. C'est la lutte de l'homme contre l'homme qui agit le meurtre en développant un *absurde institutionnel*. Plus que jamais on est sur les voies de la vie morte.

LE PASSAGE À LA VIE MORTE

Il n'y a plus aujourd'hui de système social qui garantisse l'homogénéité partagée et l'ouverture réciproque des regards. Il en résulte que la pointe d'être qui fait notre être *humain* et qui, à se rencontrer dans autrui, procurait une joie spontanée, créait un espace de vie ouvert et disponible à chacun, cette pointe d'être est devenue éphémère et involue. Il n'en reste qu'un cratère désert et aride, un trou d'être au lieu de notre être. On le remplit d'activités diverses et désordonnées, on le bouche en ayant toujours quelque chose à faire, mais ce sont la violence, le meurtre et la destruction qui répondent le mieux au besoin qu'il crée. La structure neurontologique ne se maintient plus que dans ce qui la rétracte sur elle-même et en fait un astre mort. Le prétexte d'être sujet était un leurre.

Il n'y a plus d'eau pure qui coule dans les vallons, ni d'ombre douce sous les arbres, ni surtout le silence bruissant des choses réellement ouvertes à la perception pure. Tout est dur, sec, minéral et catégorique. Tout a disparu sous le réseau des cendres encore rougeoyantes mais électrifiées, porteuses de signes qui anéantissent la respiration, la possibilité de la vie échangée et des heures simples. Là, dans ce désastre, vivent cachés et sans qu'on puisse voir leur visage, les hommes en possession des autres hommes ; ils tiennent, directement ou non, en tout cas par leur pouvoir politique et financier, les commandes des armes de destruction massive et ils disposent, sous les pieds des gens qui marchent encore, les charges explosives qui les anéantiront. Mais ces hommes sont de faux sujets, les entrepreneurs de la vie morte et qui dominent parce qu'ils tirent leur par-soi de l'extinction d'autrui.

Comment en est-on arrivé là ? Faut-il accuser l'espèce de n'être pas viable et constater qu'après une longue courbe accomplie elle s'anéantit d'elle-même ? Ou bien, faut-il repérer dans le parcours de nos existences individuelles un ou plusieurs défauts majeurs qui nous font prendre des directions inopportunes et dangereuses ? La première hypothèse est improbable, l'homme ayant montré ses multiples capacités d'adaptation ; la seconde est plus vraisemblable. Ce serait donc sur le plan de la psychogenèse individuelle et institutionnelle qu'il faudrait chercher les raisons de la dérive de l'espèce. Retenons cc cas de figure.

LES STADES DE L'ÉCART À SOI

L'analyse générale de l'existence de l'être *humain* a montré qu'il franchit cinq stades décisifs. Nous les récapitulons brièvement, les ayant déjà exposés dans le détail.

1/ La démonstration de la constitution prénatale d'une structure neurontologique n'est plus à faire, sauf si l'on maintient que notre dotation en neurones libres n'est d'aucun effet particulier ; ils ne feraient alors qu'accroître le parc des disponibilités à développer des programmations génétiques dans un sens qui n'est pas le leur.

2/ Le second stade introduit dans un monde extérieur marqué par la Différence natale. C'est une énorme transformation qui va nous frapper de tous côtés et à laquelle nous ne sommes pas adaptés. L'acte spécifique de la maternité fera d'abord le travail. Il préservera notre constitution antérieure tout en la rendant compatible avec les caractères du nouvel environnement. Il y faudra du temps, celui de la petite enfance.

3/ Mais on ne peut pas rester indéfiniment dépendant de cette situation, quelles que soient ses opportunités. Il faudra devenir autonome et prendre ses distances avec la mère dans la mesure où elle apparaît de plus en plus sous un autre jour, jusqu'à même représenter une autre forme de la Différence. L'acte du matricide, qui déclenche la phase d'opposition, devient inéluctable d'autant que la structure neurontologique doit évoluer dans le sens d'une adaptation au monde extérieur.

4/ Mais cette structure (la SNO) n'a plus d'appui et elle n'a pas de par-soi constitutionnel. Elle risque la Différence en soi-même, c'est-à-dire l'aliénation intrinsèque. Une nouvelle période s'engage où l'enfant va passer des mains de la mère à celles de la société, de ses institutions et de ses concepts. Le langage en vigueur rend la parole originaire obsolète et oblige de recourir à des notions élaborées au cours des siècles et qui ont pris valeur de lois et de normes. C'est le stade de l'éducation avec sa double orientation possible : l'une prendrait en compte la nature de l'être *humain*, ce qui est bien improbable puisque nous nous obstinons à l'ignorer ; l'autre, soutenue par l'appareil d'État, prépare à se conformer aux obligations qui intègrent à la réalité dominante.

5/ Il s'ensuit une période de flottement dite de « latence » qui correspond à ce que l'on appelle « l'âge de raison ». En effet, une certaine raison l'emporte, elle exclut le sujet de son existence personnelle, elle fait appel au développement des fonctions et capacités de son moi social. La Différence fait un nouveau pas. L'être *humain*, coupé de ses assises, doit faire le deuil d'un par-soi personnel et reléguer à l'inconscient les dimensions originaires de soi.

Toutes ces étapes se justifient et s'analysent. On mesure l'immense chemin parcouru et les risques ou les dangers que l'on a pu rencontrer. Il y a de quoi expliquer la difficulté du devenir de l'être humain et la nécessité des multiples modes d'aide à quoi l'on peut ou doit avoir recours. Mais où est la faille par où s'est introduite la modification de l'espèce que nous observons ? On peut suggérer au minimum l'influence de deux ordres de problématiques. Le premier est l'affrontement entre l'homogénéité et la Différence où, d'emblée, nous sommes perdants car nous manquons du par-soi qui pourrait défendre notre nature originelle. Le second tiendrait à ce que le sujet s'en remet au moi et que la relation humaine en est affectée : on est seul au sein de soi et on n'est plus que la velléité de soi. Ces difficultés peuvent apparaître à chacun des stades qui viennent d'être rappelés et attenter à notre être car, pour l'essentiel, nous n'avons plus affaire qu'à la vie institutionnalisée selon les normes en vigueur. La vie morte vient de la loi et s'oppose à la respiration naturelle de notre être. Celle-là, on veille à ce qu'elle ne vienne pas perturber l'ordre établi.

L'HOMOGÉNÉITÉ EXCLUE

Au contraire de la neuroscience, ni la psychologie ni la philosophie ne considèrent l'homogénéité comme un facteur humain primordial ; de même, on ne cesse de minimiser la Différence qui doit être absorbée par nos progrès sociaux.

L'homogénéité comme leurre. L'animal relève d'une intégrité de base du corps programmé et de son fonctionnement suffisamment homogène dans un milieu écologiquement approprié. L'homme est à lui-même ce qu'il tient de son vécu prénatal pendant lequel les neurones corticaux libres ont intégré l'homogénéité de la vie elle-même. Du coup, l'homogénéité a changé de nature : chez l'animal, elle est une conséquence ; chez l'homme, elle devient une *condition d'homogénéisation* de son être spécifique, mais *sans le lui représenter en tant que par-soi.*

Tout au plus, l'homogénéisation en vue dans la lutte contre l'absurde apporte une dimension de totalité à quoi on s'identifie et dont on se sent le sujet. Comme telle, comme ensemble de moyens, elle reste un état extérieur à soi dont on a le désir et qui fonctionne comme une pulsion. Mais l'homogénéité ne s'utilise pas ainsi, elle se *contemple* ; c'est au fond le spectacle d'une harmonie, certes rassurante, mais tout à fait insuffisante à faire être. La question étant de pouvoir être l'être de la totalité et non pas de se suffire de sa représentation. Sans doute l'être s'en émeut jusqu'à pouvoir être sensible à soi-même, mais ce ne sont alors que des états éphémères qui, à la limite, préfigurent ce que serait un par-soi durable.

Par contre, la Différence est de tous les instants et elle n'est pas soluble dans une situation d'homogénéité artificielle. L'être humain est talonné par cette discordance qui risque toujours de l'envahir, de le morceler et de le dissoudre ; il reste constamment sur ses gardes jusqu'à avoir la nausée de certaines formes de réplétion biologique de l'homogénéité. Il ne faut pas confondre le bien-être et l'être de soi. L'animal lutte contre toutes les sortes de différence qu'il peut rencontrer tandis que l'homme doit s'acclimater à une Différence généralisée sans s'y laisser réduire.

Il n'empêche que l'homogénéité et la Différence se trouvent sans cesse en concurrence. Les rapports de force changent, mais la situation demeure toujours critique : après la naissance, quand les pulsions libidinales tentent l'être par le retour au corps ; lors du matricide, quand il faut se résoudre à se séparer de la mère ; à la phase d'opposition, où l'on est prêt à vendre son âme ; enfin, quand on investit autrui pour dissiper la Différence que l'on porte en soi. L'homogénéité est ici le leurre de l'imagination de soi.

La Différence établie. Écartelé entre ces extrêmes, l'être *humain* veut quand même retenir l'homogénéité alors qu'il campe dans la Différence ; il est attaché autant que détaché ; il oscille entre la soumission et l'insurrection. Surtout, il n'arrive pas à se faire de lui une image convenable. À ce compte, il s'use, il se délabre, sauf à s'identifier à une autorité dont il jalouse la possession. Mais c'est l'autorité de la matière et des choses qui règne, c'est aussi celle des valeurs qui en sont extraites. En tout cas, l'homme est une espèce instable qui n'a pas encore trouvé son point d'équilibre : il vit à crédit de la confiance qu'il s'alloue et qui lui masque son insuffisance ontologique, plus exactement de son manque de par-soi. Il meurt à chaque étape de sa vie et il ne se relève que pour retomber ailleurs et d'une autre manière. On ne recueille pas le sable, ou si peu, en prenant de l'eau dans ses mains. On n'est rien par rapport à la vague qui nous frappe. Il faut bâtir, s'incruster, s'assurer, mais les pierres sont moins absurdes que celui qui les manipule. Il faut légiférer, tout résoudre par avance, alors que les lois elles-mêmes ne peuvent avoir de fondement que dans la compréhension et la prise en compte d'une identité réelle au lieu de celle qu'on nous attribue de force et qui relève d'une mort imposée par rapport à l'être que nous sommes. C'est dire que la guerre est notre état permanent.

L'ÉCLAIRCIE ONTOLOGIQUE

L'instant vécu. Pourtant une solution peut être entrevue, mais c'est l'espace d'un éclair. Tout dépendra de ce que nous en ferons, si nous saurons le ressentir et nous en saisir comme à mains nues. Cet éclair nous traverse, nous secoue, nous bouleverse et fait éprouver notre être véritable dans l'illumination d'un moment soudain. Si, comme le dit V. von Weizsäcker, les choses objectives sont immanentes au temps[1], ici nous en sortons. C'est la révélation fulgurante que, sous les dehors de la vie courante, il y a une réalité insoupçonnée et comme abandonnée à sa présence cachée, secrète. Là – et l'impression est indubitable – nous sommes ce que nous sommes. Nous nous trouvons admis, vivants, à notre réelle existence. Elle surgit sans que nous n'ayons rien pu prévoir, elle nous bouscule hors de l'acte en cours et, à peine apparue, elle nous laisse tout tremblants sur le bord du chemin. Ce qui a été l'occasion de cette expérience peut demeurer là, à proximité, mais il n'en reste que le substrat retourné à son état anonyme ou repris par son concept. C'est en nous seulement que se propagent les ondes du réel qui nous a ébranlé. Il s'agit, nous l'avons décrite[2], d'une expérience de « perception pure ».

Un vécu analogue peut se produire avec autrui. Son regard nous atteint en plein visage, ou c'est nous qui le détectons, ou encore c'est un état de son corps, de sa démarche, l'élan qui le porte et à quoi on devient subitement sensible. Il y a donc aussi un instantané de la rencontre personnelle que l'on ne sait pas expliquer et qui a été appelé de manière imagée, mais aussi réductrice, le « coup de foudre ». Malgré les apparences, nous sommes dans un autre registre que précédemment. Ce ne sont plus des choses qui s'ouvrent, c'est une entrevue qui a lieu. Un insaisissable en autrui coïncide avec ce que nous sommes et se révèle dans l'*entre-deux*. Comme si nous échangions notre être commun, l'essence même de notre être humain. Celle-ci, portée en nous incognito, déborde les limites en quoi la vie morte la tient recluse. Nous voilà hors de nous, par l'autre et par soi-même, dans le partage de la même identité soudain révélée. Il n'y a pas là de langage, il serait bien embarrassé ; il n'y a pas non plus de

1. Victor von Weizsäcker, *Le Cycle de la Structure*, tr. fr., Paris, Desclée de Brouwer, 1958, p. 99.
2. Cf. Quatrième partie, chapitre 21.

parole qui ne s'exprimerait que par une exclamation : l'événement a lieu dans son immatérialité immédiate qui réintroduit la réalité ontologique, sans doute invraisemblable, mais néanmoins effective. En fait, chacun est devenu réellement sujet, mais sans le savoir ; sans savoir qu'il est ainsi possible de retrouver notre être originaire. *Le par-soi ne fait plus défaut, il est sensible dans l'être de l'autre ainsi approché.*

La retombée mortelle. On a échappé un instant à la vie morte. Pratiquement, une fois passée la phase d'ébranlement, on retrouve des mots, on met des mots sur le vécu inouï et on recourt à des expressions d'usage dont la banalité est par avance assurée. On reprend pied dans la réalité en parlant de beauté, d'amour et en rapportant tout à l'effet d'une séduction. C'est dire que le sujet s'est déjà effacé, qu'il est revenu aux équilibres convenus du moi. On se rétablit très vite ou lentement, c'est selon, mais le fait de demeurer ce sujet est un état au-dessus de nos capacités. On nous l'a brisé, il y a longtemps. On peut essayer de capter et garder l'objet de l'illumination, on saisit la main, on embrasse, on prend l'autre dans ses bras. Nous voilà entrés dans la dimension bien connue (croyons-nous) de l'amour. Encore un peu et le langage se met de la partie. On discourt et on promet, jurant fidélité et appartenance. La rencontre ontologique expire au seuil de l'univers impensable auquel on venait d'être admis. Mais on a commis l'erreur irréparable de croire avoir trouvé l'*objet* du désir. C'est une double méprise : l'objet sera transposé dans le désir du corps, et le désir ira s'égarer dans la possession sexuelle. Toujours est-il que *l'être humain ne sait pas se tenir en suspens dans son être*, il lui faut retrouver au plus vite son assise dans des choses tangibles dont il confiera l'usage au moi qui aura repris le dessus.

On n'a pas compris qu'il s'agissait d'un rapport entre existants humains et que le regard d'autrui peut nous restituer à notre être profond. Mais cela, nous ne savons pas le vivre ni le définir. On lui a donné le nom d'amour et on l'a idéalisé sans se rendre compte que ce mot, si habituel, est aussi celui qui trompe le plus. Il englobe trop de situations différentes, si ce n'est contraires et souvent insidieuses, qui n'ont généralement d'autre issue que la discorde entre soi, dans les familles, à travers les descendances et étendue à toutes les relations humaines. On n'a pas tiré la leçon de la possibilité d'un véritable par-soi lié à la présence réciproque avec autrui. Tout est revenu à l'état de chose ; le moi entre autres, quels que soient les attachements résiduels.

TRAHIS PAR SOI-MÊME

Il y a deux modes majeurs dans le fait de se tromper soi-même, d'être égaré en raison du par-soi normatif et temporel que l'on a investi. D'une part, on s'obstine à vouloir l'homogénéité pour combattre la Différence et on n'aboutit qu'à l'homogénéisation généralisée représentée par le langage et les valeurs matérielles pour lesquelles on a appris à se battre. D'autre part, on néglige ce qu'est un sujet humain et dès que nous l'approchons, nous sabordons l'expérience par le retour au combat que le moi introduit dans le rapport au monde et dans la relation à autrui. Dans les deux cas, une éducation trompeuse aura conduit à ne pouvoir vivre que sacrifiés. Dès lors, et quels que soient nos illusions et nos désirs, nous sommes dans la *vie morte*.

On a frôlé la vérité de l'être, mais c'était sans l'appui d'un par-soi ontologique durable. À défaut, on le transpose dans une pratique de *normatisation* généralisée.

Chapitre 28 – La normatisation

Chapitre 28

La normatisation

L'ABSURDE s'est infiltré partout. Mais on doit éviter de le reconnaître ou d'en avoir conscience ; ce qui donnerait à croire qu'il s'agit de l'état réel du monde. Une politique de normatisation[1] de l'absurde est donc nécessaire.

Au début, la politique était l'organisation de la cité sur des principes et des lois qui la définissaient et la défendaient. À cet égard, le texte de référence de la tradition européenne sera *La République* de Platon, rédigée entre 385 et 370 avant notre ère. Cet enseignement introduit la prééminence du politique sur la philosophie ramenée à la question citoyenne mais véhiculant la pensée d'un monde des Idées supposé nous réguler. Selon cette perspective, la prise en compte de la constitution naturelle du sujet est subordonnée à l'établissement d'une « cité heureuse » solidement protégée et bien défendue. On obtient ce résultat par

---

1. Le dictionnaire ignore ce terme. Il définit par contre la *normalisation* comme la remise à la norme ; ici le mot de *normatisation* correspond à ce qui introduit et constitue une norme générale.

l'éducation aux vertus citoyennes qui doivent prévaloir sur les besoins et les désirs individuels[1].

La cité avait ses murailles, ses tours de guet, ses pont-levis et les profonds fossés qui l'entouraient. Elle était délimitée, mais elle cherchait aussi à accroître ses possessions. À l'intérieur, un pouvoir l'organisait et se distribuait selon les titres et les compétences. L'ensemble faisait bloc, tenant une vallée ou la dominant en occupant un pic rocheux. On a conquis des régions, on a créé des États et des Nations. Maintenant les frontières s'abolissent dans la mondialisation, ce qui fait croire à l'harmonisation de l'homme. Erreur. Il ne s'agit que de son uniformisation par le pouvoir financier, l'argent devenant le sang circulant du corps social. Chacun est réquisitionné par cet ordre et n'a plus que la gestion apparente de sa vie privée. Les valeurs traditionnelles sont obsolètes et ne servent que d'alibis pour masquer l'effondrement des consciences. C'est une homogénéisation par agglutinement et il ne reste aucune homogénéité que l'on puisse concevoir ni espérer. Le monde est fait.

DE L'ABSURDE À L'ANOMALIE

Dès lors, il est vain de se poser encore les questions de l'absurde et de l'opportunité des révoltes. Cela appartient au passé. L'existence n'est plus qu'un automatisme social dans lequel il faut savoir entrer et se faire sa place. L'homme est un producteur-consommateur et il est là pour faire tourner cette machine qui l'emploie. Nous en sommes les fonctionnaires, si ce n'est les esclaves. Bien sot qui voudrait revenir en arrière, qui ne comprendrait pas que l'homme a réussi son coup : la possibilité de

---

1. « C'est la loi elle-même qui produit de tels hommes dans la cité, non pas pour que chacun se tourne vers ce qu'il souhaite, mas afin qu'elle-même mette ces hommes à son service pour réaliser le lien politique de la cité » (Platon, *La République*, VII, 520 ; trad. Georges Leroux, Paris, Flammarion, 2002).

l'existence semblant avoir été obtenue par la suppression de sa problématique du fait de sa mécanisation. Celui qui ne voudrait pas s'y résoudre, qui refuserait ce bienfait, sera détruit comme une bête nuisible ou soumis à la camisole chimique.

On dira que le système est loin d'être parfait, que les raisons de s'inquiéter et de se soucier s'enchaînent en permanence. Mais le vocabulaire et les manières de concevoir les difficultés ont changé. On ne ressent plus l'absurde : on dénonce des *anomalies* auxquelles on remédie, que l'on répare ou que l'on sanctionne. On aura toujours une solution, on la fabrique au besoin. Le sens de la vie ayant été trouvé une fois pour toutes par le biais de sa globalisation, il n'est donc pas suspecté, il n'interroge plus l'existence individuelle. Le désespoir n'est plus de mise, et l'angoisse n'était qu'une faiblesse. On a devant soi l'immensité du monde que l'on s'est approprié sans se soucier que les hommes y sont réduits à leur seule capacité fonctionnelle. Il n'y a même plus à être sujet, surtout pas.

UN NOUVEAU SYSTÈME DE RÉFÉRENCE

On n'a pas assez remarqué que l'homme avait changé de système de référence, notamment en introduisant deux nouvelles données : la notion d'être binaire ou numérique et celle d'un homme nouveau achevant l'évolution phylogénétique. Dès lors, la référence devenait la Norme.

L'être numérique. Il y avait en l'homme une inquiétude profonde, une perplexité quant au sens de son existence, un besoin de les résoudre par le recours à une entité toute-puissante : Dieu ou la raison et les deux à la fois, bien qu'il fallût se préoccuper de comprendre pourquoi Dieu avait fait l'homme malheureux. La réponse a été facile : l'homme avait désobéi à Dieu. Mais la réplique n'était pas moins pertinente : pourquoi Dieu, qui avait fait l'homme à son image, lui avait-il laissé cette lacune, cette liberté de la faute ? La multiplicité des explications proposées s'embrouillaient et se contredisaient. La logique n'y reconnaissait plus ses raisons et il fallait croire aveuglément. C'était aggraver les difficultés du système et installer un dilemme : ou se soumettre et renoncer à toute évidence dans ces domaines, ou maintenir la raison devenue la Déesse par quoi l'idéal révolutionnaire remplaçait Dieu. Mais on a fini par en faire une raison binaire, base d'un être numérisé délégué au génie informatique et à ses prouesses, ce qui nous décharge de la gestion de l'existence. Il n'y a plus qu'à en tirer profit.

L'homme nouveau. On a eu aussi deux occasions de se réjouir, tout au moins de s'apaiser. Darwin et d'autres ont introduit la notion de phylogenèse par quoi l'homme provenait d'un progrès continu dans la transformation des espèces : nous étions sur une pente ascendante et l'homme pouvait lui-même prendre le relais de ces données naturelles en se perfectionnant, en s'en remettant au développement du progrès. Il n'y a plus à expliquer l'angoisse de l'existence en invoquant un inachèvement natal, on lui oppose la civilisation en marche : la possession du monde est en cours de réalisation. Cela n'empêche pas qu'il reste du trouble dans l'âme, des désordres dans l'esprit. C'est alors que Freud répondit à ces difficultés en usant d'arguments qui se rattachaient d'ailleurs à notre situation phylogénétique. Il y aurait encore de l'animal en nous, des pulsions qu'il faut maîtriser ou éradiquer en allant fouiller l'inconscient, du refoulement eu égard à ce qui doit échapper à l'ordre de la conscience convenable. La machine à vaincre le temps était lancée et il suffisait de consolider l'existence d'un homme débarrassé de la part de soi devenue obsolète et gênante. On entrait dans un « nouveau monde » que célébrait par avance la symphonie du même nom. L'avenir n'était plus pour demain, il commençait aujourd'hui.

On rêvassait encore dans les salons quand des guerres inimaginables ont éclaté. Elles furent mondiales. Elles étaient l'équivalent du Déluge, mais il n'en sortait pas un homme nouveau. Fallait-il faire marche arrière, se poser les questions de départ et revoir les bases sur lesquelles depuis toujours nous nous étions établis ? C'était en effet le moment, mais rien ne se fit dans ce sens. On jugea plus simplement que le progrès était insuffisant, qu'il restait balbutiant et que la charrette avait versé dans le fossé. On l'en retira, on la remit sur ses roues. Indirectement les guerres avaient donné une formidable impulsion aux stratégies matérielles sur quoi reposait l'espoir de l'humanité. Elles se répandirent partout. La dialectique s'était déplacée de l'ordre symbolique à l'alliance de la technique et de l'économique. Nous devions être le fleuron de cette réussite et ne plus rencontrer d'obstacles pour la bonne raison que nous entrions dans le système de l'ordre universel qui ne pouvait que nous tirer d'affaire.

La référence normative. Nous inventions la *Norme* comme la clé de ce système, et la norme avait raison de l'absurde. Abandonnant l'idée d'être un sujet, nous avons choisi d'être un objet, la liberté n'étant plus que le fait d'être conforme à la norme. C'est une norme matérielle qui concerne les produits usinés ; c'est une norme morale qui s'arroge la conduite des comportements. La norme est devenue non pas l'idéal de l'homme, mais sa raison pratique. Elle repose dans la main des États, qui d'ailleurs n'en sont plus, qui sont devenus les régulateurs régionaux d'un ordre mondial. Cet ordre préside à toutes les transactions et il réglemente la vie des individus. Ceux-ci n'ont plus à s'insurger contre l'absurde mais à s'en remettre à une justice adaptée au jour le jour selon les besoins émergents et les nouvelles contradictions rencontrées. La Norme permet de réaliser ce que l'on n'avait jamais pu réussir jusqu'ici : *transformer les problèmes d'existence en simples anomalies* dont il suffit, point par point ou de manière générale, de trouver le remède.

Le résultat de cette immense évolution tient dans une constatation majeure : là où étaient l'homogénéité et notre besoin natal essentiel, on en a supprimé le ressenti en réduisant les êtres et les choses à l'univers de la Norme. Désormais, *notre espèce exprime son sens en supprimant la possibilité de sa question.* Tout se passe comme si on avait procédé à une opération mentale qui nous affecte sans que nous le sachions et qui change la nature de notre être.

La stérilisation cérébrale. Cet homme-là, l'homme actuel selon la norme, est né d'une lobotomie. On a socialement coupé dans son cerveau, on a procédé à la stérilisation voire à l'ablation des zones corticales qui portaient la structure et l'information fondant un être humain. Distinct de l'être métaphysique en quoi nous le transposions jadis, c'est une autre forme d'être et une autre orientation dans l'être. L'opération est indolore et son procédé n'est pas visible : elle consiste en une hypnose programmée et réalisée par la prédominance absolue de la norme en dehors de laquelle il n'est pas toléré d'exister. En nous gardant sous cette hypnose, on presse les cellules neuronales à vocation ontologique et on en extrait le suc d'une intelligence normatisante. Ainsi conformé, l'homme est inclus dans un monde où il devient inutile, et même impossible, d'acclimater l'existence de l'être qui l'avait redéterminé. L'être *humain* n'est plus. Il ne gêne plus le fait d'être, il a disparu de la scène. L'homme s'est adapté à ce qui avait paru être la Différence, désormais absorbée par la concordance en vigueur. Il ne sent plus qu'il n'est pas l'être qu'il était. La voie de l'existence est enfin conquise ou plutôt délivrée. La lobotomie a réussi.

Ainsi, nous sommes prêts et équipés de pied en cap pour nous maintenir dans l'univers de la norme en éliminant au coup par coup toute anomalie. Mais la Différence va se déplacer : elle atteint la faculté d'expression. M. Foucault observe que

« les choses et les mots vont se séparer. L'œil sera destiné à voir, et à voir seulement ; l'oreille à seulement entendre. Le discours aura bien pour tâche de dire ce qui est, mais il ne sera rien de plus que ce qu'il dit »[1].

La conformité bien ordonnée. Que peut être l'être dont l'existence n'est plus dérangée par ce que l'on a pu appeler un « supplément d'âme », ce second cerveau qui le faisait souffrir de n'être pas selon son être ? Si cette lobotomie a réussi, c'est parce qu'elle évite d'être écartelé par la contradiction vitale que l'on avait trouvée en venant au monde.

D'abord, l'uniformisation générale inclut l'homme et les choses dans la même perspective. Il n'y a plus lieu de s'inquiéter, on est dans un univers commun. *Donc l'homme ne pense plus, c'est la conformité qui fait penser et agir.* On reçoit les ordres de l'Ordre lui-même. On est directement en contact avec lui. C'est l'osmose.

Celle-ci est alors assurée par la transmission illimitée des informations. Elle est partout en même temps, dans ce qu'on appelle les « ondes ». On ne voit pas ces ondes, pas plus que l'air respiré, mais c'est notre nouvel élément, la nature de l'écosystème humain dont on vient de se doter. Pour cela, il suffit de se brancher sur le réseau et les ondes nous délivrent leur message, visuel ou sonore. On voit au loin, on entend de loin, on sait tout en temps réel et on va partout. L'horizon est devenu illimité. On peut même s'installer au poste de pilotage, prendre les commandes et envoyer ses propres données ; chacun est le maître dans les ondes, tout en en étant le récepteur. On est à égalité sur l'écran du monde.

L'exclusion de la parole. Ainsi, l'homme a réussi à transformer sa vision prénatale en vue du monde où l'homogénéité qui manque provient ici de l'assemblage de la matière et des vivants. On a supprimé la Différence natale, le souci de l'absurde et les

---

1. M. Foucault, *Les Mots et les choses, op. cit.*, p. 58.

dangers de la révolte : l'homme n'est plus le lieu d'un être présumé qui constituait depuis trop longtemps l'introuvable de lui-même. *Notre espèce semble accéder à sa vérité sans avoir à la remettre en question.* Désormais, celle-ci est exclue de toute problématique humaine. Elle n'est plus ni entendue ni tolérée. Elle serait prise pour une folie.

Avant même d'étendre ses investigations à l'aliénation économique, Marx avait remarquablement résumé la situation :

> « Le seul langage compréhensible que nous puissions parler l'un à l'autre est celui de nos objets dans leurs rapports mutuels. Nous serions incapables de comprendre un langage humain ; il resterait sans effet. Il serait compris et ressenti d'un côté comme prière et imploration, et donc comme une *humiliation* ; exprimé honteusement, avec un sentiment d'avilissement, il serait reçu par l'autre côté comme une *impudence* ou une *folie* et repoussé comme telle.
>
> Nous sommes à ce point étrangers à la nature humaine qu'un langage direct de cette nature nous apparaît comme une *violation de la dignité humaine* ; au contraire, le langage aliéné des valeurs matérielles, nous paraît le seul digne de l'homme, la dignité justifiée, confiante en soi et consciente de soi[1]. »

La totalité pratique

La terre promise. Mais cette révolution a des conséquences : c'est un raz-de-marée qui déferle sur l'homme. Traversé par l'information, soumis à la conformité, réglé par la Norme, c'est un individu, c'est-à-dire un être solitaire, ignoré de tous et par lui-même. Il ne se sent pas, il ne ressent plus rien de son corps, il n'a plus de messages intérieurs, il est creux, il fuit de toutes parts et il se dessèche, se vide en raison d'une hémorragie mentale permanente.

Les suites opératoires de la lobotomie sont en fait désastreuses. On avait voulu tailler dans le vif et éliminer la portion rebelle

---

1. K. Marx, *Manuscrits parisiens*, 1844, in *Économie et philosophie*, tr. fr., Paris, Gallimard, La Pléiade, tome II, p. 32.

de l'homme, on n'a fait que le séparer de tout en le reliant à tout. Cette totalité par assemblage est gluante mais sans visage, englobante mais sans parole. Rien ne se dit que ce qui informe et rien ne se transmet qui ressemblerait à la vie. L'homme est entré dans l'*état de fait* où ne sont plus que les ombres qui grouillent à la surface de la terre. Elles se font peur l'une à l'autre, chacun s'arme pour se défendre et tire à vue sans savoir de quoi il s'agit. De nouveaux empires se dressent, refont partout la même tour de Babel, toujours plus haute et arrogante, symbole de la discorde qui est à présent la Norme. La Norme devient le prétexte pour racoler les masses qui délégueront leur pouvoir à ceux qui les détruisent.

L'illusion de la fin du défaut fondamental. Avec son second cerveau apparu inopinément, l'homme n'avait pas de destin tout tracé. C'est un appel à être d'une manière inédite et sur un chemin non jalonné car la structure neurontologique n'est pas appareillée pour savoir comment être. C'est là notre *défaut fondamental* qui réside dans le manque du par-soi susceptible d'être le repère de notre existence. Il fallait peupler notre désert d'être. On y a remédié par des croyances, des pratiques et des prétentions. On a cru être sujet en s'investissant dans l'existence du moi et l'éradication de l'absurde. On a tout inventé pour cela, mais on a fini par se raviser : c'est notre être même qu'il fallait changer, sinon l'abolir.

On ne mesurait pas les conséquences de ce bouleversement. Sans doute, il y eut un résultat appréciable. On n'avait plus à souffrir de notre inadaptation au monde. La structure neuronto-logique ne dérangeait plus par l'être qu'elle impliquait et, du coup, le manque de par-soi n'était plus sensible. L'homme avait neutra-lisé son défaut fondamental. Ou plutôt, il l'avait saturé. La solu-tion lobotomique nous en donnait les moyens. *Le par-soi, soudain, était partout car il était pris en charge par la norme* institutionnali-sée. De ce fait, on se trouvait étendu à l'uniformité du monde.

L'empire totalitaire. Mais ce n'était qu'un leurre : l'absurde a ressurgi sous la forme du *scandale* qui est la botte secrète de tout pouvoir. Dans l'ordre devenu totalitaire, il est exclu que cela se sache et il est nécessaire que l'on y adhère. On a donc endoctriné les foules pour banaliser ses effets les plus pervers. Ils vont des menaces sur l'avenir de la planète, la faillite des systèmes sociaux, l'empire appauvrissant des puissances financières, les dérives biotechnologiques, la déportation des populations et jusqu'à la guerre larvée que représente le développement du terrorisme. On ne peut énumérer toutes ces conséquences néfastes, la liste serait trop longue pour trouver sa place ici.

En tout cas, le fait essentiel est que nous ne sommes plus le même être, mais un survivant robotisé. Cette évolution démontre que le par-soi manquant à notre structure a été trouvé dans les politiques appliquées à l'être humain. Mais on ne trompe pas la structure neurontologique, sinon nous sommes détruits. La question cruciale est donc de savoir si les apports de la neuroscience peuvent contribuer à élaborer le par-soi de notre être et nous mettre ainsi sur la voie d'une éthique fondamentale.

Chapitre 29

Éthique et neuroscience

L'ÉTHIQUE n'est pas l'instinct, loin de là, mais aussi différents qu'ils paraissent, il est possible de les examiner en parallèle. Dans les deux cas, il s'agit de l'organisation des comportements. L'instinct, résultat d'un programme génétique, l'applique à un vivant, déterminant ses actions et ses réactions. L'éthique prend le pas sur ces dispositions et les soumet à un programme mental social ou personnel. De l'instinct à l'éthique, on est passé d'un agencement biologique préalable à l'impératif de prévisions morales à réaliser.

L'ÉTHIQUE ET LE DÉTOURNEMENT POLITIQUE

Mais l'éthique n'est pas une morale, avec quoi on a souvent tendance à la confondre : celle-ci comme son nom l'indique, vient d'une politique des mœurs en vigueur dans telle culture, tandis que celle-là, l'éthique, relève de principes qui concernent l'individu humain selon la nature de son être. On devrait donc pouvoir définir une éthique fondamentale déduite de notre constitution ontologique. Or, c'est là que les opinions divergent et que l'on reste dans le flou parce que l'on n'arrive pas à s'entendre sur ce qu'est notre nature, à supposer qu'il y en ait une ; ce qui est de plus en plus contesté comme on l'a vu. Dès lors, on tend à esquiver la notion d'une éthique générale pour se replier sur l'examen et les discussions portant sur des domaines particuliers. Il s'ensuit que l'éthique fondamentale semble introuvable et qu'il est plus aisé de discourir en s'en tenant à des éthiques appliquées, comme on le voit par exemple au niveau de ce que l'on appelle la bioéthique.

À quoi il faut opposer que les éthiques particulières ne peuvent pas différer entre elles sur le fond ; elles doivent relever d'une cohérence générale mettant en oeuvre ce que l'on reconnaît comme l'unité fondatrice de l'être humain. La philosophie n'a cessé de débattre de cette question sans parvenir à un accord. Au fil des siècles, les opinions ont varié selon les modes d'approche et les solutions apportées à la question de l'homme. N'ayant pas de repère essentiel sur lequel on s'entend, on a rattaché l'éthique à des problématiques morales, d'où la confusion qui règne entre ces deux domaines. Finalement, on a laissé les réponses pratiques aux gestions politiques et on a pris le pli de faire avant même de savoir. Ainsi, il n'y a pas d'éthique politique mais des autorités politiques qui se disputent le pouvoir de disposer de l'homme. On a alors imaginé un ordre mondial basé sur les réalités matérielles qui, soumises à la normativation, pouvaient passer pour une éthique ; mais elle ne venait pas de la nature de l'homme, seulement de ses conditions pratiques. L'homme n'avait plus son mot à dire et le sens de sa totalité lui échappant ; l'ordre qui lui était dicté devenait totalitaire.

Ainsi, la vie des hommes n'est pas l'expression de sa réalité et la politique a pris le parti contraire. Le bilan est accablant.

Toutes les tentatives qui ont été faites pour nous conférer une existence n'ont pas abouti à autre chose qu'à établir des systèmes d'aliénation. Qu'on invoque les divinités, les effets de la nature, les nécessités de la raison, ou au contraire que l'on dénonce les injustices, l'absurdité de notre condition, les situations qui conduisent à la révolte, l'être *humain* n'a pas la vie qui devrait être la sienne.

LE ROCHER DE SISYPHE

La mécanique de l'homme. Ne sachant pas ce qui lui arrive, mais sentant bien que ce n'est pas ce dont il a besoin pour être selon son être, l'homme se précipite sur la matière, sur tout ce qui l'entoure, pour modifier, corriger et obtenir ce dont il est en attente. Il invente des valeurs de restitution de l'être, mais qui sont trompeuses quant à cet être. Car on ne peut pas, avec la matière que nous trouvons au monde, répondre à la question de l'être humain. Nous sommes comme l'ajusteur qui n'arrive pas à faire le joint entre des formes qui ne sont pas faites pour aller ensemble. Il va lui falloir forcer, et nous voilà retourné à la question de l'absurde. L'absurde vient de ce que nous voulons faire coexister et mettre en charnière ce qui relève de deux ordres distincts. Cette Différence est le vrai rocher de Sisyphe.

Combien de temps faudra-t-il pour que l'homme se reprenne en main ? Camus note que

« depuis vingt siècles, la somme totale du mal n'a pas diminué dans le monde. Aucune parousie, ni divine ni révolutionnaire, ne s'est accomplie »[1].

Alors on laisse filer les choses, on parle de remaniements, de restructurations, de changements économiques ou institutionnels, mais tous sont faits sur le même modèle, c'est-à-dire sur une vision

1. A. Camus, *L'Homme révolté*, Paris, Gallimard, 1951, p. 375.

de l'homme irréfléchie quant à ses fondements. Le capitalisme remplace Dieu, mais s'adjuge ses prérogatives ; l'argent fait la loi et quelle qu'elle soit l'homme y est asservi. On invoque toujours la liberté et on ne veut que la soumission ; on se réclame de la raison mais celle-ci n'est que d'avoir raison. Si quelque chose ne va pas – ce qui est quotidien – on ajoute un article de loi ; jamais on ne cherche à comprendre la raison d'être de l'homme. Elle semble aller de soi ou résulter des adaptations qui paraîtront nécessaires. Malgré les scandales qui y sont monnaie courante, l'arbitraire normatisé est devenu la forme habituelle de l'absurde et le prétexte de révolutions toutes inabouties. L'homme court à sa destruction et il n'est pas d'autre forme de sa prétendue éternité. La seule éternité est la mort qui transmet aux générations suivantes l'aveuglement des précédentes. Telle est la mécanique de l'homme.

Un destin funeste. Sommes-nous les victimes d'un destin funeste et d'une totale ignorance anthropologique ? L'homme est-il l'être qui ne peut pas se savoir ? Alors la dérive est inéluctable, et sa transmission générationnelle ne peut que l'aggraver, car les progrès accumulés pour réussir à être de ce monde ont contribué à nous falsifier davantage au fil des siècles.

Depuis l'aube de ses temps, l'homme s'est lancé sans savoir. Même s'il a mis au fronton de son entreprise un « Connais-toi toi-même », il l'a fait sans prendre conscience de la démesure de la tâche. Il n'avait de recours que le concept. Il a mis des noms sur les choses, ses actes et ses caractères apparents. Il a fait le tour de la réalité environnante, il a essayé de capter la lumière du midi et, là où était la certitude intime de soi dans sa spécificité humaine, il s'est voué à la reporter sur des figures de transcendance. Car la pire des erreurs est de croire que ce dont on a l'intime conviction est trop grand et trop fort par rapport à soi. On n'imagine pas pouvoir l'être, on doit le détenir d'un créateur, d'une origine qui ne nous appartient pas. Ce qui fait que là où l'homme ignore, en plus il se déporte hors de lui-même et s'abandonne à ses croyances. Ainsi, il n'est que par délégation. D'où le concept de l'Être, sa position métaphysique, laquelle n'a d'autre réalité que de recueillir dans son sanctuaire l'être de l'homme qui n'ose pas se penser ni se reconnaître en soi. Cet Être extrapolé n'est qu'un leurre à quoi on attribue la représentation du par-soi qui fait défaut.

L'homme est-il donc un être qui, étant donné la constitution de son être, ne peut faire autrement que de trouver absurde tout ce qui contrarie l'homogénéité nécessaire à son être ? Et, dans ce cadre, même si le soleil se lève et si la nuit peut être douce, même si l'autre n'est pas nécessairement un obstacle mais aussi un objet de l'amour, même si le désespoir peut être reporté dans des attentes malgré tout incertaines, notre précarité continue est la substance même de l'absurde. On devient mort. Sans doute on résiste néanmoins parce que la structure de notre être reste vivace ; on rêve et surtout on se bat ; on crée des situations intenables pour déployer l'énergie de cette structure et la sentir existante. Mais le résultat est là : l'homme est pris dans un cercle infernal où l'absurde, tout juste disparu, s'est changé en la Norme qui comble l'imminence du vide. Il faut ainsi parer aux lacunes de la vie ou bien se résoudre à se laisser absorber par l'enlisement dans la Norme généralisée.

Pourtant l'erreur reste théoriquement réversible. Il faut cependant la détecter avec précision.

L'ANTÉRIORITÉ DE L'HOMME

Il y a en effet une méthodologie qui pourrait être appropriée à la connaissance de l'homme. Il s'agirait de le définir par ce qu'il fut avant de naître, c'est-à-dire par son être antérieur.

On reviendra à l'origine. On commencera par la dissocier de celle que l'on a attribuée à une entité divine. Il faut aussi évacuer une illusion, qui est un fantasme, celui de croire qu'il y a un paradis perdu retrouvé au-delà de la mort et à condition d'avoir mené sa vie en observant les règles morales. Cette dignité est fallacieuse. On ne demandera pas plus à la philosophie de nous fournir des concepts qui cristallisent des valeurs utopiques prises pour argent comptant, où tout se lie et tourne en rond, nous projetant dans une idéologie calquée sur l'harmonie cosmique. Cet ordre sidéral donne son assise à la Norme. Les politiques suivent jusqu'à ce qu'elles se révèlent, quelle que soit l'époque, des institutions prédatrices. Aucune ne justifie ses décisions et ses ambitions : elles sont faites pour tuer. En fait, la seule Norme qui tient et se perpétue, c'est le renvoi à une survie illusoire.

Mais comment revenir à l'origine ? C'est cette démarche qui manque à la philosophie conceptuelle dont il faut exiger qu'elle soit fondée sur des bases plus nettement établies. Mais on y répugne car l'on craint des effets réducteurs. C'est ainsi que demander aux neurosciences des moyens de la connaissance de nous-mêmes est ressenti comme la trahison de ce que nous nous sentons être. Nous ne voulons pas prendre la leçon des neurones d'homogénéité ; ce serait dévisser le moteur et ne pas pouvoir le remonter. D'autant que les investigations menées par les neurosciences de type *analytique* n'ont pas encore défini, au-delà des buts thérapeutiques, le véritable objectif de connaissance. Il ne s'agit pas seulement de mettre en parallèle des zones neuronales avec des notions issues de la philosophie traditionnelle ou d'une psychologie qui reste subjective. Même si on peut faire concorder des centres et des fonctions, on n'établit que des corrélations approximatives.

Ainsi, sans connaissance de nous-mêmes, nous ne sommes rien tant que nous tirons notre origine de l'illusion d'être sujet ou de la volonté de maintenir ce que l'on appelle le moi. L'homme se fait à l'envers de son monde réel et par l'insurrection contre la Différence. Même la parenthèse de la petite enfance qui se vit principalement sous assistance maternelle ne nous prépare pas à notre être humain : d'une certaine manière elle nous trompe, faisant croire que l'on peut dépendre d'une conjoncture qui n'est que transitoire.

ORIGINE ET STRUCTURE NEURONTOLOGIQUE DE L'HOMME

Récapitulatif de la structure humaine. Par contre, les neurosciences de type *synthétique* peuvent ouvrir le champ d'une investigation qui met l'être humain en évidence en raison de l'antériorité d'une structure neuronale spécifique. Ce qui caractérise l'homme est le fait qu'il dépasse l'état de son organisme programmé. Une formation néocorticale se développe ici pendant la vie prénatale. Inédite ailleurs, elle intègre l'essence de la vie et son homogénéité constitutionnelle. Elle ne se configure pas comme un organisme, mais comme l'activité vitale elle-même. Il y a là une *charge nucléaire ontologique.* L'être qui la porte, redéterminé par elle dans son orientation, est l'être *humain.* Il va être axé par une structure neuronale épigénétique qui maintient comme besoin l'homogénéité vitale qui fut son milieu originel. Ce n'était pas un moment du développement, mais la formation d'un autre type d'être. Il existe et il reste prédominant si les conditions d'homogénéité sont remplies. Telle est notre origine que l'on peut croire réelle.

Statut de la structure neurontologique. Mais le problème est que les conditions de l'homogénéité disparaissent à la naissance et ne forment plus l'unité permanente du milieu de vie. À ce niveau, il n'y a aucune préparation, aucune disposition qui permettent d'y remédier ; de même on n'en a, à ce moment et plus tard, aucun moyen de connaissance. Si l'animal n'a pas à hésiter, car il est fait pour tel milieu écologique auquel il est adapté d'emblée, les humains sont constitués en accord avec un milieu qui disparaît à la naissance. Il s'effondre, s'efface, tout en demeurant comme notre insistance intérieure et un appel de nous à nous que nous ne savons pas déchiffrer. Le nouveau-né est le premier des hommes révoltés.

La présence maternelle et les soins qu'elle prodigue vont permettre de mettre en veilleuse cette situation dramatique. Ils induisent l'expérience des premiers liens adaptatifs et la structure neurontologique se fait à son nouveau monde ; elle se ranime de récupérer une homogénéité ambiante, elle se coordonne aux éléments de son milieu natal. En même temps, l'ensemble cérébral participe à cette évolution et le corps retrouve sa cohérence. Au total, élargie à tout l'organisme et reflétée dans la conception de l'*Urkind* établi aussi sur le modèle de la relation à la mère, la structure ontologique est valide. Tout est prêt pour l'adaptation au monde, mais rien n'aurait été possible sans la référence au *par-soi* fourni par la présence maternelle.

Le désarroi ontologique. La mère était le par-soi de l'enfant. À cet égard, le matricide n'est pas sans une conséquence dramatique. S'il affranchit le rêve d'avoir soi-même un enfant, c'est aussi le moment de la perte d'un par-soi d'appoint qui va nous laisser gravement désemparé. Comment être sans recours à un par-soi ? Progressivement, avec l'éloignement et la suppression de la mère, il est perdu. Il s'éteint dans les brouillards de cette longue période de débats intérieurs causés par les irrégularités et la transformation progressive du par-soi extérieur à soi. Ainsi va se clore une étape de la vie.

On en arrive à cette période de désarroi que l'on a si mal dénommé la « crise d'adolescence ». Fourberie du langage qui, par une métonymie liant les choses à l'âge, fait croire qu'il s'agit d'une espèce de crise de croissance. En fait, l'adolescent essaie toutes les solutions d'un par-soi possible qu'il cherche à la fois dans son entourage et dans les modalités d'existence sociale. Le moi en prend son parti en se forgeant un par-soi selon les usages et l'élaboration sociale de l'image de soi. Mais c'est sans fin, sans dénouement véritable. Le par-soi n'est pas un produit de super-marché. On vit néanmoins, on survit tout en s'épuisant dans le non-être réel de soi. Les maladies, les échecs comme les faux triomphes nous attendent au tournant. En raison de l'exposition au monde, la structure neurontologique est plongée dans une Différence mortelle dont l'issue n'est que différée ; en attendant on tient avec les moyens du bord.

Mais ils ne sont valides qu'en apparence, ils n'empêchent pas de dépendre d'une *structure manquant des dispositions programmatrices de son existence*. Elle est dénuée de tout appareillage adaptatif. C'est là son défaut fondamental et la cause permanente du désarroi ontologique.

La leçon d'éthique fondamentale

En fait, l'homme est une mécanique enrayée. Il manque l'élément nécessaire à sa réelle possibilité vitale, un rouage ou une articulation essentielle. Il s'agit du par-soi qui ferait le lien naturel entre la structure ontologique et les conditions d'homogénéité nécessaires à son activité. Le but de l'éthique fondamentale est de remédier à cette carence.

L'homme est debout, mais tremblant. Pour tenir droit, il va devant lui et il est aveugle à ses erreurs ; les reconnaître lui ferait perdre son équilibre. Il faut néanmoins aller de l'avant, mais sans en savoir plus. L'homme ne sait pas se réparer lui-même. Aussi il a progressivement tout normatisé et la Norme, sans cesse aménagée pour rester crédible, conforme un par-soi qui ne correspond pas à la connexion manquante. C'est un par-soi compensatoire, un stratagème qui permet de bricoler l'existence. Mais cela étant, on n'imagine plus le par-soi nécessaire à l'être, ce qui en suspend la question jusqu'à l'étendre à douter de notre être. Celui-ci est-il nécessaire ? L'erreur humaine n'aurait-elle pas été de s'aliéner à une contrefaçon de l'être érigée en institution de fait ? La société nous tend la main : « Soyez comme nous et vous ne souffrirez plus, soyez des êtres automates et vous n'entendrez plus parler de l'être. »

Mais il ne faut pas s'égarer et se laisser entraîner dans ce fatalisme. Il n'est pas inéluctable. La neuroscience de l'être humain conduit à considérer que la problématique de son existence tient à l'*homogénéité* indispensable au fonctionnement de sa structure neurontologique. Sans homogénéité de milieu et de rapports, l'être humain se défait, se décompose jusqu'à être anéanti. C'est le rôle de l'éthique fondamentale d'y remédier, non par des idéalismes mais par la décision d'installer et de garantir le lien entre la possibilité de l'homogénéité et les conditions d'existence natale. Ainsi, la raison de l'éthique apparaît clairement : il s'agit de pallier l'absence de par-soi naturel conforme à la structure neurontologique.

L'éthique fondamentale se définit comme la prise en compte du principe d'homogénéité et l'instauration d'un par-soi que la constitution de soi n'avait pu fournir. De ce fait, l'homogénéité est ce dont les hommes sont responsables entre eux. Il faut l'inscrire en premier dans les droits de l'homme.

Chapitre 30 – Neuroscience et politique des droits d'homogénéité

Chapitre 30

Neuroscience
et politique des droits d'homogénéité

LE MOT « ÊTRE » nomme l'existence de ce qui est, que ce soit effectivement ou en pensée. L'être *humain* est inclus dans cette définition générale, mais cela ne dit pas en quoi il est aussi une autre forme d'être, distincte de toutes les autres. Celle-ci relève d'une transcription neuronale de l'homogénéité vitale. Dépassant alors l'aporie de l'être à quoi se heurte la philosophie conceptualisante, on est amené à engager une analyse de l'être du point de vue de la neuroscience.

Cet être, faut-il encore le rappeler, a son origine dans la *structure neurontologique* acquise qui se superpose à l'organisme programmé. Il en résulte une dimension nouvelle d'existence ayant pour condition une homogénéité de milieu, laquelle n'est cependant assurée par aucune disposition innée. C'est comme si on avait envoyé au monde une fusée dont le moteur s'arrête dès qu'il touche terre. La préoccupation maternelle va pallier momentanément cette défaillance et assurer la mise en place de dispositions adaptatives. Mais celles-ci ne seront pas nécessairement relayées par des institutions adéquates.

Cette situation ne va pas sans difficulté car elle implique notre responsabilité dans la perception du monde et de nous-mêmes. Il va falloir faire face à l'alternative existentielle d'être ou de ne pas être l'être humain. À cet égard, le principe d'homogénéité s'impose comme la clé de la juste existence de l'homme, c'est-à-dire de son éthique fondamentale.

La politique et ses options

La politique est, de manière générale, l'art et la manière de gouverner les sociétés humaines. La question est de savoir sur quoi on se base pour cela. Revenons à Platon qui consacre les trois premiers chapitres de *La République* aux rapports entre la justice et l'injustice. S'il est vrai que la notion de politique est liée à celle de la morale, encore faut-il définir son point d'application. Est-ce que la politique s'envisage selon l'angle de la cité, des droits et devoirs des citoyens, ou bien faut-il procéder autrement en mettant en avant la question de la nature de l'homme ? Il ne suffit pas de se référer au royaume des Idées pour instruire les hommes de la Caverne ; ceux-ci refusent ce qu'on leur enseigne. Dès lors, la politique est considérée comme ce qui permet de gouverner dans l'intérêt de la Cité ou de l'État. Vue sous cet angle, elle se voue à la question de l'organisation sociale et c'est secondairement, à partir de cela, que l'homme est défini.

Cette orientation pragmatique est pernicieuse. Car prendre des dispositions d'autorité, de sécurité, de surveillance, sanctionner systématiquement, créer en somme un ordre de l'ordre rend nécessairement cet ordre injuste et offensant : il peut conduire à des actes d'insurrection du citoyen bafoué, blessé dans sa dignité la plus élémentaire. L'ordre pour l'ordre, exercé selon son seul principe, se retourne contre l'objectif avancé et conduit à une délinquance vengeresse. Quelque chose a été atteint chez l'individu et le pousse à se révolter. En fait, on a touché au principe d'homogénéité.

Le protéger, le mettre en œuvre aurait permis de maintenir les individus et leurs comportements dans la perspective de l'être échangé : celle qui provient d'une orientation ontologique primordiale.

Organisation de l'homogénéité

Quelle est la priorité ? Faut-il prendre le modèle de la cité accomplie et protégée ou celui de l'homogénéité nécessaire à la vie de l'individu humain qui spontanément produirait un ordre juste ?

On peut aussi envisager la solution intermédiaire qui serait de se rattacher à telle ou telle philosophie. Mais celles-ci ne font qu'instituer un ordre imaginé des valeurs et des idées qui sont l'objet d'un débat sans fin au cours de l'histoire des siècles. L'existence humaine et son institution sociale ne se définissent pas ainsi mais par l'investigation de faits représentant leurs conditions nécessaires. Et là on ne peut pas partir d'une idée de l'homme non élucidée, reçue par la tradition, façonnée par les idéalismes. C'est à l'être humain réel de conformer les institutions selon son besoin vital d'homogénéité. La notion de société en est changée.

L'homogénéité est un facteur humain essentiel à la vie de chaque individu comme aux rapports qui doivent être établis entre eux jusqu'à parvenir à la formation de la cité juste et humaine. Il faut donc inverser le sens de la politique usuelle. On dira que le terme d'homogénéité paraît bien vague, qu'il est trop flou ou imprécis pour servir de repère à l'existence humaine et à sa compréhension. Il en était de même pour l'idée de l'âme, mais elle avait ses fondements dans la personne divine, et cela paraissait suffisant. Aujourd'hui, nous sommes arrivés au stade où l'essentiel de ce qui se projetait dans des notions métaphysiques devient explicable par la prise en compte des données de la neuroscience. On pourra opposer le fait que la structure neurontologique n'est une évidence que pour ceux qui le veulent bien : aucun scalpel, aucun scanneur ne la fera apparaître, du moins pour le moment. Mais un raisonnement rigoureux basé sur des données fiables peut être pris en considération.

Il paraît en effet difficile de contester l'existence chez l'homme d'une vaste dotation en neurones libres, fonctionnels avant la naissance et devenant un réseau cérébral qui se superpose au cerveau initialement programmé. Il serait regrettable de négliger cette formation neurologique en tant que substrat d'une nouvelle forme de l'être qui nous caractériserait. On demandera des preuves. Peut-on récuser les preuves issues d'une argumentation scientifiquement fondée ?

En tout cas, nous sommes en mesure de nous penser selon une réalité encore difficilement admise, mais probable : l'homme, qui ne se restreint pas aux seules dispositions organiques programmées, a besoin que l'homogénéité soit la condition de son être individuel et social. L'homogénéité n'est pas une notion illusoire ; c'est le pivot d'une réflexion de fond qui doit orienter notre pensée quant à notre nature. Peut-être ne veut-on plus entendre parler de cette nature. Mais l'émergence humaine de la structure neurontologique nous enseigne que le fil conducteur pour penser notre existence est à la fois l'homogénéité comme état d'esprit et comme milieu vital.

L'HOMOGÉNÉITÉ COMME ÉTAT D'ESPRIT

L'homogénéité ne se décrète pas, ni à soi-même ni aux autres. On ne voit pas comment on pourrait envisager sa réalisation. Cela semble être un non-sens. Et pourtant, c'est une nécessité. Comment procéder ? On tiendra compte du fait que ce qui ne se commande pas peut néanmoins être *recommandé*. On n'ordonne pas alors, on introduit un *état d'esprit*. Même si l'homogénéité n'est pas une chose tangible, cela n'empêche pas de la concevoir et de la préconiser.

Nous sommes ici au tournant de la question : il s'agit d'un état que nous ne pouvons pas directement contrôler. On stigmatisera plus aisément des manquements à l'homogénéité qu'on ne pourra l'imposer. On peut dire « Sois sage », mais on ne peut pas dire « Sois homogène ». Il est plus facile de rassasier la faim que le besoin d'homogénéité. D'une part, nous le méconnaissons et, d'autre part, il est concurrencé par une sorte d'inquiétude permanente qui nous agite. Ainsi, la difficulté principale de l'homogénéité vient de ce que nous ne sommes pas homogènes intérieurement, mais davantage sujets au souci et à l'angoisse. Ce qui se comprend en raison du fait que la structure neurontologique est sans liens programmés avec notre existence. Ce sont eux qu'il faut instituer et qui relèvent d'une action politique adéquate. Elle n'est impuissante que par ignorance. Même si on se tourne vers d'autres cultures, leurs rites et leurs mythes, on s'imaginera trouver ailleurs ce que l'on n'a pas réussi à concevoir ici. Dès lors, on fera de son besoin un imaginaire voué à la répression ou une maladie livrée à des thérapeutiques interminables.

Mais sans être réellement, effectivement[1], l'homogénéité peut être un état d'esprit qui tiendra sa réalité du fait qu'il sera partagé. C'est-à-dire qu'on s'en préoccupe. C'est déjà là une avancée importante. *Si l'homogénéité ne se commande pas, elle peut au moins apparaître comme impératif catégorique.* Cela implique de la reconnaître comme une nécessité de notre être et, partant, de la forme des rapports humains. L'homogénéité est alors un *appel* et elle a la réalité de cet appel qui précède et induit la possibilité de sa réalisation. Mais cela ne peut se produire par soi seul : il est

1. Une homogénéité de fait, toute faite, procurée à autrui voire étendue à tous, ne serait qu'un dortoir et une transposition de la dépendance utérine.

nécessaire qu'existe un milieu d'homogénéité par la référence au fait qu'on puisse le supposer chez tous ; ce qui change la perception de nous-mêmes et le rapport à autrui.

L'HOMOGÉNÉITÉ COMME MILIEU

L'homogénéité, qui paraissait une notion abstraite ou tout au moins théorique, prend forme et consistance. Ce n'est pas une utopie, une sorte d'idée qui rejoindrait les croyances métaphysiques, mais une possibilité effective du sujet qui peut davantage oser sortir de lui-même dans la mesure où, en quelque sorte, il se sent attendu et même compris par avance. L'état d'esprit qui est le sien à l'égard de l'homogénéité n'est plus celui d'une chose impensable et inaccessible ; ce n'est plus une impossibilité subie mais une possibilité ouverte. Elle tient à l'accueil qui peut être réservé à l'être de soi mieux à même de s'aventurer à l'extérieur de soi et reçu comme tel. On s'enhardit alors à être ce que l'on ne sait pas être par crainte d'être mécompris ou moqué. Par cette ouverture, le rapport à l'être d'autrui devient le miroir et le correspondant de notre être profond. Certes, comme on vient de le dire, on ne peut pas prescrire cet état de réception, mais on peut instaurer la compréhension générale du besoin d'homogénéité.

Cela revient à en faire un caractère du milieu humain et à donner au visage de l'homme la fonction d'accueil, non seulement de ce qu'il voit de ses propres yeux, mais aussi, si ce n'est avant tout, de l'être qu'expriment les visages et l'entretien des yeux, la source de la parole. Or, cette parole est réprimée. On ne lui donne pas le droit de dire ce qu'il ne faut pas laisser paraître : cette intimité de soi tellement étrangère à soi et qui devient timidité d'être soi. À cet égard, on signalera une expérience courante. Pour oser dire, pour oser se confier, la condition nécessaire est de ressentir préalablement que l'autre est à l'écoute et qu'il est à même de comprendre et de recueillir la parole. Le cas échéant, on en est bouleversé et la confidence nous remplit de la sensation de notre être que nous avions plus ou moins perdue. La parole est thérapeutique en cela, et c'est la plus grande découverte de Freud que d'avoir introduit la possibilité de dire ce que l'on croyait au-delà du pouvoir des mots. La séance psychanalytique est l'institution d'un état de production d'homogénéité et de retour au soi profond. Alors, la parole, chassée par l'instauration du langage convenu, reprend sa place et trouve sa vraie fonction de communication sur la base de l'homogénéité de l'être qui nous habite mais qui était esseulé, désespéré, à l'agonie.

Si l'homogénéité ne se décrète pas, on peut du moins s'accorder sur le fait qu'elle est la modalité essentielle à l'être humain. *L'homme vit sous condition d'homogénéité.* Et tout change. On a ouvert l'espace et la raison d'être de l'homme au lieu de ne les déduire que de sa matérialité ou de sa citoyenneté. Les droits de l'homme restent ce qu'ils sont, mais ils trouveront leur fondement dans cette essence de l'homme cette fois mise en avant, considérée comme telle et devenue pensable autrement que sous l'angle des présuppositions morales. La notion de liberté s'en trouve rectifiée : ce n'est plus celle du sujet qui se définit par l'option de pouvoir tout faire, mais celle de l'être qui se rapporte à l'être qui l'accueille en même temps que l'être de soi s'éprouve justifié. Il en advient une égalité et une fraternité réelles et de droit.

DROITS D'HOMOGÉNÉITÉ ET SPÉCIATION HUMAINE

On croit rêver et entrer dans l'utopie. Ce n'est pas une raison pour empêcher de franchir le « mur du son » qui nous sépare de notre être enfermé dans le cercle vicieux des raisonnements conceptuels. Il paraît sans doute inatteignable, mais il n'en serait pas moins le vrai destin de notre espèce. On commencera par se rendre compte que l'univers humain dans lequel nous croyons vivre est justement ce qui s'oppose à l'acte réel de la vie humaine. Sans doute, il paraîtra difficile, si ce n'est douloureux, d'abandonner nos vieilles pratiques que l'on s'accorde à juger inamovibles. C'est pourtant le contraire qui doit se produire, c'est-à-dire engager une *révolution de l'espèce* qui, au lieu de s'enfoncer dans le progrès à l'envers, dans l'enfer d'un progrès aliénant, découvrirait un autre sens et une autre direction à son devenir.

Il revient aux êtres humains de déterminer leur environnement et d'établir eux-mêmes la nature de leur écosystème psychique. C'est-à-dire que là où, pour l'essentiel, nos conditions d'existence sont laissées au hasard, au calcul intéressé et aux systématisations logiques, il est nécessaire de répondre par des institutions sociales adéquates. La naissance et l'existence humaines relèvent de l'esprit d'homogénéité qui doit y être introduit et respecté comme notre *élément* vital. Ainsi, la politique aura son fondement éthique dans le fait qu'elle abolit l'esclavage résultant de la méconnaissance ontologique et assure à chacun la liberté de pouvoir être un être *humain*. On s'engage alors dans une nouvelle voie de la spéciation.

Là est la nécessité : que l'être soit le milieu spécifique de notre vie, cet *être* et non l'entrelacs des êtres matériels ou conceptuels. Il ne faut pas se tromper et croire que l'homogénéité est un but à poursuivre et à réaliser. Elle est cependant indispensable car elle est la condition de trois objectifs ontologiques majeurs : l'accès à l'être de soi-même, sa rencontre avec l'être d'autrui et, entre les deux, l'existence établie de l'être lui-même.

Dès lors le *par-soi*, resté imprévu au niveau des adaptations natales, se trouvera dans le fait qu'il y a, au monde, le *correspondant* de l'être de soi. *Le par-soi relève de l'existence de notre semblable.* L'homogénéité fait qu'il y a des semblables et selon le même être. Elle n'est pas à idolâtrer comme valeur absolue, mais reconnue comme la possibilité d'être notre être dans la réciprocité de l'être. Si autrui n'est pas ainsi présent, il n'y a pas d'autrui, il n'y a que des *autres* et une prolifération infinie de la Différence. La révolution de l'espèce tient à l'abolition de la Différence.

À cet égard, il nous faut un garde-fou ; l'expression est à prendre à la lettre car autrement la route est laissée libre au développement de la folie et à la démesure des pouvoirs. Alors il ne reste plus que des individus automatisés, réduits à l'état de chose manipulée ou d'êtres détruits. Il faut donc introduire les *droits d'homogénéité* au principe des droits de l'être humain.

Pour cela, les initiatives individuelles ne suffisent pas : elles doivent être étayées par un état d'esprit et une homogénéité de milieu qui généralisent la possibilité de l'être humain. Faudra-t-il légiférer, interdire, ordonner ? Aucunement. Mais le principe d'homogénéité doit être inscrit au cœur de nos institutions et fonder une réelle politique de l'être *humain*. Il s'agira de procéder à une mutation du regard constitutionnel amenant, avant toute autre chose, à promulguer une « *Déclaration des droits à l'homogénéité* ».

Conclusion

Savoir l'être

Oɴ ɴᴇ sᴇ ᴅᴏᴜᴛᴀɪᴛ ᴘᴀs que l'être humain était aussi simple mais en même temps aussi complexe. Simple, parce qu'il s'agit d'une structure d'être univoque rajoutée à celle qui est génétiquement programmée ; complexe, parce qu'elle entraîne de vastes développements relatifs à la dimension neurontologique qu'elle introduit mais pour laquelle elle manque d'adaptations natales spontanées.

Sartre dit que « le réel est un effort avorté pour atteindre à la dignité de la cause-de-soi » (EN, 717). Peut-on appliquer ce jugement à la structure neurontologique qui, à peine sortie des enveloppes prénatales, n'arrive plus à être ce qu'elle est ? Frappée de sidération, elle se trouve comme avortée. Elle ne survit qu'en étant éduquée pour s'adapter à la Différence, ce qui la transpose dans le contraire de soi appelé à devenir la cause de soi. L'être humain, proprement humain, que nous avons décelé dans la genèse et la contexture d'un réseau neuronal disponible, serait-il un hasard sans avenir, comme semble le montrer son histoire tournée vers la Différence, accumulant les souffrances et courant à sa destruction ?

Il faut savoir. Ce qui est précisément ce que l'on cherche à éviter, même s'il paraît abusif de décréter que l'homme ne veut pas savoir. Or, pratiquement, c'est ce qui se passe car l'homme n'investit que dans les directions, les domaines ou les perspectives qui ne risquent pas d'ébranler le système d'ignorance de son être spécifique. Mais pourquoi privilégier l'ignorance ? On pourra tenter de comprendre cette énigme en évoquant la difficulté de savoir et le refus personnel qu'on lui oppose, ce qui aboutit à investir le *vraisemblable* au lieu de la vérité.

LA DIFFICULTÉ DE SAVOIR

Peut-on ainsi disqualifier ce qui semble la vraie nature de l'être humain ? Peut-on même l'ignorer ? Mais est-ce notre faute ? Car la porte de cet être est bien gardée et il est difficile de l'entrouvrir pour y voir plus clair.

L'intelligibilité de l'être. Le problème est que l'être humain et son homogénéité réelle ne sont pas directement intelligibles : les concepts, notamment philosophiques, s'épuisent dans une totalité imaginaire. Les apports du progrès se retournent contre nous et nous saisissent dans leur étau. Notre structure de vie issue de l'origine passe dans le camp adverse. Elle ne nous maintient plus qu'à son corps défendant. L'effort des civilisations successives comme les étapes de la croissance n'ont fait que nous installer dans un monde artificiel. En naissant, en grandissant, l'être humain s'est perdu au passage et doit apprendre à se maintenir dans le cadre de conditions vitales renversées. Sa structure a été subvertie par des formes d'être qui l'éloignent de son être réel et font investir l'ordre de la Différence. À partir de là, l'inhumain nous guide et sert de référence pour conduire le sens commun. Si l'être est partout, jusqu'au cœur du langage, ce n'est pas le nôtre. Au contraire, il résulte de notre aliénation et ce qu'il prend pour sa réalité n'est que la conséquence de la volonté d'être *cause de soi* selon les modalités de l'opinion qui conçoit et configure le monde.

L'ingérence de l'être. Imaginons même que l'être nous soit intelligible, que nous pourrions reconnaître une instance trans-cendantale d'être, qui nous déléguerait la puissance de la vie jus-qu'à la plénitude de soi. Ne serait-ce pas l'en-soi engloutissant que refuse Sartre ? Pourquoi irions-nous sacrifier notre liberté apparente, cette sorte d'indétermination qui fait miroiter une homogénéité idéale, mais factice, qui ferait de nous des engagés volontaires dans l'aliénation ? En fait, nous avons déserté l'être que nous sommes devenus originairement pour exister au fil des jours comme bon nous semble. Dans cette extase de la liberté, la nécessité du pour-soi l'emporte sur celle du par-soi.

La question de la méthode. Et c'est l'errance dans l'état de choses. Il n'est pas aisé de s'en dégager car il faudrait redéfinir l'être, distinguer ses formes générales de celle qui nous est parti-culière et comprendre comment on s'est égaré dans une existence étrangère. Ce qui nécessiterait de revenir en amont, jusqu'à cette origine qui se développe pendant la période prénatale sous la forme d'une structure neurontologique qui redétermine notre être. C'est là que commence à apparaître le principe d'homogénéité. Il ne va pas tarder à être mis à mal par la Différence qu'introduit le monde de la naissance malgré l'aide transitoire qu'apporte la mère. Il faudra pourtant se détacher d'elle : traumatisme sans doute, mais condition pour imaginer advenir librement à soi. Ce qui provo-que un retour critique de la Différence qui ne se résout que dans l'investissement du pour-soi et confronte à des choix d'existence dans la confusion des sollicitations institutionnelles.

La résistance à savoir. Pratiquement, l'homme s'attache à des idéologies et des conceptualisations qui ne tiennent pas compte de son être humain et des bases qu'il fournit à la compréhension de notre esprit. Il faut avant tout assurer notre pouvoir. Nous nous voulons ainsi, et sans éprouver de remords, parce que nous ne savons pas ce que nous deviendrions s'il fallait nous changer, reprendre les choses en main et s'exposer à l'incertitude des moyens de l'être humain. La question de l'homogénéité, qui apparaît si nettement à l'examen de notre propre nature d'être, paraît donc superflue. Nous lui préférons la Différence et le monde maîtrisé que nous exploitons comme une mine d'or. C'est pourquoi nous supportons l'épreuve du temps qui voue notre existence actuelle à la totalité de soi reportée de jour en jour. Le slogan implicite est d'être soi-même, quoi qu'il en coûte de poursuivre ce leurre. Ainsi aveuglés, on ne veut pas savoir à quoi mène la gestion de l'individu qui se développe à partir de là, qui se complexifie sans cesse, s'embrouille et se contredit mais, en revanche, nourrit la force du moi, en est le support et fait croire que par lui nous sauvons notre liberté.

La volonté d'être libre. Ainsi l'être humain préfère vivre à sa guise, plutôt que de se tenir dans la perspective de son être originaire qui l'envahirait s'il lui laissait le chemin libre. Il le craint comme la peste. Tout se passe comme si notre être n'avait pas le désir de son être, mais au contraire le besoin d'en effacer toute trace, quitte à en reléguer le sens dans des entités imaginaires. Alors le réel n'est pas un « effort avorté », comme le dit Sartre, mais le point de fuite vers quoi l'homme s'obstine à se diriger.

Alors l'homme convoite la liberté dont l'idée sommaire l'emporte sur le sens véritable de son être. Même s'il en porte la structure qui l'a conformé pour un autre mode de vie que celui des animaux, il mettra beaucoup de temps pour remédier au fait qu'elle ne programme pas l'adaptation à la vie extérieure ; c'est plutôt la Différence subie qui pousse à la réalisation de la puissance libre de soi. Traduisons le mot « liberté » : cela veut dire être *cause de soi*, être soi-même sans dépendre de rien d'autre et surtout pas de notre être réel. Ainsi, la volonté de liberté est un des symptômes majeurs de l'existence humaine livrée à des expériences qui lui semblent les réalités les plus sûres eu égard à la perspective concrète de soi. Sur ce point, tout le monde s'entend sans soupçonner qu'il puisse en être autrement pour l'homme et son être. Nous vivons donc d'un être imposé, issu d'un consensus ignorant sur lequel veillent les institutions normatives de la politique en vigueur.

L'éthique sauvage. La question de la liberté est primordiale, mais il faut expliquer pourquoi nous y sommes si férocement attachés. Il y aurait un assemblage concurrent qui ne tient plus à l'être qui nous fonde mais à celui que l'on croit être. Il est fait de mille et un caractères personnels et de désirs divers qui résultent de notre histoire et de nos attachements. Je suis cet ensemble, je me ressens et je me connais comme tel. C'est l'image de moi, emportée avec moi et représentante de soi. D'où une homogénéité personnelle, que l'on veut préserver pour être soi-même et non le soi. Parallèlement à l'éthique fondamentale s'impose donc une éthique individuelle que l'on peut considérer comme une *éthique sauvage*.

Celle-là on ne veut pas qu'on y touche. On se fâcherait, on s'opposerait, on serait griffes et ongles, injures et coups contre tout ce qui viendrait empêcher ou détruire l'autorité de nous-même. Voilà une des raisons majeures de ne pas vouloir savoir. Le moi est tout entiché de cette volonté irréfléchie qui constitue un de ses principaux réflexes de défense. Il faut donc distinguer deux notions : *l'homogénéité humaine spécifique* et *l'homogénéité identitaire du moi.* Ainsi la question de l'homogénéité n'a pas attendu d'être analysée pour être mise en pratique, elle va de soi et c'est l'affaire du moi. On ne s'étonnera pas que l'homme ne veuille pas se savoir : c'est tout compris d'avance et selon la volonté du moi d'être cause de soi.

LE FAUX SAVOIR DU VRAISEMBLABLE

Mais on ne s'en tirera pas à si bon compte, en nous accusant simplement de mauvaise volonté et en croyant que l'homme ne veut pas savoir, qu'il s'entête dans l'ignorance. En fait, disons-le tout net, l'homme n'a rien à faire de la vérité en ce qui concerne son être et son existence. Il veut avoir raison dans les choses et être efficace dans ses actions, mais sans avoir à se connaître soi-même selon son être réel : à ce niveau, on se contente d'une cohérence de principe dans le cadre d'une *homogénéisation de fait*. Le savoir est ainsi une pratique utilitaire qui nécessite la *vraisemblance* plus que la vérité. En tout cas, l'homme n'a pas besoin d'un vrai savoir sur sa structure et son existence ; au contraire, tout ce qui pourrait y conduire ne ferait qu'être ressenti comme une menace de retour et d'aggravation de la Différence. Par conséquent, le savoir doit rester dans les bornes de la décence cognitive.

Quel mal en effet peut-il y avoir à ne pas savoir, à se contenter de la vraisemblance ? L'important est que l'homogénéisation normative donne le change. Le cours de l'être semble entretenu et c'est l'essentiel. Mais s'agit-il alors de notre réel, de l'être humain ? Un monde factice, voire formel ou virtuel, peut-il y pourvoir ? C'est là que se produit l'erreur qui nous aliène et nous déforme. Car il faut sans cesse veiller à la vraisemblance et à l'intelligibilité ; ce qui implique la permanence de l'activité logique dont l'être matérialisant empêche l'accès à l'être réel. Qui va l'emporter ? Évidemment, le *souci* de maintenir la vraisemblance. Ce souci à lui seul enraye le cycle ontologique qu'il réduit à la circularité ontique. Même si les apparences sont sauves, même si la Différence semble écartée, nous ne pouvons plus exister selon notre être réel et nous sommes retombés dans la difficulté de l'existence. Bien plus, le savoir de l'être réel humain est proscrit car il viendrait démasquer la supercherie de la vraisemblance. Il sera donc exclu par l'usage d'un langage informatif qui nous prive de la parole. Dans ces conditions, l'être humain ne survit que par un mécanisme qui supprime la possibilité de sa vérité et de savoir l'être.

C'est s'engager là dans un processus sans fin et sans issue. On a bouché l'orifice de la Caverne et on ne distingue plus rien que dans l'ombre de nos faux savoirs. Quant à notre être réel, il est scellé dans l'inconnaissable et l'impossible. Mais est-ce un destin inéluctable ?

La responsabilité de *se savoir*

Une erreur de jugement. Notre destin est entre nos mains. On a sans doute cherché dans toutes les directions, mais l'homme s'est mis à se coloniser soi-même, tirant sa vie d'une mise en esclavage généralisé qui est l'effet d'un réflexe d'adaptation sommaire. Au bout du compte, nous ne sommes plus que des rouages tout en étant la proie des puissances totalitaires. C'est une bataille sans merci dont le résultat probable est l'anéantissement de tous au profit aléatoire de quelques-uns. Ce monde est celui de la vie morte et il ne tient que par transfert de l'homme dans l'ordre des choses.

Un tel égarement relève d'une erreur dans l'orientation du jugement. La Différence a débordé de ses causes premières, elle est devenue l'état paradoxal de l'être humain et une existence brute où domine la logique binaire. Elle n'a pas fini de nous façonner à son image. À ce compte, Il n'y a même plus aucune idée d'une nature humaine, c'est l'opportunité ponctuelle qui légifère. On a d'ailleurs trouvé une solution radicale : réduire l'homme à l'être débarrassé de son être essentiel. L'être humain est devenu le banni de lui-même.

La condamnation à terme. Cet effet néfaste, si ce n'est mortel, découle d'un impératif négligé, si ce n'est ignoré : l'ordre social doit préserver les conditions de l'homogénéité. Il nous revient de le garantir. L'identité par le semblable, dans l'accord ontologique avec lui, est la seule voie pour commuer notre angoisse et notre violence en certitude du par-soi. Sans elle, l'être *humain* est impuissant à être son être. Avec elle, il accède à la vérité de son existence.

Sinon, on voit très bien le risque que nous prenons, et c'est plus qu'un risque, ce sera l'ordinaire de la vie : celui de la terreur. Car l'homme qui ignore le sens de son être ne pourra que ressentir une insatisfaction profonde qui le ronge. Sauf à se soumettre pour n'être plus qu'un automate intégré aux institutions régnantes, il la combat par l'avidité du pouvoir et la volonté de détruire ; il s'attaque aux choses sans doute, mais surtout à autrui où il projette ses déceptions et ses rancœurs. L'être humain est alors l'être qui massacre. Il dépouille et il tue à défaut d'être parce qu'il y trouve la justification de son moi dans l'appropriation, l'exploitation ou l'abolition de ce qui s'y oppose. Cette « pulsion de mort » peut également se retourner contre soi. Si on n'a pas réussi à se défendre, on aura aggravé le vide en soi. Ce vide exaspérant conduit au meurtre et, en désespoir de cause, pousse au suicide ; c'est-à-dire pour chacun, si ce n'est à terme et pour tous, la fin du monde vital.

Au terme de cette étude, encore bien provisoire, la politique se définit bien comme la science des affaires de la cité, mais cette fois rapportée à la *cité intérieure* qui conforme l'être humain. L'investigation neuroscientifique conduit à concevoir la genèse et la singularité de notre structure spécifique et à œuvrer pour pallier le défaut fondamental d'adaptation qui l'affecte. La connaissance et la prise en compte de ces données semblent incontournables pour prendre un nouveau départ.

Car notre spéciation n'est pas achevée : il lui manque d'avoir intégré le principe d'homogénéité. Celui-ci établit la validité des rapports humains en tant qu'ils ouvrent l'accès à la nature réelle de notre être : *la loi doit être celle de l'homogénéité des rapports humains*. L'homme ne peut trahir son être originaire et la liberté n'a de sens qu'à cette condition. Cela peut paraître utopique, mais l'être humain n'est pas hors de portée : il est pensable et il est possible de *le savoir*. Est-ce à dire que notre être n'est qu'en pensée ? Au contraire, ce serait déjà l'être que de le penser. On peut savoir être.

Bibliographie

Amiel-Tison, C. (1999). *Neurologie périnatale*, Paris, Masson.

Amiel-Tison, C., Stewart A. (1995). *L'Enfant nouveau-né ; un cerveau pour la vie*, Éditions Inserm, Paris.

Aristote. *Métaphysique*, Z, 9, 1034b.

Aubenque, P. (2004). « Les dérives et la garde de l'être », in dir. J.-F. Mattéi : *Heidegger. L'énigme de l'être*, Paris, PUF.

Bailey, P., Von Bonin, G. (1951). *The isocortex of man*, Urbana, The University of Illinois Press.

Barbaras, R. (2001). *De l'être du phénomène. Sur l'ontologique de Merleau-Ponty*. Grenoble, éditions Jérôme Millon.

Berkeley, G. (1710). *Traité sur les principes de la connaissance humaine* ; tr. fr., in *Œuvres choisies*, tome 1, Aubier, 1944, p. 209.

Bauchot, R., Stephan, H. (1969). « Encéphalisation et niveau évolutif chez les Simiens », Mammalia, 33.

Bergson, H. (1896). *Matière et mémoire*, in *Œuvres*, Paris, PUF, 1970.

Bernard, C. (1865). *Introduction à l'étude de la médecine expérimentale*, réédition, Paris, Flammarion, coll. « Champs », 1984.

Blondel, M. (1935). *L'ÊTRE et les êtres*, Paris, Félix Alcan.

Boehme, J., *Confessions*, tr. fr., Paris, Fayard, 1973.

Bolk, L. (1926). *Das problem der Menshwerdung*, tr. fr., « Le problème de la genèse humaine », *Arguments*, 1960, p 3-13 et *Rev. franç. de psychanalyse*, 1961, 25, 2.

Bourguignon, A. (1989). *L'Homme imprévu. Histoire naturelle de l'homme*, Paris, PUF.

Camus, A. (1942). *Le Mythe de Sisyphe*, Paris, Gallimard.

Camus, A. (1951). *L'Homme révolté*, Paris, Gallimard.

Changeux, J.-P. (1983). *L'Homme neuronal*, Paris, Fayard.

Changeux, J.-P., Courrège, P., Danchin, A. (1973). « A theory of the epigenesis of neural networks by selective stabilization of synapses », Proc. Nat. Acad. Sci. USA, 70

Colette (1925), *L'Enfant et les sortilèges*.

Crick, F. (1989). *Évolution du cerveau et création de la conscience*, tr. fr., Paris, Fayard, 1992.

Cuerrier, J. (2006). *L'Être humain, quelques grandes conceptions modernes et contemporaines*, ED. Chenelière, Montréal, Canada.

Curzi-Dascalova, L., Mirmiran, M. (1996). *Manuel des techniques d'enregistrement et d'analyse des stades de veille et de sommeil chez le prématuré et le nouveau-né à terme*, Paris, Éd. de l'Inserm.

Damasio, A. R. (1994). *L'Erreur de Descartes, la raison des émotions*, tr. fr., Paris, O. Jacob, 1995.

Damasio, A. R. (2010). *L'Autre moi-même, les nouvelles cartes du cerveau*, tr. fr., Paris, O. Jacob, 2010.

Darwin, C. (1859). *L'Origine des espèces*, tr. fr., 1876.

Dehaene, S., Kersberg M., Changeux, J.-P. (1998). « A neuronal model of a global workspace in effortful cognitive tasks », *Proceeding of the National Academy of Sciences USA*, 95.

Dehaene, S., Naccache, L. (2001). « Towards a cognitive neuroscience of consciousness : basic evidence and a workspace framework », Cognition, 79 1-2.

Delassus, J.-M. (1996). *La Nature du bébé*, Paris, Dunod.

Delassus, J.-M. (2005). *Psychanalyse de la naissance*, Paris, Dunod.

Delassus, J.-M. (2010), *La Cérémonie des corps*, Les Belles Lettres, collection « encre marine ».

Delassus, J.-M. (2011). *Penser la naissance*, Paris, Dunod.

Delhaye-Bouchaud, N. (2001). « Développement du système nerveux central chez les mammifères ». *Neurophysiologie clinique*, avril.

Descartes, R. (1640). *Méditations métaphysiques*, édition G. Lewis, Paris, Vrin, 1953.

Descartes, R. (1649). *Les Passions de l'âme*.

Descartes, R. *Lettre à Arnauld* du 29 juillet 1648.

Edelman, G.M. (1989). *La Biologie de la conscience*, tr. fr., Paris O. Jacob, 1992.

Edelman, G.M. (2004). *Plus vaste que le ciel, une nouvelle théorie générale du cerveau*, tr. fr., Odile Jacob, 2004.

Fichte, J.-G. (1797). *Fondement du droit naturel*, tr. fr., Paris, PUF, 1984.

Foucault, M. (1966). *Les Mots et les choses*, Paris, Gallimard.

Foucault, M. (1968). *La Quinzaine littéraire*, n° 46. (Cité in Foucault, *Dits et écrits*, tome 1, Paris, 2001, Gallimard, « Quarto ».)

Foucault, M. (1982). *L'Herméneutique du sujet*, Paris, Gallimard & Seuil, 2001.

Foucault, M. (2001). *L'Herméneutique du sujet*, édité par F. Gros, Paris, Gallimard & Seuil.

Foulquié, P. ; *Dictionnaire de la langue philosophique*, Paris, PUF, 1969.

Freud, S. (1895). *Esquisse d'une psychologie scientifique*, in *La Naissance de la psychanalyse*, tr. fr., Paris, PUF, 1956.

Freud, S. (1926). *Inhibition, Symptôme et Angoisse*, tr. fr., Paris, PUF, 1951.

Gould, S.-J. (2002). *La Structure de la théorie de l'évolution*, tr. fr., Paris, Gallimard, 2006.

Gould, S.-J., Vbra S. (1982). « Exaptation, a missing term in the science of form ». *Paleobiology*, 8.

Green, J., (1963). *Autobiographie. Partir avant le jour*, in *Œuvres*, Bibliothèque de La Pléiade, tome V, Paris, Gallimard, 1977, p. 697-698.

Grondin, J. (2004). « Pourquoi réveiller la question de l'être ? » in *Heidegger* in dir. J.-F. Mattéi : *Heidegger. L'énigme de l'être*, Paris, PUF.

Hegel, G.W.F. (1807). *Phénoménologie de l'esprit*, tr. G. Jarczyk et P.-J. Labarrière, Gallimard, 1993, coll. « Essais ».

Heidegger, M. (1961). *Nietzsche*, tome 2, tr. fr., P. Klossowski, Paris, Gallimard, 1971.

Hofmannsthal, H. von (1901-1902). *Lettre de Lord Chandos et autres essais*, tr. fr., Paris, Gallimard, 1980.

Hofmannsthal, H. von (1907), *Lettres d'un voyageur à son retour*, tr. fr., Paris, Gallimard, 1980.

Houdart, R. (1990). *Le Système nerveux de l'homme*, Paris, Mercure de France.

Hulin, M. (1993). *La Mystique sauvage*, Paris, PUF.

Hume, D. (1739). *Traité de la nature humaine,* tr. A. Leroy, Paris, Aubier Montaigne, 1973.

Jaccottet, P. (1957). *La Promenade sous les arbres,* Lausanne, Mermod.

Kant, E. (1783). *Prolégomènes à toute métaphysique future qui pourra se présenter comme science,* Paris, Gallimard, La Pléiade, t. II, 1985.

Kant, E. (1803a). *Réflexions sur l'éducation,* tr. fr., Paris, Vrin, 1966.

Kant, E. (1803b). *Anthropologie du point de vue pragmatique,* tr. fr., Paris, Gallimard, La Pléiade, t. III, 1986.

Karli, P. (1987), *L'Homme agressif,* Paris, O. Jacob, .

Karli, P. (1995), *Le Cerveau et la liberté,* Paris, Odile Jacob, 1995.

Lacan, J. (1938). « Les complexes familiaux dans la formation de l'individu », *Encyclopédie française,* tome VIII ; rééd. sous ce titre, Paris, Navarin, 1984.

Lazorthes, G. (1982). *Le Cerveau et l'esprit,* Paris, Flammarion.

Leibniz, G.W. (1711-1714). *Principes de la nature et de la grâce fondés en raison,* tr. A. Robinet, Paris, PUF, 1954.

Leroi-Gourhan, A. (1964). *Le Geste et la parole,* tome I, « Technique et langage », Paris, Albin Michel.

Levinas, E. (1974). *Autrement qu'être ou au-delà de l'essence,* Martinus Nijhoff, La Haye.

Lévy, J.-P. (1997). *La Fabrique de l'homme,* Paris, O. Jacob.

Lyon-Caen, O., Hirsch, E., *Priorité cerveau,* Paris, O. Jacob, 2010.

Mac Lean, P. D., *Les Trois cerveaux de l'homme* (textes choisis et commentés par R. Guyot), Paris, Robert Laffont, 1990.

Mall, R., *Anthologie des extases* (à paraître, 2012).

Malmberg, B. (1968). « Le circuit de la parole » in *Le Langage,* Encyclopédie de la Pléiade, Paris, Gallimard.

Manent, P. (1998). *La Cité de l'homme,* Paris, Flammarion, coll. « Champs ».

Marx, K., (1844). *Manuscrits parisiens* in *Œuvres,* tome II tr. fr., Paris, Gallimard, La Pléiade, 1968.

Masui, J. (1978). *Cheminements,* Paris, Fayard.

Mendel, G. (1972). *Anthropologie différentielle,* Paris, Payot.

Merleau-Ponty, M. (1964). *Le Visible et l'Invisible,* Paris, Gallimard.

Merleau-Ponty, M. (1946). *Le Primat de la perception,* Verdier, 1996.

Merleau-Ponty, M. (1935-1951). *Parcours,* Verdier, 1997.

Morin, G. (1974). *Physiologie du système nerveux central,* Paris, Masson.

Morin, E. (1982). *Science et conscience,* Paris, A. Fayard.

Munier, R. (1979). *Le Parcours oblique,* Paris, Éd. de la différence.

Munier, R. (1970). *Le Seul*, Paris, Tchou ; rééd. Deyrolle, 1993.

Naccache, L., *Le Nouvel inconscient*, Paris, Odile Jacob, 2006.

Ouellét, B., Paradis, R. (2008). *L'Être humain en question, tradition et modernité*, Erpi, Saint-Laurent, Québec.

Pascal, B. (1658). *Entretien avec M. de Saci,* in *Œuvres*, Gallimard, La Pléiade.

Paulhan, J., (1967). *Le Clair et l'obscur* ; rééd., Paris, Le temps qu'il fait, 1983.

Penfield, W., Roberts, L., *Langage et mécanismes cérébraux*, tr. fr., Paris, PUF, 1963.

Penrose, R. (1994). *Les Ombres de l'esprit*, tr. fr., Paris, InterÉditions, 1995.

Platon, *La République*, trad. Georges Leroux, Paris, Flammarion, 2002.

Platon, *Théétète*, 155d.

Prochianz, A. (1988). *Les Stratégies de l'embryon*, PUF.

Rose, S. (1973). *Le Cerveau conscient*, tr. fr., Paris, Éd. du Seuil, 1975.

Roud, G., (1967). *Requiem*, Lausanne, Payot.

Roud, G., *Journal*, Lausanne, Bertil-Galland, 1982.

Rousseau, J.-J. (1781). *Essai sur l'origine des langues.*

Sartre, J.-P. (1943). *L'Être et le néant*, Paris, Gallimard, 1943.

Sartre, J.-P. (1946). *L'Existentialisme est un humanisme*, Paris, Nagel.

Schaeffer, J-M (2007). *La Fin de l'exception humaine*, Paris, Gallimard, coll. « Essais ».

Searle, J. S. (1996). « Deux biologistes et un physicien en quête de l'âme », La Recherche, n° 287.

Tinland, F. (1977). *La Différence anthropologique*, Paris, Aubier-Montaigne.

Tinland, F. (1984). « De quelques nouvelles perspectives sur la nature à la question du mode d'être propre aux hommes », in *Études d'anthropologie philosophique*, tome II, Louvain-La-Neuve, Éd. de l'Institut supérieur de philosophie.

Verley, R. (1976). « Le développement des fonctions du système nerveux », in *Traité de physiologie nerveuse*, sous la dir. de C. Kayser, Paris, Flammarion.

Weizsäcker, V. von, *Le Cycle de la structure*, tr. fr., Paris Desclée de Brouwer, 1958.

Wexler, N.S., Rose E.A., Housman D.E. (1991). « Molecular approach to hereditary diseases of the nervous system : Huntington's disease as a paradigm », *Annu, Rev. Neurosci.*, 14.

Winnicott, D. W. (non daté). *La Crainte de l'effondrement et autres situations cliniques*, tr. fr., Paris, Gallimard, 2000.

TABLE DES MATIÈRES

Du même auteur

1995 : *Le Sens de la maternité*, 2 éditions augmentées, 2002, 2007, Paris, Dunod. Traduction en portugais, éd. Paulinas, Sao Paulo, 1999 ; en italien, éd. Borla, Rome, 2000.

1996 : *La Nature du bébé*, Paris, Dunod (épuisé). Traduction en portugais, éd. Cetop, 1998.

1998 : *Devenir mère, Histoire secrète de la maternité* ; rééd. 2007, Paris, Dunod. Traduction en portugais, éd. Paulinas, Saô Paulo.

2001 : *Le Génie du fœtus, Vie prénatale et origine de l'homme*, Paris, Dunod. Traduction en portugais, éd. Instituto Piaget, Lisbonne, 2002.

2001 : *Maternologie et Difficultés maternelles*, éd. Kobunsha, Tokyo.

2001 : *Naissance et maternité, Éléments de maternologie*, rééd. 2005, AFM-EDIT.

2003 : *Clone ou enfant*, (en coll. avec Karine Papillaud), Paris, InterÉditions (épuisé).

2003 : *Accouchement et naissance*, AFM-EDIT.

2005 : *Les Logiciels de l'âme*, La Versanne, Encre Marine.

2005 : *Psychanalyse de la naissance* ; rééd. 2008, Paris, Dunod.

2006 : *Abrégé de maternologie*, AFM-EDIT.

2008 : *Le Corps du désir, Psychanalyse de la grossesse* ; 2ᵉ éd. augm. 2010, Paris, Dunod.

2010 : *L'Aide-mémoire de maternologie* (coll. avec L. Carlier, V. Boureau-Louvet) Paris, Dunod.

2010 : *La Cérémonie des corps*, Paris, Les Belles Lettres, « Encre marine ».

2011 : *Penser la Naissance*, Paris, Dunod.

Achevé d'imprimer en janvier 2012
sur les presses de l'imprimerie Chirat
pour le compte des éditions Les Belles Lettres
collection « encre marine »
selon une maquette fournie par leurs soins.
Dépôt légal : janvier 2012 - N° 201112.0081
ISBN : 978-2-35088-053-2

catalogue disponible sur :
http : //www.encre-marine.com